全国高等院校医学整合教材

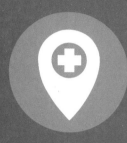

疾病基本病理变化

牛海艳 主编

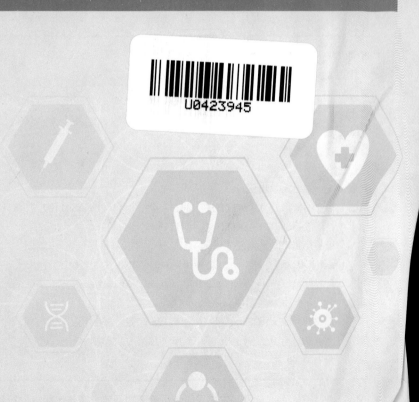

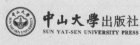
中山大学出版社

·广州·

版权所有　翻印必究

图书在版编目（CIP）数据

疾病基本病理变化/牛海艳主编. —广州：中山大学出版社，2021.7
（全国高等院校医学整合教材）
ISBN 978-7-306-07140-8

Ⅰ.①疾…　Ⅱ.①牛…　Ⅲ.①病理学—医学院校—教材　Ⅳ.①R36

中国版本图书馆 CIP 数据核字（2021）第 039309 号

出 版 人：王天琪
项目策划：徐　劲
策划编辑：吕肖剑
责任编辑：张　蕊
封面设计：林绵华
责任校对：吴茜雅
责任技编：何雅涛
出版发行：中山大学出版社
电　　话：编辑部 020 - 84111997，84113349，84110283，84110779，84110776
　　　　　发行部 020 - 84111998，84111981，84111160
地　　址：广州市新港西路 135 号
邮　　编：510275　　传　　真：020 - 84036565
网　　址：http://www.zsup.com.cn　E-mail：zdcbs@mail.sysu.edu.cn
印 刷 者：广州市友盛彩印有限公司
规　　格：787mm×1092mm　1/16　15.125 印张　360 千字
版次印次：2021 年 7 月第 1 版　2021 年 7 月第 1 次印刷
定　　价：58.00 元

如发现本书因印装质量影响阅读，请与出版社发行部联系调换

本书编委会

主　审　李　群
主　编　牛海艳
副主编　黄幼生　王晓晖
编　委　（按姓氏笔画为序）
　　　　王晓晖（山西医科大学）
　　　　牛海艳（海南医学院）
　　　　江朝娜（海南医学院）
　　　　李　群（海南医学院）
　　　　罗春英（右江民族学院）
　　　　周春辉（广州卫生职业技术学院）
　　　　周晓明（海南医学院）
　　　　郑　晶（海南医学院）
　　　　赵　爽（右江民族学院）
　　　　黄幼生（海南医学院）
　　　　袁振亚（海南医学院）
　　　　蒙　山（右江民族学院）
　　　　解　娜（海南医学院）
秘　书　江朝娜（海南医学院）

前　言

2012年，海南医学院以培养卓越医生为出发点，以培养其实践能力和综合素质为目的，开设了基础医学改革试点班，开设了以人体器官系统为主线的模块整合课程。疾病基本病理变化为此整合课程中的导论模块之一，主要涵盖了传统临床本科病理学中总论的内容，包括细胞和组织的适应与损伤、炎症、损伤的修复和肿瘤等，并重点介绍了环境和营养性疾病及病理学学科特点。本书重在阐述不同疾病发生发展的共同规律，为学习其他模块中各疾病的特殊规律奠定基础。按照器官系统整合原则，原病理学总论中的局部血液循环障碍纳入血液与循环模块，不再列入本书；同时，由于原病理学各论中的传染病和寄生虫病未单独设置模块，因此将感染性疾病概述纳入本课程（自学汇报），以进一步完善疾病基本病理变化谱系。另外，因为环境污染、职业暴露、个人嗜好和营养性疾病成为日趋严重的社会问题，且能够引起一些特征性的病理变化，故将环境和营养性疾病纳入本教材。

本书一方面注重与人体基本构成和生命基本单位——细胞、物质及能量代谢、病原生物学等导论模块密切联系，另一方面强调了病理与临床实践之间的联系，并结合当前研究热点，反映某一方向的研究新进展。在实际教学过程中，主要采用讲习结合、病例讨论（case based learning，CBL）和自学汇报三种形式，促进了理论与实践的结合、正常与病变的结合、肉眼变化与镜下改变的结合、病理与临床的结合。

本书适用于不同层次临床医学及相关专业学生，也可作为研究生入学考试参考用书和住院医生规范培训的基础教材，还可作为病理学教师、病理科医生和相关专业人员的参考用书。期望本书的出版与使用，能使广大医学生、相关专业的教师和医生受益，促进我国医学教育体系改革中整合课程体系的长足发展。

《疾病基本病理变化》编委会

目 录

绪论 ··· 1
    一、病理学学科 ·· 2
    二、病理学发展历史 ·· 2
    三、病理学的内容和任务 ·· 3
    四、病理学在医学中的地位 ··· 3
    五、病理学诊断和研究方法 ··· 5

第一章   细胞和组织的适应与损伤 ·· 7
  第一节   适应 ·· 8
    一、萎缩 ·· 8
    二、肥大 ·· 10
    三、增生 ·· 11
    四、化生 ·· 12
  第二节   细胞和组织的损伤 ··· 14
    一、细胞和组织损伤的原因 ··· 14
    二、细胞和组织损伤的机制 ··· 15
    三、细胞可逆性损伤 ··· 17
    四、细胞死亡 ·· 22

第二章   炎症 ··· 35
  第一节   炎症的概述 ·· 36
    一、炎症的概念 ·· 36
    二、炎症的原因 ·· 37
    三、炎症的基本病理变化 ·· 37
    四、炎症的局部表现和全身反应 ·· 39

五、炎症的分类 ·· 40
　第二节　急性炎症 ·· 41
　　　一、急性炎症过程中的血管反应 ·· 41
　　　二、急性炎症过程中的白细胞反应 ·· 43
　　　三、炎症介质在炎症过程中的作用 ·· 50
　　　四、急性炎症反应的终止 ··· 56
　　　五、急性炎症的病理学类型 ··· 56
　　　六、急性炎症的结局 ·· 60
　第三节　慢性炎症 ·· 62
　　　一、一般慢性炎症的病理变化特点 ·· 62
　　　二、肉芽肿性炎 ·· 62

第三章　损伤的修复 ·· 71
　第一节　再生 ··· 72
　　　一、细胞周期和不同类型细胞的再生潜能 ·· 72
　　　二、各种组织的再生过程 ··· 73
　　　三、组织细胞再生的机制和影响因素 ·· 76
　　　四、干细胞及其在再生中的作用 ··· 80
　第二节　纤维性修复 ·· 84
　　　一、肉芽组织的形态及作用 ··· 84
　　　二、瘢痕组织的形态及作用 ··· 85
　　　三、肉芽组织的形成机制 ··· 86
　　　四、瘢痕组织的形成过程及机制 ··· 88
　第三节　创伤愈合 ·· 88
　　　一、皮肤创伤愈合 ··· 89
　　　二、骨折愈合 ·· 90
　　　三、影响创伤愈合的因素 ··· 91

第四章　肿瘤 ··· 97
　第一节　肿瘤的概念 ·· 98
　　　一、肿瘤的概念 ·· 98
　　　二、肿瘤性增生与非肿瘤性增生 ··· 99
　第二节　肿瘤的形态 ·· 99
　　　一、肿瘤的大体形态 ·· 99
　　　二、肿瘤的组织结构 ··· 101
　　　三、肿瘤的分化与异型性 ··· 101
　第三节　肿瘤的命名和分类 ·· 103
　　　一、肿瘤的命名原则 ··· 103

二、肿瘤的分类 ··· 105
第四节　肿瘤的生长和扩散 ··· 109
　　一、肿瘤的生长 ··· 109
　　二、肿瘤的扩散 ··· 111
第五节　肿瘤的分级与分期 ··· 113
　　一、肿瘤分级 ·· 113
　　二、肿瘤分期 ·· 114
第六节　肿瘤对机体的影响及临床表现 ··· 115
　　一、良性肿瘤对机体的影响 ··· 115
　　二、恶性肿瘤对机体的影响 ··· 116
第七节　良性肿瘤与恶性肿瘤的区别 ·· 117
第八节　癌前病变、异型增生和原位癌 ··· 118
　　一、癌前病变（或疾病） ·· 118
　　二、异型增生 ·· 120
　　三、原位癌 ··· 120
第九节　常见肿瘤举例 ··· 121
　　一、上皮性肿瘤 ··· 121
　　二、间叶组织肿瘤 ·· 125
　　三、其他肿瘤 ·· 130
第十节　肿瘤发生的分子基础 ·· 132
　　一、细胞生长与增殖的调控 ··· 132
　　二、肿瘤发生的分子机制 ·· 134
第十一节　肿瘤的病因学 ·· 153
　　一、环境致癌因素及机制 ·· 153
　　二、肿瘤发生的内在因素 ·· 155

第五章　环境和营养性疾病 ·· 165
第一节　环境污染 ··· 166
　　一、环境污染的分类 ·· 166
　　二、常见环境污染及其造成的人体损伤 ··· 166
　　三、职业及环境暴露性污染 ··· 170
第二节　个人暴露——成瘾及其相关疾病 ··· 173
　　一、吸烟 ··· 173
　　二、酒精中毒 ·· 174
　　三、咀嚼槟榔 ·· 176
　　四、治疗性药物损伤 ·· 176
　　五、药物滥用 ·· 176
第三节　营养性疾病 ·· 178

一、肥胖症 …………………………………………………………………… 178
　　二、营养不良 ………………………………………………………………… 181

附录 ………………………………………………………………………………… 185
　附录一　疾病的病理学诊断 ……………………………………………………… 186
　　第一节　活体组织病理检查 ………………………………………………… 186
　　　一、常规活检 …………………………………………………………… 186
　　　二、手术中快速活体组织病理学检查 ………………………………… 194
　　第二节　细胞病理学检查 …………………………………………………… 196
　　　一、细胞病理学检查的类型 …………………………………………… 196
　　　二、细胞病理学诊断表述的基本类型 ………………………………… 197
　　　三、细胞病理学诊断的局限性 ………………………………………… 198
　　　四、细胞病理学结果的临床应用 ……………………………………… 198
　　第三节　临床医生与病理医生密切合作的重要性 ………………………… 198
　　　一、标本取材规范 ……………………………………………………… 198
　　　二、标本固定及送达的规范 …………………………………………… 199
　　　三、病理学检查申请单填写规范 ……………………………………… 200
　　　四、加强临床医生与病理科的联系、沟通 …………………………… 200
　　第四节　尸体解剖检查 ……………………………………………………… 201
　　　一、尸检的概念、分类、意义 ………………………………………… 201
　　　二、尸检的内容 ………………………………………………………… 202
　　　三、尸检的注意事项 …………………………………………………… 203

　附录二　病理学常用技术简介 …………………………………………………… 204
　　第一节　组织切片技术 ……………………………………………………… 204
　　　一、石蜡包埋组织切片技术 …………………………………………… 204
　　　二、冰冻切片技术 ……………………………………………………… 205
　　第二节　细胞学制片技术 …………………………………………………… 206
　　　一、细胞学的采集 ……………………………………………………… 206
　　　二、细胞学的制片 ……………………………………………………… 206
　　第三节　组织化学染色 ……………………………………………………… 207
　　　一、常规染色 …………………………………………………………… 208
　　　二、特殊染色 …………………………………………………………… 209
　　第四节　免疫组织化学与原位核酸分子杂交 ……………………………… 209
　　　一、免疫组织化学 ……………………………………………………… 209
　　　二、原位核酸分子杂交 ………………………………………………… 211
　　第五节　电子显微镜技术 …………………………………………………… 212
　　　一、电镜样本的制备 …………………………………………………… 212

　　　　二、电镜技术的应用 ··· 212
　第六节　荧光定量 PCR ·· 212
　　　　一、荧光定量 PCR 的原理及方法 ································· 212
　　　　二、荧光定量 PCR 的临床应用 ···································· 213
　第七节　流式细胞术 ·· 213
　　　　一、FCM 的工作原理 ·· 213
　　　　二、FCM 的应用 ·· 213
　第八节　图像分析和体视学技术 ·· 214
　第九节　生物芯片技术 ··· 214
　　　　一、基因芯片 ·· 214
　　　　二、蛋白质芯片 ·· 214
　　　　三、组织芯片 ·· 214
　第十节　第二代测序及生物信息学技术 ································ 215
　第十一节　数字化病理与人工智能技术 ································ 215

附录三　疾病基本病理变化常用术语中英文对照 ··················· 216

参考文献 ·· 222

彩图 ·· 223

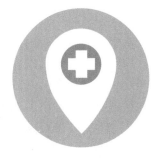

绪 论

疾病基本病理变化

一、病理学学科

病理学是研究疾病发生发展的科学。其研究范围包括病因（etiology）、发病机制（pathogenesis）、病理变化（pathogenic change）和转归（outcome）。

致病的病因包括病原、环境有害因素（物理、化学）、免疫异常、遗传等。对不同病因的研究已经形成不同的学科，如病原学、免疫学、遗传学等。在我国的医学课程体系中，医学生将分别学习这些课程，作为理解病理变化的前提。因此，在病理学课程中，病因学将不作为主要探讨话题。

病理变化包括细胞和组织代谢异常、形态异常、机能异常。其中，代谢异常出现得最早。代谢异常导致细胞和组织形态异常，继而引起机能异常。认识三种异常及其出现顺序是全面认识病理变化的基础。理解正常的物质代谢是理解细胞和组织代谢异常的基础，理解正常的细胞和组织机能是理解机能异常的基础，正常的细胞和组织形态是理解形态异常的基础，且形态变化和机能变化是相伴发生的。所以，病理学课程应安排在人体正常结构、机能和代谢相关课程之后。我国医学教育体系分别设置了病理学和病理生理学课程。前者偏重细胞和组织形态变化，后者偏重细胞和组织机能变化。作为临床医生，应该谨记形态变化与机能变化的因果关系。

二、病理学发展历史

西方现代医学经历了漫长的发展过程，逐渐从西方古代医学脱胎而来，先后建立了解剖学和生理学。1761年，意大利帕多瓦大学解剖学教授Morgagni（Giovanni Battista Morgagni，1682—1771）发表了《疾病的病灶与原因》（*The Seats and Causes of Disease, Investigated by Autopsy*）一书，基于对700多例尸体的解剖，提出不同疾病都是由相应器官的病变引起的观点，将医生的目光从临床症状转移到疾病的"病灶"，由此奠定了器官病理学（organ pathology）的基础，成为病理学研究的第一个里程碑。1799年，法国医生Bichat（Marie Frencois Xavier Bichat，1771—1802）出版了《论组织》一书。他将不同器官中质地相似的结构称为"组织"（tissue），认为这些组织是解剖学、生理学和病理学的分析单位，并认为疾病是特定组织发生病变的后果。下一个里程碑在1858年，德国病理学家Virchow（Rudolf Ludwig Karl Virchow，1821—1902）借助19世纪中叶发明的显微镜观察了大量的人体病变组织，发现病变细胞的形态有别于正常人体细胞。他认为病理反应就是细胞的反应，病灶是由细胞组成的，于是出版了《细胞病理学》（*Cellular Pathology*）一书，由此奠定了细胞病理学的基础。

经历近百年的发展，病理学逐渐成为医学中一个独立学科。自Virchow时代始，病理解剖学成为医学生的必修课。

至今，器官病理学（观察器官水平的改变）和细胞病理学（观察器官上异常部位的细胞和组织发生的变化）仍然是医学生学习基础病理学的主要内容，也是临床病理学的基础。

经过一代又一代病理学家的努力，伴随科技的发展，病理学的内容不断丰富，外延不断扩大。

病理学的发展主要沿两个方向进行：一个方向是逐渐深入的微观世界。20世纪30年代，借助电子显微镜的发展而建立的超微结构病理学，将对病理变化的观察深度推进到亚细胞水平。随着分子生物学的发展，人类基因组计划的完成，对病理变化的观察进一步深入到分子水平——分子病理学。此外，借助免疫学、遗传学知识，建立了免疫病理学、遗传病理学等分支学科。伴随着新科技的发展，新的医学研究方法将越来越多，人类对疾病的认识将不断深入。另一个方向是逐渐扩大的宏观视野。伴随生物医学模式向社会医学模式的转变，病理学也从关注患病个体向关注群体健康和环境安全转变，由此衍生出社会病理学、地理病理学等分支。这些分支学科的研究成果将为疾病的防治提供有用信息。

计算机和人工智能（artificial intelligence，AI）技术的发展，已经使病理学图像数字化存储、传输成为现实，这就为病理学教学、远程会诊创造了条件，使病理形态的变化计量成为可能。计算机超强的运算能力、大数据时代的到来，为分析病理学资料及从中发现病变规律创造了条件。基于定量分析的病理形态学诊断是AI探索开发的重点领域。计算机技术在病理学中的应用被称为数字病理学（digital pathology）。

三、病理学的内容和任务

作为医学生，学习病理学的目的是了解疾病的本质，清楚疾病发生发展的过程，从而理解不同疾病的临床表现和转归。病理学知识是医生诊断疾病和制定治疗方案的理论基础。

完整的病理学课程包括病理学总论和病理学各论两部分。

总论主要介绍细胞和组织的适应与损伤、损伤的修复、局部血液循环障碍、炎症、肿瘤等不同疾病中所发生的病理变化的共同规律；还涉及环境与营养疾病，以及从社会医学角度介绍外在有害因素和内在营养不良所致的健康问题。

各论则是在总论的基础上，学习各种不同疾病的特殊规律。因为不同器官和组织结构不一样、代谢特点不一样，即使是同样的病因，导致的病理变化和临床表现也会不同。此外，不同器官和组织对不同病因的敏感性也不同，所以有些病变容易发生于某些器官和组织，却不易见于其他器官和组织。这些都需要一一探索。只有先了解疾病的共同规律，才能知道何为特殊。反之，只有充分了解各种特殊规律，才能深刻理解其共同规律。

本书主要介绍病理学总论的知识，是基础医学导论内容，为学生进行其他内容的学习奠定病理学知识的基础。有关病理学各论的内容，将在不同课程中学习。

四、病理学在医学中的地位

（一）在医学教育体系中，病理学是桥梁课程

医学生学习医学知识的规律是：先掌握正常人体结构和机能，再学习异常结构和机能，然后学习如何诊断疾病和治疗疾病。

基础医学专注于阐述正常人体代谢、形态和机能；临床医学侧重于疾病的临床表现和如何逆转异常表现；而病理学研究正常人体代谢、形态和机能如何变为异常。所以，学习病理学之前，应该先学习正常人体结构、代谢、机能，而病理学又是学习临床医学的基础，因此，病理学被称为基础医学与临床医学之间的桥梁课程。此外，有关病因学的知识，如病原学、免疫学、遗传学等，也将有助于医学生理解病理学知识。它们在广义上可

以被认为是病理学中病因学研究的各个分支。

在模块的学习过程中，病理学总论作为一个独立模块，向医学生介绍了不同疾病中发生的共同规律，作为医学生今后理解各个系统疾病病理学变化的基础。在各个模块的学习中，也应遵循从正常到异常的规律。

在课程学习中用到的教学方法有讲授法、实验法、讨论法，如果有条件，也可以见习尸体解剖。

病理学是一门实践性很强的学科。要想学好病理学，多观察标本是一个有效的途径。在实验室中，观察标本主要运用器官病理学和细胞（组织）病理学方法。

既然医学生学习病理学的目的是基于对疾病本质的认识而能够诊断疾病、治疗疾病，在学习过程中，应注意以下三个关系。

1. 形态与机能的关系

病理变化包括代谢、形态和机能三个层次，始于代谢变化，止于机能变化。医生观察到的是机能的变化，但应知道其源于代谢和形态变化。在学习过程中，不能机械记忆形态变化，而应联系细胞和组织的功能变化。

2. 局部与整体的关系

人体各系统、各器官、各组织互相支持、互相影响，牵一发动全身。作为医学生应有整体观，不仅要了解发生病理变化部位的表现，还要根据所学医学知识知道此部位的变化会对全身造成什么影响。如肝脏炎症使肝功能受损，影响的不只是肝脏的功能；又如恶性肿瘤不但在局部生长，而且可以通过不同途径转移到身体其他部位。这些都要在医学生的关注范围内，避免成为头痛医头、脚痛医脚的庸医。

3. 病理变化与临床表现之间的关系

医学生学习病理学的最终目的是会诊断和治疗疾病，为患者解除痛苦。因此在学习病理学时，不但要认识器官、组织发生的病理变化，还要了解这些病理变化会引起哪些临床表现。在病理学各论中，对一些常见病，在介绍完病理变化之后，都会有一个段落介绍临床病理联系，以便让学生理解病理变化与临床表现的因果关系。在学习过程中，医学生应重视该部分的学习。

（二）在医疗工作中，外科病理学检查是重要的诊断疾病的方法

外科病理学就是从患者患病部位取得组织，在器官水平和组织学水平对其做病理学分析，必要时使用分子病理学手段，做出病理学诊断，为临床医生提供诊断和制定治疗方案的依据。因为送检组织的获取往往通过外科手段，故称外科病理学。在我国，县级以上医院都设有病理科。

外科病理学检查的优点是定性诊断；缺点是视野局限（仅限病变组织），只能观察疾病发展的一个截断面，多数为创伤性检查，一般不便重复进行。

目前，外科病理学检查、实验室检查、内镜检查、影像学检查都是为临床医生提供诊断依据的辅助检查方法，各有千秋。病理医生在做出最终病理诊断前，应充分了解临床情况以及其他辅助检查信息，才能做到尽可能接近疾病的真实面貌。

如果患者不幸去世，在征得家属同意及办理完相关手续后，对其尸体进行剖验，也是病理医生的工作。尸检能对患者所患疾病和死因做出比较明确的回答。这种来自病理诊断的反馈对于提高临床诊断和医疗水平很有帮助，是促使临床医学不断进步的重要手段。

（三）在医学科学研究中，病理学占有重要地位

（1）病理学是研究疾病的学科，与医学研究密切联系。所有病理学学科知识的积累都来自对疾病的研究。

（2）外科病理学检查可以收集到大量的疾病研究资料，可对某一疾病进行系统研究提供良好条件。

（3）借助其他学科知识建立的病理学分支学科，大大丰富了病理学研究疾病的方法。

五、病理学诊断和研究方法

病理学分为人体病理学（human pathology）和实验病理学（experimental pathology）两部分。前者具有临床性质，其临床应用部分主要是对取自患者机体病灶部位的组织进行分析，对疾病做出定性诊断；其研究部分聚焦于发现疾病的形态学改变规律、改进病理诊断方法，以提高对疾病的病理诊断水平。后者更偏向基础研究，主要关注病因、发病机制与病理变化之间的关系。这种研究不能在人体进行，只能在实验室利用离体组织细胞、动物等进行。

（一）人体病理学的诊断和研究方法

1. 活体组织检查

活体组织检查（biopsy）简称"活检"，即用局部切取、钳取、粗针穿刺和搔刮等手术方法，从活体内获取病变组织进行病理诊断。所用基本方法就是器官病理学和组织病理学方法。包括对取得的组织进行肉眼观察、记录有关信息，以及用常规制片方法，如苏木精-伊红（hematoxylin-eosin staining，HE）染色制成病理组织学切片，在显微镜下观察组织变化。活体组织检查是时效性很强的为临床医生提供诊断信息的方法，活检标本也是病理学教学标本的主要来源。随着时代发展，更多病理检查手段被运用到外科病理学中，如免疫组织化学、电镜观察、基因检测和组织培养等，进行这些检查的基础仍是活体组织的前期处理，对这些检查结果的正确解读必须基于常规活体组织学检查的形态学信息。对取得的活体组织及时固定，能较好保存病变组织的原貌。经过处理的常规活体组织学标本可保留较长时间，有利于进行患者患病不同阶段的对比，它也是进行人体病理学研究的科研素材。

一种活体组织检查的特殊应用是术中冰冻切片快速诊断。当术前无法从患病部位取得组织进行常规病理检查时，外科医生会选择在手术中切取患病组织送病理检查。组织经特殊方法处理，制成冰冻切片，病理医生须在半小时内做出初步病理诊断，协助临床医生选择下一步手术方案。

2. 细胞学检查

细胞学检查（cytological examination）指通过采集病变处的细胞，涂片染色后进行的病理诊断。凡与外界相通的部位，都可以采集脱落细胞进行检查。有些送检物的采集需要借助特殊采集器，如口腔、食管、鼻咽部以及女性生殖道等病变部位的脱落细胞。有些从自然分泌物（如痰、乳腺溢液、前列腺液）、体液（如胸腹腔积液、心包积液和脑脊液）及排泄物（如尿）中采集细胞。有时需要用细针穿刺（fine needle aspiration，FNA）从不

与外界相通的部位（如前列腺、肝、肾、胰、乳腺、甲状腺、淋巴结等）采集细胞。细胞学检查的优点是所需设备简单、操作简便、多数为无创性检查、患者依从性好、可重复、便于追踪观察。缺点是诊断信息限于单个细胞或少许组织（细针穿刺组织），其诊断可靠性不如活体组织检查，故细胞学检查一般用于体检筛查。当细胞学提示异常时，如有可能，应进一步做常规活体组织检查；如无可能，可选择冰冻切片快速诊断，或从其他辅助检查中寻找更多诊断信息。此外，细胞学检查还可用于激素水平的测定（如阴道脱落细胞涂片）及为细胞培养和分子诊断学提供标本；收集脱落细胞制成的细胞团蜡块，可使用免疫组化或分子病理手段检测，获得更多诊断信息。

3. 尸体剖检

尸体剖检（autopsy）简称"尸检"，即对死者的遗体进行病理解剖和后续的病理学检查，是自器官病理学奠基人 Morgagni 以来病理学界一直沿用的基本研究方法。尸检的作用在于：①确定诊断，查明死因，协助临床总结在诊断和治疗过程中的经验和教训，以不断提高诊治水平；②发现和确诊某些新的疾病、传染病、地方病、流行病等，为卫生防疫部门采取防治措施提供依据；③积累各种疾病的人体病理材料，作为深入研究和防治这些疾病的基础，为病理学教学收集各种疾病的病理标本。目前，我国的尸检率还不高，而且有进一步下降的趋势，十分不利于我国病理学和整个医学科学的发展，亟待立法和大力宣传尸检的意义。

（二）实验病理学研究方法

1. 动物实验

动物实验（animal experiment）指在适宜动物身上复制出某些人类疾病的动物模型（animal model），研究疾病发生发展的全过程（病因学、发病学、病理变化及疾病的转归）。其优点在于可根据研究需要，对之进行任何方式的观察研究，或与人体疾病进行对照研究。此外，还可加入干预因素来观察疾病的走向。这些研究是不可以在人体进行的，如对致癌剂的致癌作用和癌变过程的研究及某些生物因子致病作用的研究等。动物实验可弥补人体病理学研究的局限。但应注意动物与人类物种上的差异，动物实验结果仅可作为研究人体疾病的参考，不可直接套用于人体。

2. 组织和细胞培养

细胞是很好的研究材料。近年来，国内外实验室已经培养建立了不少人体和动物肿瘤的细胞系，对研究肿瘤细胞的分子生物学特性起到了重要作用。将某种组织或单细胞用适宜的培养基在体外培养，使用不同干预因素，观察细胞、组织病变的发生和发展及外来因素的影响。大量关于肿瘤发病机制的信息来自组织和细胞培养（tissue and cell culture）。例如，哪些因素会导致细胞突变；恶性转化细胞发生了哪些分子生物学和细胞遗传学改变；哪些因素能阻断恶性转化的发生或使其逆转；免疫因子、射线和抗癌药物等对癌细胞生长的影响等。组织和细胞培养的优点是周期短、见效快、节省开支、体外实验条件易控、可以避免体内复杂因素的干扰。缺点是孤立的体外环境与复杂的体内整体环境有很大的不同，故不能将体外研究结果与人体内疾病过程简单地等同看待。体外实验的成功往往要经过动物实验和临床实验的验证。

（李群）

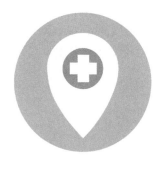

第一章 | 细胞和组织的适应与损伤

疾病基本病理变化

细胞作为机体器官和组织的基本单位，其生命活动是在机体内外环境的动态平衡中进行的。机体在遭遇内外环境的变化和刺激时，会做出代谢、功能和形态的反应性调整。在生理性负荷过多或过少，或遇到轻度持续的病理性刺激时，细胞和组织会通过适应性反应达到新的平衡。若刺激强度超过了细胞和组织的耐受与适应能力，则会出现代谢、功能和形态的损伤性变化。有些损伤是可逆的，表现为刺激因素消失后可恢复正常；有些则表现为不可逆性损伤——细胞死亡。正常细胞、适应细胞、可逆性损伤细胞和不可逆性损伤细胞在形态学上可以呈现连续变化的过程，在一定条件下可以相互转化（图1-1）。一种具体的刺激因素引起细胞和组织的哪种变化，不仅由刺激的性质和强度决定，还与受累细胞的易感性、分化、血供、营养等因素密切相关。适应与损伤是大多数疾病发生发展过程中的基础性病理变化。

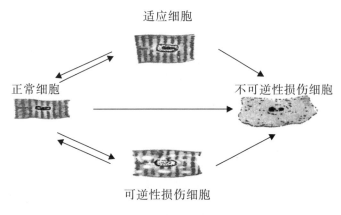

图1-1 细胞和组织的适应

第一节 适应

适应（adaptation）是指细胞和由其构成的组织、器官对于内外环境中的持续性刺激和各种有害因子而产生的非损伤性应答反应。通过适应性反应，细胞、组织和器官改变自身的功能、代谢和形态结构以达到新的平衡，其目的在于耐受各种刺激，避免受损，在一定程度上反映了机体的调整应答能力。适应，在形态学上一般表现为萎缩、肥大、增生和化生，涉及细胞数目、大小及细胞分化的改变。适应实质上是细胞生长和分化受到调整的结果，可以认为是介于正常与损伤之间的一种状态。一般而言，病因祛除后，大多数适应细胞可逐步恢复正常。

一、萎缩

萎缩（atrophy）是指发育正常的组织或器官，由于实质细胞体积变小或数目减少而体积缩小。萎缩时，细胞合成及代谢均降低，能量需求减少，原有功能下降。组织、器官的发育不全和未发育不属于萎缩范畴，因为这两个概念是指组织或器官未充分发育至正常大小，或处于完全未发育的状态。萎缩的机制目前被认为主要是组织和器官实质细胞的分解代谢大于合成代谢，特别是蛋白质的分解代谢增强。

(一) 萎缩的类型

萎缩分为生理性萎缩和病理性萎缩两类。

1. 生理性萎缩

生理性萎缩 (physiological atrophy) 是生命过程的正常现象，见于胸腺青春期萎缩和女性绝经后的卵巢、子宫内膜和乳腺萎缩。老年人身体的大部分器官和组织均会出现不同程度的萎缩。大部分生理性萎缩发生时，细胞数量的减少是通过细胞凋亡实现的。

2. 病理性萎缩

根据原因的不同，病理性萎缩 (pathological atrophy) 可分为以下五类。

(1) 营养不良性萎缩 (atrophy due to inadequate nutrition)。由营养不良引起的萎缩可波及全身，也可只发生于局部，因此分为：①全身营养不良性萎缩。如糖尿病、结核病及肿瘤等慢性消耗性疾病，由于长期营养物质摄入不足或消耗过度，引起全身营养不良性肌肉萎缩，甚至引起恶病质 (cachexia)。②局部营养不良性萎缩。如脑动脉粥样硬化后血管壁增厚、管腔变窄，脑组织缺乏足够血液供应引起的脑萎缩。萎缩的细胞、组织和器官通过调节细胞体积、数量和功能，来适应减少的血液供应和营养补给。

(2) 失用性萎缩 (atrophy due to decreased workload)。失用性萎缩指器官组织长期工作负荷减少和功能代谢低下所致的萎缩，此种情况也可能与器官活动减少后神经调节活动降低有关。如骨折后肢体长期固定或久卧不动，引起肌肉萎缩和骨质疏松。瘫痪肢体的肌肉萎缩和骨骼体积缩小也属于这种情况。随着肢体重新正常活动，相应骨骼肌细胞会恢复正常大小和功能。

(3) 压迫性萎缩 (atrophy due to pressure)。压迫性萎缩由组织与器官长期受压所致，其机制是受压组织和细胞缺氧、缺血，引起萎缩。这种萎缩除了压迫的直接作用外，还有营养不良和失用性因素的影响。例如，肿瘤膨胀性生长时，可致邻近正常组织萎缩；尿路梗阻时肾盂积水，压迫周围肾组织，引起肾实质萎缩 (图1-2)；脑室积水时周围脑组织的萎缩；等等。

(4) 去神经性萎缩 (atrophy due to loss of innervation)。运动神经元或轴突受损害，可引起所支配器官的萎缩。如脑或脊髓神经损伤可致肌肉萎缩；麻风患者周围神经受到侵犯时，可导致相应病变部位组织的萎缩。其机制是神经对局部血管及肌肉的调节丧失，引起相应部位营养不良及活动减少等改变。

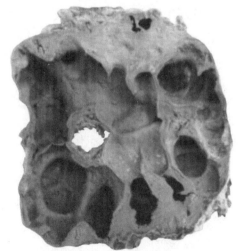

图1-2 肾压迫性萎缩
肾盂积水、扩张，肾实质受压萎缩。

(5) 内分泌性萎缩 (atrophy due to loss of endocrine stimulation)。内分泌性萎缩是指内

分泌腺功能下降引起的效应靶器官萎缩。例如炎症、肿瘤、血液循环障碍、损伤等原因使垂体前叶各种激素分泌障碍（Simmond 综合征），导致相应靶器官如甲状腺、肾上腺、性腺等的萎缩；甲状腺功能减退时引起的毛囊、皮脂腺萎缩。

临床上，某种萎缩可由多种因素所致。如骨折后肌肉的萎缩，就可能是神经性、营养性、失用性、甚至是压迫性（在用石膏固定过紧时）等诸因素共同作用的结果；而心、脑等的老年性萎缩，则兼有生理性萎缩和病理性萎缩的性质。

（二）萎缩的病理变化

萎缩器官肉眼观察常表现为体积减小、重量减轻、色泽变深。如大脑萎缩时，脑回变窄，脑沟变宽、变深，皮质变薄。光镜下可见萎缩器官的实质细胞体积减小，往往伴有数量减少。心肌细胞和肝细胞等萎缩细胞胞质内可出现脂褐素颗粒。脂褐素是细胞内未被彻底消化的细胞器残体，以膜包绕的形式存在于细胞质内。某些病理情况下，在实质细胞萎缩的同时，间质纤维和脂肪组织往往会出现一定程度的增生，以维持器官和组织的原有体积，甚至有时间质明显增生使得原有器官体积与正常相比还要大，这种现象称为假性肥大（pseudohypertrophy）。

萎缩细胞蛋白质合成减少、分解增加，细胞器大量退化。萎缩的细胞、组织和器官功能大多下降，并通过减少细胞体积、数量和降低功能代谢，使之与营养、激素、生长因子的刺激及神经递质的调节达成新的平衡。祛除病因后，轻度病理性萎缩的细胞有可能恢复常态，但持续性萎缩的细胞最终会死亡。

二、肥大

细胞、组织或器官体积增大并伴有功能及合成代谢增加，称为肥大（hypertrophy）。组织和器官的肥大通常是由实质细胞的体积增大所致，但也可伴有细胞数量的增加。

（一）肥大的类型

器官和组织功能负荷过重所致肥大，称为代偿性肥大（compensatory hypertrophy）或功能性肥大；内分泌激素过多作用于效应器官所致肥大，称为内分泌性肥大（endocrine hypertrophy）或激素性肥大。以上情况既可以是生理性的，也可以是病理性的。

1. 生理性肥大

（1）代偿性肥大。需求旺盛、负荷增加是代偿性肥大最常见的原因。例如，举重运动员由于长期锻炼，上肢负荷增加，骨骼肌增粗肥大。

（2）内分泌性肥大。妊娠期由于雌激素、孕激素及其受体作用，子宫平滑肌细胞肥大，同时伴细胞数量增多，子宫从平时壁厚 0.4 cm、质量 100 g，可肥大至壁厚 5 cm、质量 1 000 g。

2. 病理性肥大

（1）代偿性肥大。高血压时心脏后负荷增加，引起左室心肌肥大（图 1-3）。心脏瓣膜的病变也可引起相应心房、心室肌壁的肥大。器官肥大也可以是同类器官缺如或功能丧失后的反应，如一侧肾脏切除或肾动脉闭塞致失去肾功能，对侧肾脏通过肥大来实现代偿。

（2）内分泌性肥大。促甲状腺激素（thyroid stimulating hormone，TSH）分泌增加，引

起甲状腺滤泡上皮细胞肥大及数目增多（图1-4）；垂体病变引起促肾上腺皮质激素（adrenocorticotropic hormone，ACTH）分泌增多，导致肾上腺皮质细胞肥大。

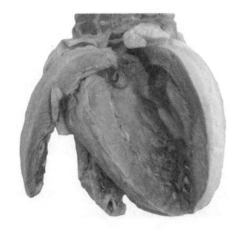

图1-3 心脏向心性肥大

心脏横断面，表示左心室壁及室间隔增厚，乳头肌显著增粗，左心室腔相对较小。

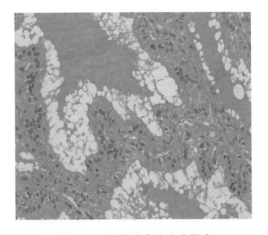

图1-4 甲状腺滤泡上皮肥大

甲状腺滤泡上皮细胞呈柱状，体积增大，并可见滤泡上皮细胞的增生（形成小乳头结构向滤泡腔）。

（二）肥大的病理变化

肥大的细胞体积增大，细胞核大且深染，肥大组织与器官体积均匀增大。肥大的细胞内许多细胞原癌基因活化，导致DNA含量和细胞器（如微丝、线粒体、内质网、高尔基复合体及溶酶体等）数量增多，结构蛋白合成活跃，细胞功能增强。但细胞肥大产生的功能代偿作用是有限度的。例如，心肌过度肥大时，心肌细胞的血液供应相对缺乏；心肌细胞产生正常收缩蛋白，也会因胚胎性基因的激活，转变为产生收缩效率较差的幼稚收缩蛋白；部分心肌纤维收缩成分可能会消失，形成不可逆性损伤，甚至最终导致心肌整体负荷过重，诱发功能不全（失代偿）。

三、增生

组织或器官内细胞有丝分裂活跃而致细胞数目增多的现象称为增生（hyperplasia），常导致组织或器官的体积增大和功能活跃。增生由生长因子与受体过度表达所致，也与细胞凋亡被抑制有关，通常受到增殖基因、凋亡基因、激素和各种肽类生长因子及其受体的精细调控。

（一）增生的类型

增生的类型与肥大相似。根据其性质，可分为生理性增生和病理性增生两种。根据其原因，可分为代偿性增生（compensatory hyperplasia）（或称功能性增生）和内分泌性增生（endocrine hyperplasia）（或称激素性增生）两种。

1. 生理性增生

（1）代偿性增生。例如，部分肝脏被切除后残存肝细胞的增生；高海拔地区空气中氧含量低，机体骨髓红细胞前体细胞和外周血红细胞代偿增多。

（2）内分泌性增生。如正常女性青春期乳房小叶腺上皮及月经周期中子宫内膜腺体的增生。

2. 病理性增生

（1）代偿性增生。在组织损伤后的创伤愈合过程中，成纤维细胞和毛细血管内皮细胞因受到损伤处增多的生长因子刺激而发生增生；慢性炎症或长期暴露于理化因素，也常引起组织细胞，特别是皮肤和某些脏器被覆细胞的增生。

（2）内分泌性增生。病理性增生最常见的原因是激素过多或生长因子过多。如雌激素绝对或相对增加引起子宫内膜腺体增生过长，由此可导致功能性子宫出血。

增生不仅仅发生于组织或脏器的实质细胞，也是间质的重要适应性反应。例如，上述成纤维细胞和毛细血管内皮细胞通过增生达到修复的目的；炎症及肿瘤间质纤维细胞的增生是机体抗炎、抗肿瘤机制的重要组织学与细胞学表现。实质细胞和间质细胞同时增生的情况也不少见。例如，雄激素代谢产物双氢睾酮可使男性前列腺腺体和间质纤维组织增生；雌激素分泌过多导致女性乳腺末梢导管和腺泡上皮及间质纤维组织增生。

（二）增生的病理变化

增生主要表现为细胞数量增多，细胞和细胞核形态正常或稍增大。细胞增生可分为弥漫性或局限性，分别表现为增生的组织、器官均匀弥漫性增大和在组织器官中形成单发或多发性增生结节。大部分病理性的细胞增生（如炎症时），通常会因有关引发因素的祛除而停止。若细胞增生过度，失去控制，则可能演变成肿瘤性增生。

（三）增生与肥大的关系

虽然肥大和增生是两种不同的病理过程，但引起细胞、组织和器官肥大与增生的原因往往十分相似，因此，两者常相伴存在。例如，对于细胞分裂增殖能力活跃的器官或组织，如子宫、乳腺及上皮组织等，细胞体积增大（肥大）和细胞数目增多（增生）可以相伴存在。但对于细胞分裂增殖能力较低的心肌、骨骼肌等，其组织器官的体积增大就仅仅是细胞肥大所致。

四、化生

一种分化成熟的细胞类型被另一种分化成熟的细胞类型所取代的过程称为化生（metaplasia），通常只出现在分裂增殖能力较活跃的细胞类型中。化生并不是指原来的成熟细胞直接转变，而是该处具有分裂增殖和多向分化能力的干细胞或结缔组织中的未分化间充质细胞（undifferentiated mesenchymal cell）发生转分化（transdifferentiation），本质上是环境因素引起细胞内某些基因活化或受到抑制而重编程（reprogramming）表达的产物，是组织、细胞成分分化和生长调节改变的形态学表现。

（一）化生的类型

化生有多种类型，通常发生在同源性组织之间，即上皮组织之间或间叶组织之间，一般是由特异性较低的细胞类型来取代特异性较高的细胞类型。上皮组织的化生在原因消除后或可恢复，但间叶组织的化生则大多不可逆。

1. 上皮组织的化生

(1) 鳞状上皮化生。被覆上皮组织的化生以鳞状上皮化生（简称"鳞化"）最为常见。如吸烟者支气管假复层纤毛柱状上皮易发生鳞状上皮化生（图1-5）。鳞化还可见于慢性宫颈炎的宫颈腺体、慢性胆囊炎及胆石症的胆囊黏膜。肾盂和膀胱的尿路上皮也可在结石等因素的刺激下发生鳞状上皮化生。

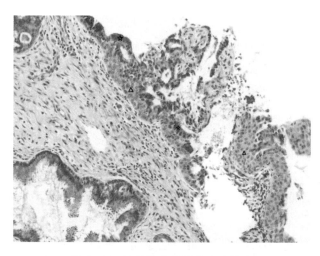

图1-5 柱状上皮的鳞状上皮化生

柱状上皮细胞中的干细胞分裂增殖，分化形成复层鳞状上皮（△），替代原有的柱状上皮（☆）。

(2) 柱状上皮的化生。腺上皮组织的化生也较常见。慢性胃炎时，胃黏膜上皮转变为含有帕内特（Paneth）细胞或杯状细胞的小肠或大肠黏膜上皮组织，称为肠上皮化生，简称"肠化"（图1-6）；若胃窦、胃体部腺体由幽门腺所取代，则称为假幽门腺化生。慢性反流性食管炎时，食管下段鳞状上皮也可化生为胃型或肠型柱状上皮。患慢性宫颈炎时，宫颈鳞状上皮被子宫颈管黏膜柱状上皮取代，形成肉眼所见的宫颈柱状上皮异位（旧称"宫颈糜烂"）。

2. 间叶组织的化生

间叶组织中幼稚的成纤维细胞在损伤后可转变为成骨细胞或成软骨细胞，称为骨或软骨化生。这类化生多见于骨化性肌炎等受损软组织，也见于某些肿瘤的间质。

(二) 化生的意义

化生给机体带来的生物学意义有利有弊。例如，

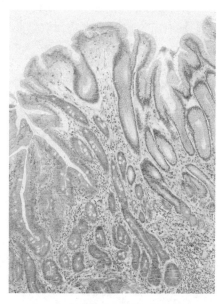

图1-6 胃黏膜上皮的肠上皮化生
胃黏膜上皮内见杯状细胞。

呼吸道柱状上皮化生为鳞状上皮后，由于细胞层次增多变厚，可强化局部抵御外界刺激的能力。但不利的一面是鳞状上皮表面不具有柱状上皮的纤毛结构，因此，黏膜自净能力减

弱。此外，如果引起化生的因素持续存在，则可能导致细胞恶变。例如，支气管鳞状上皮化生和胃黏膜肠上皮化生分别与肺鳞状细胞癌和胃腺癌的发生有一定关系；慢性反流性食管炎柱状上皮化生，则与食管腺癌的发生有相关性。

第二节 细胞和组织的损伤

当刺激超过了细胞、组织和器官的耐受与适应能力，会出现代谢、功能和形态的异常变化，称为损伤（injury）。损伤的方式和结果，不仅取决于引起损伤因素的性质、持续时间和强度，也取决于受损细胞的种类、所处状态、适应性和遗传性等。

一、细胞和组织损伤的原因

造成细胞和组织损伤的原因有很多，大致可分为以下九大类。

（一）生物性因素

生物性因素是细胞损伤的最常见原因，包括各种病原生物，如细菌、病毒、立克次体、支原体、螺旋体、真菌、原虫和蠕虫等。可通过产生各种毒素、代谢产物，机械作用，或干扰细胞代谢等途径损伤细胞，也可通过变态反应引起细胞损伤。生物因素对机体的损伤程度，不仅取决于病原体的类型、毒力和数量，同时也取决于机体的免疫状态。

（二）缺氧

缺氧是导致细胞和组织损伤的常见原因之一。局部组织的动脉血液供应不足称为缺血。缺血可引起营养物质和氧供应障碍，前者称为营养不良，后者称为缺氧（局部缺氧）。全身性缺氧见于空气稀薄、血红蛋白的质量异常、心肺功能不全以及一氧化碳或氰化物中毒等。

（三）物理性因素

物理因素包括机械力、高低温、电流、电离辐射、激光、微波等，如高温、高辐射可导致中暑、烫伤或辐射损伤，寒冷导致冻伤，强大电流冲击造成电击伤，机械力破坏引起创伤、骨折等。

（四）化学性因素

化学性因素包括外源性物质，如强酸、强碱、铅、钒等无机毒物，有机磷、氧化物等有机毒物，蛇毒等生物毒素；内源性物质，如细胞坏死的分解产物，尿素、自由基等某些代谢产物，都可以引起细胞的损伤性变化。药物、卫生制剂等既可治疗和预防某些细胞损伤，也可对细胞产生毒副作用。

（五）营养失衡

营养物质摄入不足或过多，都可致机体产生相应病变。例如，维生素 A、维生素 C、维生素 D 和碘的缺乏，可分别导致夜盲症、维生素 C 缺乏病、佝偻病、营养不良和地方性甲状腺肿；铁、锌、硒等微量元素的缺乏，可能引起红细胞生成和脑组织发育障碍；长期摄入高热量、高脂肪，则是肥胖、肝脂肪变性和动脉粥样硬化的重要原因。

（六）神经内分泌因素

细菌、病毒等微生物侵入体内后，免疫系统不仅能感受到外界分子的存在，并能把这一信息传递给大脑和神经-内分泌系统，进而表现为下丘脑-垂体-肾上腺（HPA）轴的兴奋。在炎症性肠病、哮喘和发生于全身各部位的神经内分泌肿瘤中均可以观察到神经内分泌细胞的变化；应激可以打破原有的神经内分泌平衡，产生病理效应。例如，原发性高血压和溃疡病的发生与迷走神经长期过度兴奋有关；甲状腺功能亢进和糖尿病时，机体对感染和中毒的敏感性增加，使全身尤其是皮下组织易于伴发细菌感染。

（七）免疫因素

免疫因素包括：①机体组织细胞对外来抗原刺激反应过度时，可引起变态反应或超敏反应，如支气管哮喘和过敏性休克；②自身免疫出现异常，自身抗体和/或自身反应性淋巴细胞攻击表达靶抗原，如系统性红斑狼疮、类风湿关节炎等；③原发或继发免疫缺陷病如艾滋病，破坏 T 淋巴细胞导致免疫功能受损。

（八）遗传性缺陷

遗传在损伤中的作用主要体现在三个水平：①染色体水平，直接引起子代遗传病，如唐氏综合征、性腺发育不良；②单基因水平，如常染色体隐性遗传性耳聋；③多基因水平，使子代容易发生某些疾病，如高血压、冠心病和糖尿病等（遗传易感性）。

（九）社会心理因素

社会心理因素影响到各个年龄阶段和社会各行各业的人群。研究表明，成人肥胖、糖尿病、原发性高血压、冠状动脉粥样硬化性心脏病（简称"冠心病"）、消化性溃疡和脑出血等疾病，都与社会心理因素有极其密切的关系，称为心身疾病（psychosomatic disease）。对医务工作者来说，还要防止在卫生服务过程当中引起的医源性损伤，如医院获得性感染、药物性损伤或医患关系紧张而产生的心理疾病等。

二、细胞和组织损伤的机制

不同原因引起细胞损伤的机制不尽相同。细胞损伤的发生机制主要体现在细胞膜和线粒体的损伤、活性氧类物质和胞质内游离钙的增多、缺血缺氧、化学毒害和遗传物质变异等方面。它们互相作用或互为因果，导致细胞损伤的发生与发展。

（一）细胞膜的损伤

细胞膜损伤涉及细胞膜、线粒体膜和其他细胞器膜，是细胞损伤的重要特征。机械力的直接作用、酶性溶解、缺血缺氧、活性氧类物质、细菌毒素、补体成分、离子泵和离子通道的化学损伤等，都可破坏细胞膜性结构的通透性和完整性，影响细胞膜的信息和物质交换、免疫应答、细胞分裂与分化等功能。形态学上，细胞膜性结构损伤使细胞和线粒体、内质网等细胞器发生肿胀，细胞表面微绒毛消失，并有小泡形成。细胞膜及细胞器膜脂质变性，呈螺旋状或同心圆状卷曲，形成髓鞘样结构（myelin figures）。溶酶体膜破损，释放大量酸性水解酶，导致细胞溶解。细胞坏死大多是从细胞膜通透性功能紊乱开始，以细胞膜完整性丧失为终结。因此，细胞膜破坏常常是细胞损伤特别是细胞早期不可逆性损伤的关键环节。

（二）线粒体的损伤及三磷酸腺苷的耗竭

线粒体是细胞能量代谢中心。线粒体损伤后，线粒体发生肿胀、空泡化，线粒体嵴变短、稀疏甚至消失，基质内出现含钙无定形致密体。线粒体ATP（adenosine triphosphate）生成下降、消耗增多，致使细胞膜钠泵和钙泵功能障碍，跨膜转运蛋白和脂质合成下降，磷脂脱酰基及再酰基化停滞。线粒体损伤常伴有线粒体细胞色素C向胞质中的渗透，其可启动细胞凋亡。当ATP能量供应减少5%～10%时，便会对细胞产生明显的损伤效应。线粒体氧化磷酸化中止后，细胞产生酸中毒，最终导致细胞坏死。线粒体损伤是细胞不可逆性损伤的重要早期标志。

（三）活性氧类物质的积聚

活性氧类物质（activated oxygen species，AOS）又称反应性氧类物质，包括处于自由基状态的氧、次氯酸自由基、一氧化氮自由基，以及不属于自由基的过氧化氢（H_2O_2）等。自由基（free radicals）是原子最外层偶数电子失去一个电子后形成的基团，具有强氧化活性，可被铁离子或铜离子激活。AOS可以是细胞正常代谢的内源性产物，也可由外源性因素产生，极易与周围分子反应释放能量，并促使周围分子产生毒性自由基，形成链式放大反应，可导致生物膜的脂质过氧化、DNA损伤和蛋白质的氧化修饰等，进一步引起细胞损伤。AOS的强氧化作用是细胞损伤的基本环节。

（四）胞质内钙离子浓度升高

细胞中的磷脂、蛋白质、ATP和DNA等，会被胞质内磷脂酶、蛋白酶、ATP酶和核酸酶等降解，此过程需要游离钙的活化。生理情况下，细胞内钙离子（Ca^{2+}）浓度极低，约为胞外浓度的1/10 000。细胞缺氧、中毒时，ATP减少，Ca^{2+}交换蛋白直接或间接被激活，细胞膜对Ca^{2+}通透性增高，Ca^{2+}从细胞内泵出减少，Ca^{2+}内流净增加，加之线粒体和内质网快速释放钙，导致细胞内游离钙增多，细胞内钙超载而损伤细胞。细胞内高游离钙是许多因素损伤细胞的终末环节，并且是细胞死亡最终生物化学和形态学变化的潜在介导者。

（五）化学性损伤

化学性损伤可分为全身性或局部性的，前者如有机磷农药中毒，后者如接触强酸、强碱所致皮肤或黏膜的损伤。一些化学物质还可特异作用于某些器官，如CCl_4引起肝损伤。化学性损伤的途径有：①直接细胞毒作用。例如，氧化物能迅速封闭线粒体的细胞色素氧化酶系统，导致猝死；氯化汞中毒时，汞与细胞膜含硫蛋白结合，损害ATP酶依赖性膜转运功能；化学性抗肿瘤药物和抗生素也可通过类似的直接作用伤及细胞。②代谢产物对靶细胞的细胞毒作用。肝、肾、骨髓和心肌常是毒性代谢产物的靶器官，细胞色素P450复合功能酶在此代谢过程中起重要作用。如CCl_4本身并无活性，其在肝细胞被转化为有毒性的·CCl_3自由基后，便引起滑面内质网肿胀、脂肪代谢障碍。③诱发过敏反应等免疫损伤。如青霉素引发Ⅰ型变态反应。④诱发DNA损伤。

（六）遗传变异

遗传变异损伤可以为先天性或后天获得（既可以发生于胚胎期，也可以发生在出生后的任何阶段）。化学毒物、药物、病毒和射线等均可损伤DNA，诱发基因突变和染色体畸变，使细胞发生遗传变异（genetic variation），往往致使结构蛋白合成低下，抑制具有重要功能的细胞核分裂，合成异常生长调节蛋白，引发先天性或后天性酶合成障碍等，使细胞缺乏生命所必需的蛋白质或代谢受影响而死亡。

三、细胞可逆性损伤

细胞可逆性损伤（reversible injury）后发生的形态学变化称变性（degeneration），是指组织受损伤后，由于代谢障碍，细胞内和/或细胞间质内出现异常物质或正常物质异常增多的现象，通常伴有细胞功能低下。形成原因包括正常或异常物质的产生过多或产生速度过快，细胞组织缺乏相应的代谢、清除或转运利用机制，而使其聚积在细胞质或细胞间质内。祛除病因后，有些变性（如细胞内的变性）及损伤（如细胞水肿、脂肪变性等）可恢复正常，因此是非致死性、可逆性损伤，但细胞间质的变性一般是不可逆的。

（一）细胞水肿

细胞水肿（cellular swelling）又称水变性（hydropic degeneration），常是细胞损伤中最早出现的改变，好发于肝、心、肾等脏器实质细胞。当致损因素引起线粒体损伤、ATP 生成减少时，细胞 Na^+/K^+ 泵功能发生障碍，导致细胞内 Na^+ 和水分积聚，形成细胞水肿。

肉眼观，受累器官体积增大、边缘圆钝、包膜紧张、切面外翻、颜色变淡。光镜下，细胞体积增大，胞质透亮、淡染，细胞质内可见红染细颗粒状物（为肿胀的细胞器：线粒体和内质网等），细胞核居中。若水、钠进一步积聚，则细胞肿大明显，细胞基质高度疏松呈空泡状，细胞核也可能肿胀，胞质膜表面出现囊泡，微绒毛变形消失，其极期称为气球样变，如病毒性肝炎。

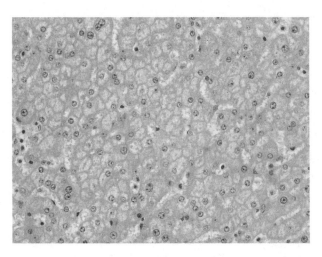

图 1-7　肝细胞水肿

如图 1-7 可见，肝细胞明显肿胀，胞质淡染，部分肝细胞肿胀如气球样（气球样变）。细胞水肿几乎是所有细胞损伤早期的表现形式，病因祛除后可完全恢复。但是，如果病因持续存在，细胞可能崩解死亡。

（二）脂肪变性

脂质（甘油三酯）蓄积于非脂肪细胞的细胞质中，称为脂肪变性（fatty degeneration/

steatosis），多发生于肝细胞、心肌细胞、肾小管上皮细胞和骨骼肌细胞等，与感染、酗酒、中毒、缺氧、营养不良、糖尿病及肥胖等有关。此时脂质在形态上主要表现为脂滴，其主要成分为中性脂肪（甘油三酯），也可有磷脂和胆固醇等。

1. 脂肪变性的病理变化

轻度脂肪变性，肉眼观受累器官无明显变化。随着病变的加重，脂肪变性的器官体积增大，呈淡黄色，边缘圆钝，切面呈油腻感。光镜下见脂肪变性的细胞质中出现大小不等的球形脂滴，大者可充满整个细胞而将胞核挤至一侧。在石蜡切片中，因脂质被有机溶剂溶解，故脂滴呈空泡状。（图1-8）在冷冻切片中，应用苏丹Ⅲ、苏丹Ⅳ等特殊染色，可将脂质与其他物质区别开来。电镜下，细胞质内脂质成分聚成有膜包绕的脂质小体，进而融合成脂滴。

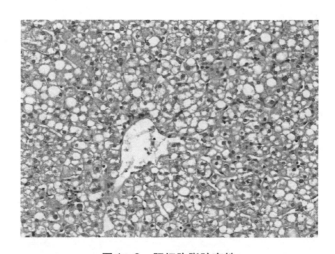

图1-8 肝细胞脂肪变性
肝细胞质中见大小不等的空泡，为脂滴；部分细胞核偏向细胞的一侧。

（1）肝脂肪变性。肝细胞是脂质代谢的重要场所，最常发生脂肪变性。轻度肝脂肪变性通常并不引起肝脏明显形态变化和功能障碍。脂肪变性在肝小叶内的分布与病因有一定关系。例如，慢性肝淤血时，肝小叶中央区缺氧较重，故脂肪变性首先发生于肝小叶中央区；磷中毒时，肝小叶周边带肝细胞对磷中毒更为敏感，故以小叶周边带肝细胞受累为著；严重中毒和传染病时，脂肪变性则常累及全部肝细胞。显著弥漫性肝脂肪变性称为脂肪肝，重度肝脂肪变性可进展为肝坏死和肝硬化。

（2）心肌脂肪变性。慢性酒精中毒或缺氧可引起心肌脂肪变性，常累及左心室内膜下和乳头肌部位。脂肪变性心肌呈黄色，与正常心肌的暗红色相间，形成黄红色斑纹，称为虎斑心。有时心外膜增生的脂肪组织可沿间质伸入心肌细胞间，称为心肌脂肪浸润（fatty infiltration），又称脂肪心，并非心肌细胞脂肪变性。心肌因伸入的脂肪组织的挤压而萎缩，病变常以右心室为明显，特别以心尖区为重。心肌脂肪浸润多见于高度肥胖者或饮啤酒过度者，大多无明显的症状。重度心肌脂肪浸润可致心脏破裂，引发猝死。

2. 脂肪变性的机制

（1）肝细胞质内脂肪酸增多。例如，高脂饮食或营养不良时，体内脂肪组织分解，过多的游离脂肪酸经血液入肝；或因缺氧致肝细胞乳酸大量转化为脂肪酸；或因氧化障碍使脂肪酸利用下降，脂肪酸相对增多。

（2）甘油三酯合成过多。如大量饮酒可改变线粒体和滑面内质网的功能，促进α-磷酸甘油合成新的甘油三酯。

（3）脂蛋白、载脂蛋白减少。缺血、缺氧、中毒或营养不良时，肝细胞中脂蛋白、载脂蛋白合成减少，细胞输出脂肪受阻而堆积于细胞内。

此外，当患动脉粥样硬化或高脂血症时，某些非脂肪细胞如巨噬细胞和平滑肌细胞胞质中充有过量的胆固醇和胆固醇酯，可视为特殊类型的细胞内脂质蓄积，形态上表现为胞质泡沫状而非脂滴空泡。

（三）玻璃样变性

细胞内或间质中出现均质、半透明的玻璃样物质，称为玻璃样变性，又称透明变性（hyaline degeneration），该物质HE染色呈嗜伊红均质状，肉眼观呈灰白半透明状。此病变纯属形态学描述，是一组形态学上物理性状相似，但化学成分、发生机制各异的病变。根据病变部位，玻璃样变可分为以下几种。

1. 细胞内玻璃样变性

通常为细胞质内均质红染的圆形小体。例如，在原尿重吸收过程中，肾小管上皮细胞内的吞饮小泡，重吸收原尿中的蛋白质与溶酶体融合形成的玻璃样小滴；慢性炎症时，浆细胞胞质粗面内质网功能活跃，免疫球蛋白蓄积，形成鲁塞尔（Rusell）小体；酒精性肝病时，肝细胞胞质中的细胞中间丝前角蛋白变性，形成马洛里（Mallory）小体。

2. 纤维结缔组织玻璃样变性

在生理性和病理性情况下，纤维结缔组织长期增生后容易发生玻璃样变，为纤维组织老化的表现。其特点是胶原蛋白交联、变性、融合，胶原纤维增粗变宽，镜下表现为均匀红染的物质，周边存在少量血管和纤维细胞。肉眼呈灰白色，质韧、半透明（图1-9）。常见于萎缩的子宫肌壁和乳腺间质、瘢痕组织、动脉粥样硬化纤维斑块及机化的组织等部位。

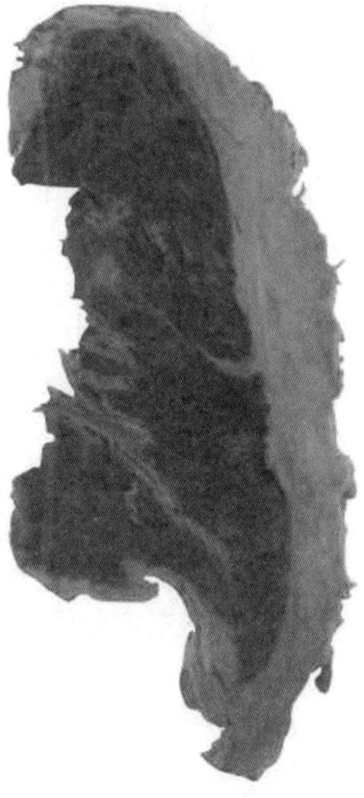

3. 血管壁玻璃样变性

常见于良性高血压和糖尿病患者的细小动脉，特别是肾、脑、脾等脏器的细动脉（图1-10）。因血浆蛋白质渗入和基底膜代谢物质沉积，细小动脉管壁增厚、变硬，管腔狭窄，血压升高，受累器官局部缺血。玻璃样变的细小动脉壁弹性减弱，脆性增加，易继发破裂和出血。

图1-9 纤维结缔组织的玻璃样变性

胸膜明显增厚，达1～2cm，灰白色，切面均质，半透明。

疾病基本病理变化

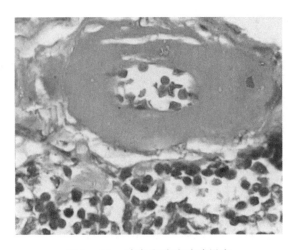

图 1-10 脾中央动脉玻璃样变
脾中央动脉管壁增厚，管腔相对狭小，动脉壁红染、均质。

（四）淀粉样变性

淀粉样变性（amyloid degeneration）是指细胞间质内出现淀粉样物质的异常沉积。淀粉样物质为结合糖胺聚糖的不同蛋白质，遇碘时被染成赤褐色，再加硫酸则呈蓝色，与淀粉遇碘时的反应相似，故称其为淀粉样物。淀粉样变性也是一类形态学和特殊染色相近，但化学结构和产生机制不同的病变。淀粉样变物质主要沉积于细胞间质、小血管基膜下或沿网状纤维支架分布，HE染色镜下为片状分布、均质红染物（图1-11）。刚果红染色为橘红色，在偏光显微镜下呈绿色双折光。

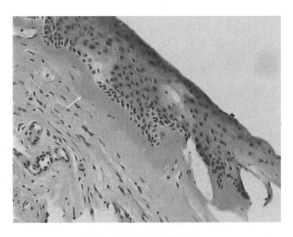

图 1-11 淀粉样变性
声带息肉时，黏膜下淀粉样物质沉积，片状分布，均质红染。

淀粉样变性可发生在局部，也可发生于全身。局部淀粉样变性发生于皮肤、结膜、舌、喉和肺等处，也可见于阿尔茨海默症的脑组织及霍奇金病、多发性骨髓瘤、甲状腺髓样癌等肿瘤的间质内。全身性淀粉样变可分为原发性和继发性两类：前者主要来源于血清 α-免疫球蛋白轻链，累及肝、肾、脾和心等多个器官；后者来源不明，主要成分为肝脏合成的非免疫球蛋白（淀粉样相关蛋白），见于老年人和结核病等慢性炎症及某些肿瘤的间质中。

（五）黏液样变性

细胞间质内糖胺聚糖（主要为透明质酸等）和蛋白质的蓄积，称为黏液样变性（mucoid degeneration），常见于软组织肿瘤的间质、动脉粥样硬化斑块、风湿病灶的纤维斑块、营养不良的骨髓和脂肪组织等。其镜下特点是，在疏松的间质内有多突起的星芒状纤维细胞，散于灰蓝色黏基质中。甲状腺功能低下时，透明质酸酶活性受抑，含有透明质酸的黏液样物质及水分在皮肤及皮下蓄积，形成特征性的黏液水肿（myxedema）。

（六）病理性色素沉着

有色物质（色素）积聚于细胞内外，称为病理性色素沉着（pathological pigmentation）。人体内有含铁血黄素、脂褐素、黑色素及胆红素等多种内源性色素；炭尘、煤尘和文身色素等外源性色素有时也会进入人体内。

1. 含铁血黄素

含铁血黄素（hemosiderin）是组织细胞吞噬、降解红细胞血红蛋白所产生的铁蛋白微粒聚集体，系Fe^{3+}与蛋白质结合而成。镜下呈金黄色或褐色颗粒，具有折光性，可被普鲁士蓝染成蓝色。含铁血黄素的存在，表明有红细胞的崩解或破坏、全身性或局限性含铁物质绝对或相对过剩。组织细胞破裂后，此色素亦可见于细胞外。生理情况下，肝、脾、淋巴结和骨髓内可有少量含铁血黄素形成。病理情况下，如陈旧性出血和溶血性疾病时，细胞组织中含铁血黄素会蓄积。

2. 脂褐素

脂褐素（lipofuscin）是细胞自噬溶酶体内未被消化的细胞器碎片残体，镜下为黄褐色微细颗粒状，其成分是磷脂和蛋白质的混合物。生理状态下，附睾管上皮细胞、睾丸间质细胞和神经节细胞胞质内可含有少量脂褐素。在老年人和营养耗竭性患者中，萎缩的心肌细胞及肝细胞胞质内出现大量脂褐素，是以往受到自由基脂质过氧化损伤的标志，故其又有消耗性色素之称。在萎缩的组织器官内，细胞内常常含有脂褐素。

3. 黑色素

黑色素（melanin）是黑色素细胞合成的一种黑褐色内源性色素，腺垂体分泌的促肾上腺皮质激素（adrenocorticotropic，ACTH）和促黑细胞刺激素（melanocyte stimulating hormone，MSH）能促进其合成。除黑色素细胞外，黑色素还可聚集于皮肤基底部的角质细胞及真皮的巨噬细胞内。患某些慢性炎症及色素痣、黑色素瘤、基底细胞癌时，黑色素可增多。肾上腺皮质功能低下的原发性慢性肾上腺皮质功能减退症（Addison disease）患者，可出现全身性皮肤、黏膜的黑色素沉着。

4. 胆红素

胆红素（bilirubin）是胆汁中的主要色素，大多为血液中衰老破裂的红细胞代谢后的产物，但不含铁，也可来源于一些含铁的酶类。此色素在胞质中呈粗糙、金黄色的颗粒状。血中胆红素增高时，患者可出现皮肤黏膜黄染，称为黄疸。

（七）病理性钙化

固态钙盐沉积在骨和牙齿之外的组织中，称为病理性钙化（pathological calcification），可见于细胞内及细胞外。病理性钙化是许多疾病常见的伴随病变，钙盐的主要成分是磷酸钙和碳酸钙，还会有铁、镁或其他矿物质。

1. 病理性化的类型

（1）营养不良性钙化。若钙盐沉积于坏死、血栓或异物中，称为营养不良性钙化（dystrophic calcification），此时体内钙磷代谢正常。常见于结核病、血栓、动脉粥样硬化斑块、心脏瓣膜病变、瘢痕组织及孕晚期胎盘组织等，可能与局部碱性磷酸酶增多有关。

(图1-12)

（2）转移性钙化。全身钙磷代谢失调（高血钙）致钙盐沉积于正常组织内，称为转移性钙化（metastatic calcification）。主要见于甲状旁腺功能亢进、维生素D摄入过多、肾衰及某些骨肿瘤，常发生在血管壁及肾、肺和胃的间质组织。

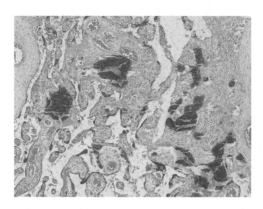

图1-12　胎盘组织营养不良性钙化

孕晚期，胎盘组织蜕变老化，继发营养不良性钙化，呈蓝紫色颗粒状。

2. 病理性钙化的病理变化

病理性钙化肉眼观呈灰白色细小颗粒或团块，触之有沙砾感或硬石感。在显微镜下，HE切片呈蓝色颗粒状至片块状，硝酸银染色则呈黑色。大片病理性钙化可导致组织和器官变形、硬化和功能障碍。

四、细胞死亡

当细胞受到严重损伤而出现致死性代谢、结构和功能障碍，便可引起细胞不可逆性损伤（irreversible injury），即细胞死亡。细胞死亡是涉及所有细胞的最重要的病理或生理变化，主要有两种类型：一是凋亡，二是坏死。凋亡主要见于细胞的生理性死亡，但也见于某些病理过程中，坏死则为细胞病理性死亡的主要形式，两者各自具有相对不同的发生机制、生理病理学意义、形态学特点和生化特点。

（一）坏死

坏死（necrosis）是活体内局部组织、细胞的病理性死亡，以酶溶性变化为特点。坏死可因致病因素较强直接导致，也可由可逆性损伤发展而来。坏死后的细胞和组织不仅代谢停止、功能丧失，而且可引起周围组织的炎症反应。因此，有无炎症反应可以用来鉴别坏死和死亡后自溶（后者无炎症反应）。坏死细胞的组织形态学改变，主要是由坏死细胞被自身的溶酶体酶消化（自溶）引起，也可由坏死引发炎症反应引起中性粒细胞渗出并释放溶酶体酶溶解（异溶）所致。中性粒细胞渗出可促进坏死的进一步发生和局部实质细胞溶解，因此，坏死常同时累及多个细胞。坏死组织颜色苍白、失去弹性、正常感觉和运动功能丧失、血管无搏动、切割无新鲜血液流出，临床上谓之失活组织，应予及时切除。

1. 坏死的基本病变

细胞坏死后明显的形态学改变需数小时后才可观察到，如心肌梗死最早的形态学证据要在梗死发生后 4~12 小时才出现。但在细胞坏死早期，细胞膜通透性增加，胞质中一些酶释放入血，使血中该酶水平升高。例如，肝细胞坏死时血液谷丙转氨酶和谷草转氨酶水平升高，胰腺坏死时血液淀粉酶升高等。

（1）细胞核的变化。细胞坏死的主要形态学改变在细胞核，主要有三种形式：①核固缩（pyknosis），即细胞核染色质 DNA 浓聚、皱缩，使核体积减小、嗜碱性增强、提示 DNA 转录合成停止。②核碎裂（karyorrhexis），即由于核染色质崩解和核膜破裂，细胞核发生碎裂，使核物质分散于胞质中；亦可由核固缩裂解成碎片而来。③核溶解（karyolysis），即非特异性 DNA 酶和蛋白酶被激活，分解核 DNA 和核蛋白，核染色质嗜碱性下降，死亡细胞核在 1~2 天内将会完全消失。核固缩、核碎裂、核溶解的发生不一定是循序渐进的过程，它们各自的形态特点和变化转归见图 1-13。不同病变及不同类型细胞死亡时，核的变化也有所区别。

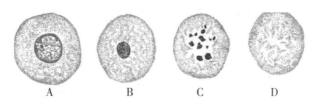

图 1-13　坏死时细胞核的变化
A. 正常细胞核，B. 核固缩，C. 核碎裂，D. 核溶解

（2）细胞质和细胞膜的变化。细胞死亡时，发生 RNA 丢失和蛋白质变性等改变，使胞质嗜酸性增强。坏死细胞的细胞膜出现崩解，细胞内容物溢出，可引起周围组织的炎症反应。

（3）间质的变化。间质对损伤因子的耐受性要大于实质细胞，所以早期间质可能没有明显改变。后期细胞外基质逐渐解聚，胶原纤维肿胀、液化，纤维性结构消失，与坏死实质细胞融合成为一片红染无结构物质。

2. 坏死的类型

由于构成各种组织的物质不同，坏死组织会出现不同的形态学变化，通常分为凝固性坏死、液化性坏死和纤维素样坏死三个基本类型。此外，还有干酪样坏死和坏疽等一些特殊类型的坏死。

（1）凝固性坏死。组织蛋白含量较高且蛋白质变性凝固，溶酶体酶水解作用较弱时，坏死区呈灰白或灰黄、干燥、质实状态（图 1-14），称为凝固性坏死（coagulative necrosis）。凝固性坏死多见于心、肝、肾和脾等实质器官，常因缺血缺氧、细菌毒素、化学腐蚀剂作用引起。此种坏死与周围组织的界限多较明显，镜下特点为细胞微细结构消失，而组织结构轮廓仍可保存（图 1-15），坏死区周围形成充血、出血等炎症反应带。组织结构基本轮廓可保持数天的原因，可能是坏死导致的持续性酸中毒，使坏死细胞的结构蛋白和酶蛋白变性，延缓了蛋白质的分解过程。

疾病基本病理变化

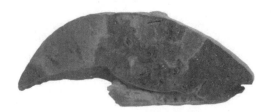

图 1-14 脾的凝固性坏死

脾切面可见灰白色的坏死灶，切面坏死灶略呈扇形、干燥，边界清楚。

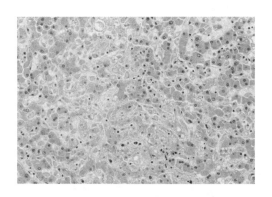

图 1-15 肝的凝固性坏死

坏死区肝细胞轮廓尚可辨认，但细胞微细结构消失。

（2）液化性坏死。由于坏死组织中可凝固的蛋白质少，或坏死细胞自身及浸润的中性粒细胞等释放大量水解酶，或组织富含水分和脂质，则细胞组织坏死后易发生溶解液化，称为液化性坏死（liquefactive necrosis）。见于缺血缺氧引起的脑软化（图 1-16）、细菌或某些真菌感染引起的脓肿，以及由细胞水肿发展而来的溶解性坏死（lytic necrosis）等。镜下特点为死亡细胞完全被消化，局部组织快速被溶解。

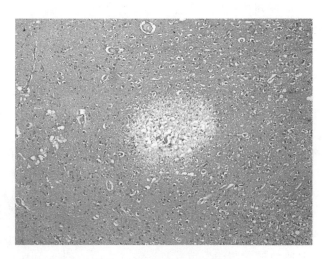

图 1-16 脑的液化性坏死

液化性坏死灶（软化灶）染色较周围组织淡。

脂肪组织坏死后表现为液化性。例如，急性胰腺炎时坏死的腺泡释放胰酶分解脂肪；乳房创伤时脂肪细胞破裂，可分别引起酶解性或创伤性脂肪坏死（fat necrosis）。脂肪坏死后，释放的脂肪酸和钙离子结合，形成肉眼可见的灰白色钙皂。

（3）纤维素样坏死（fibrinoid necrosis）。纤维素样坏死旧称纤维素样变性，是结缔组织及小血管壁常见的坏死形式。病变部位形成细丝状、颗粒状或小条块状无结构物质，由于其与纤维素染色性质相似，故名纤维素样坏死。见于某些变态反应性疾病，如风湿病、结节性多动脉炎、新月体性肾小球肾炎，以及急进型高血压和胃溃疡底部小血管等，其发生机制与抗原抗体复合物引发的胶原纤维肿胀崩解、结缔组织免疫球蛋白沉积或血浆纤维蛋白渗出变性有关。

（4）干酪样坏死。在发生结核病时，因病灶中含脂质较多，坏死区呈黄色，状似干酪，称为干酪样坏死。镜下为无结构颗粒状红染物，不见坏死部位原有组织结构的残影，甚至不见核碎屑，是坏死更为彻底的凝固性坏死特殊类型（图1-17）。由于坏死灶内含有抑制水解酶活性的物质，干酪样坏死物不易发生溶解也不易被吸收。干酪样坏死也偶见于某些梗死、肿瘤和结核样麻风等。

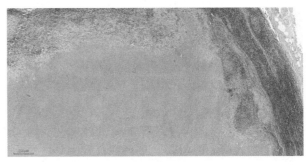

图1-17　淋巴结的干酪样坏死

病灶中心是干酪样坏死区，为一片模糊、细颗粒状、无结构的红染物。

（5）坏疽（gangrene）。坏疽是指局部组织大块坏死并继发腐败菌感染，兼有凝固性坏死和液化性坏死的特点。坏疽分为干性、湿性和气性三种类型，前两者多继发于局部血液循环障碍。在坏死类型上，干性坏疽多为凝固性坏死，而湿性坏疽可同时表现为凝固性坏死和液化性坏死。①干性坏疽（dry gangrene）：常见于四肢末端，由血栓闭塞性动脉炎、糖尿病、四肢动脉粥样硬化及冻伤等引起动脉阻塞但静脉回流通畅所致。因水分丧失较多，故坏死区干燥皱缩，呈黑色（系红细胞血红蛋白中Fe^{2+}和腐败组织中H_2S结合形成硫化铁的色泽），与正常组织界限清楚，腐败变化较轻（图1-18）。②湿性坏疽（moist gangrene）：多发生于与外界相通的内脏，如肺、肠、子宫、阑尾及胆囊等，也可发生于动脉阻塞及静脉回流受阻的肢体。因坏死区水分难以回流或吸收，坏死局部存留水分较多，利于腐败菌繁殖，故局部组织肿胀呈蓝绿色，且与周围正常组织界限不清。病变往往发展快，感染中毒症状明显。③气性坏疽（gas

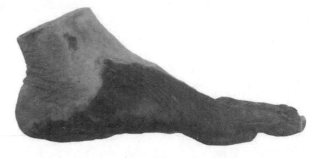

图1-18　足干性坏疽

干性坏疽累及脚趾，呈黑色、干枯，与周围组织边界清楚，为血栓闭塞性脉管炎引起的缺血性坏死，小趾已脱落缺失。

gangrene)：在湿性坏疽的基础上，若创伤深达肌肉，再合并产气荚膜杆菌等厌氧菌感染，产生大量气体，使坏死区按之有捻发感，称之为气性坏疽。

3. 坏死的结局

（1）溶解吸收。坏死灶较小时，坏死细胞内膜结构的破坏和钙离子浓度的增高使细胞质内的各种蛋白激酶活化，同时中性粒细胞释放水解酶，使坏死组织溶解液化，液体由淋巴管或血管吸收，碎片则由组织细胞吞噬清除。坏死液化范围较大时，可形成肉眼可见的囊腔，囊壁可见明显的炎症反应。

（2）分离排出。见于坏死灶较大，不易被完全溶解吸收的情况。由于周围的炎症反应，仅坏死灶边缘发生溶解吸收，使坏死组织与健康组织分离。例如，表皮黏膜的坏死物分离脱落，形成组织缺损。发生于皮肤、黏膜浅表的组织缺损称为糜烂（erosion），较深的组织缺损称为溃疡（ulcer）。组织坏死后形成的只开口于皮肤黏膜表面的深在性盲管称为窦道（sinus）。发生于内脏或体表的两端开口的通道样缺损，称为瘘管（fistula）。发生于肺、肾等内脏的坏死组织，液化后经支气管、输尿管等自然管道排出形成的空腔，称为空洞（cavity）。

（3）机化与包裹。新生肉芽组织长入并取代坏死组织、血栓、脓液、异物等的过程，称为机化（organization）；如坏死范围太大，难以完全被肉芽组织替代，只能将其包绕隔离，称为包裹（encapsulation）。机化和包裹的肉芽组织最终都可形成瘢痕组织。

（4）钙化。被包裹的坏死组织和细胞碎片未能被及时清除，逐渐脱水，钙盐和其他矿物质沉积，引起营养不良性钙化。

4. 坏死的后果

坏死对机体的影响主要取决于发生坏死的组织或器官的实质细胞的变化。如坏死细胞的生理功能越重要，坏死的后果就越严重，像心、脑组织的坏死后果严重；又如坏死组织的范围或坏死细胞的数量不同，后果不一样，像肝细胞点状坏死可无明显临床症状，但广泛的肝细胞坏死，可因肝功能衰竭而死亡。再者，发生坏死的组织的再生能力也是重要影响因素。例如，容易再生的表皮和黏膜细胞易于恢复原有的结构、功能，而神经细胞、心肌细胞等坏死后则无法再生，只能由周围的间质细胞取代；肺、肾等成对分布的器官，储备代偿能力较强，因此，局部坏死对机体影响早期不明显。

（二）程序性细胞死亡

凋亡（apoptosis）是活体组织器官内单个细胞的程序性细胞死亡（programmed cell death），是由体内外因素激活细胞内已存在的死亡程序而导致的细胞主动性死亡方式，在形态和生化分子特征上都有别于坏死（表1-1）。凋亡既可见于生理过程，又可见于病理状态。胚胎生物发生、发育、细胞成熟、新旧交替、老化、死亡的过程，与激素依赖性生理性退化、萎缩、炎症、自身免疫性疾病和肿瘤发生发展都密切相关。

细胞凋亡（apoptosis）一度被认为是程序性细胞死亡的唯一形式，近期的研究结果发现，主动的细胞死亡方式还包括程序性细胞坏死（necroptosis）与细胞焦亡（pyroptosis），区别于细胞凋亡，两者均可破坏细胞膜并引起炎症反应。

表1-1 细胞凋亡与坏死的比较

特征	凋亡	坏死
发生机制	基因调控的程序性细胞死亡，主动进行（自杀性）	意外死亡，被动进行（他杀性）
发生原因	生理性或轻微病理性刺激因子诱导发生，如生长因子的缺乏	病理性刺激因子诱导发生，如严重缺氧、感染、中毒等
死亡范围	多为散在的单个细胞	常为集聚的多个细胞
形态特征	细胞膜及细胞器膜完整，膜可发泡成芽，形成凋亡小体	细胞膜及细胞器膜溶解破裂，溶酶体酶释放使细胞自溶
生化特征	耗能的主动过程，依赖ATP，有新蛋白合成，凋亡早期DNA规律降解为180～200 bp片段，琼脂凝胶电泳呈特征性梯状带	不耗能的被动过程，不依赖ATP，无新蛋白合成，DNA降解不规律，片段大小不一，琼脂凝胶电泳通常不呈梯状带
周围反应	不引起周围组织炎症反应和修复再生，凋亡小体可被邻近实质细胞和巨噬细胞吞噬	引起周围组织炎症反应和修复再生

1. 程序性细胞死亡的形态学特征

（1）凋亡的形态学特征。凋亡过程中细胞膜和细胞器膜均保持完整，从而阻止了与其他细胞分子间的识别，不引发细胞质内酶的活化从而不会引起死亡细胞的自溶，更不会损伤周围的细胞和组织，因此，凋亡细胞周围无炎症反应，亦无周围细胞的增生修复。凋亡的形态学特征（图1-19）表现为：①整个细胞皱缩、胞质致密、强嗜酸性（嗜伊红增强）、凋亡细胞与周围的细胞间存在空隙。②染色质凝聚：核染色质浓集成致密团块（固缩）或集结排列于核膜内面（边集），之后胞核裂解成碎片（碎裂）。③凋

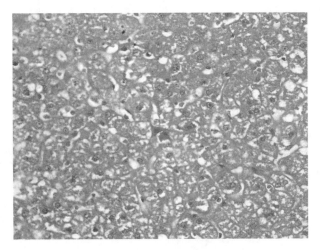

图1-19 肝细胞的凋亡
高倍镜下视野中央见单个肝细胞凋亡，与邻近细胞分离，胞质嗜酸性明显增强，细胞固缩。

亡小体形成：细胞膜内陷包绕核碎片，或含有核碎片的胞质向外生出芽突并脱落，形成含核碎片和（或）细胞器成分的膜包被小体，称为凋亡小体（apoptosis body），是细胞凋亡的重要形态学标志，脱落的或出芽的凋亡小体可被附近的组织细胞和周围具有吞噬功能的细胞吞噬、降解。

（2）程序性细胞坏死和细胞凋亡的形态学特征。起初，根据形态学特征来区分程序性

坏死和细胞凋亡是困难的，然而通过电子显微镜，以高分辨率实时观察细胞死亡的形态时发现，发生程序性细胞坏死的细胞会肿胀，甚至裂解；而发生细胞凋亡的细胞，肿胀程度轻微，并产生多个泡状突起，之后在细胞膜上形成孔隙，使细胞膜失去完整性。泡状突起与凋亡小体的大小相近，称为焦亡小体（pyroptotic body）。

2. 程序性细胞死亡的分子机制

凋亡过程的详细机制尚不完全清楚，但是已经确定该过程是含半胱氨酸的天冬氨酸蛋白酶在凋亡过程中不可逆有限水解底物的级联放大反应过程有关。凋亡分为信号传递、中央调控和结构改变三个阶段，前两者为起始阶段，后者为执行阶段。信号传递经由外源性（死亡受体启动）通路，与细胞表面 TNF-α 受体和相关蛋白 Fas（CD95）与 Fas 配体（Fas L）结合，将凋亡信号导入细胞。中央调控经由内源性（线粒体）通路，受到线粒体通透性改变和促凋亡分子如细胞色素 C 胞质释放的激活。结构改变阶段是在前两者的基础上，凋亡蛋白酶进一步激活酶促级联反应，出现凋亡小体等形态学改变。

程序性细胞坏死定义为由受体相互作用蛋白激酶 1 和蛋白激酶 3（receptor-interacting protein kinase-1/-3，RIP1/RIP3）介导的细胞死亡，使 RIP3 依赖性细胞死亡。细胞焦亡传统上定义为半胱天冬酶－1（caspase-1）介导的细胞死亡，但研究显示其他类型 caspase，如 caspase-11、caspase-4 和 caspase-5 均能够介导。无论 caspase-1 依赖性或 caspase-1 非依赖性通路，均导致 IL-1β 和 IL-18 的释放。

3. 程序性细胞死亡与疾病

凋亡不足或凋亡过度在肿瘤尤其是恶性肿瘤和自身免疫性疾病中发挥重要作用。辐射或化疗药物可引起细胞 DNA 的损伤，诱发 p53 蛋白的表达增加，从而使细胞停滞在 G1 期，以进行 DNA 修复。如 DNA 损伤不能被修复，则 p53 诱导细胞凋亡。如果 p53 基因突变或丢失不能诱导凋亡，DNA 损伤的细胞继续存活，则最终可发生恶性转化。T 细胞上的 FasL 结合到相同淋巴细胞或邻近淋巴细胞上的 Fas，这种结合就可以导致识别自身抗原的淋巴细胞的死亡。如 Fas 或 FasL 的基因突变，就可以导致人的自身免疫性疾病。

过度凋亡主要与神经变性性疾病、缺血性损伤和病毒感染性疾病有关。帕金森病、亨廷顿舞蹈症、阿尔茨海默症等神经变性性疾病均有大量神经细胞的凋亡，其可能的发生机制是蛋白折叠异常。内质网中的伴侣蛋白控制新合成的蛋白质的正常折叠，一些异常折叠的蛋白质一般通过泛素化途径、蛋白酶体降解。葡萄糖和氧的缺乏可以导致异常折叠蛋白的蓄积，导致细胞的损伤或凋亡。细胞毒性 T 细胞可以识别受感染宿主细胞表面的非己抗原，一旦细胞毒性 T 细胞活化，就可以分泌穿孔素（perforin）而引起细胞凋亡。

研究表明，程序性细胞坏死和细胞凋亡都可以对抗病毒感染。*Rip3* 基因敲除小鼠比野生型小鼠受单纯疱疹病毒－1（HSV-1）感染概率增加，受甲型流感病毒感染后死亡率也升高；而 *caspase-1* 基因敲除小鼠在受到甲型流感病毒（influenza A virus）感染时，肺部炎症反应剧烈，死亡率升高。细胞凋亡亦可能是一种有效的抗菌防御反应。在脓毒症期间，细胞凋亡可以防御细菌感染，降低组织损伤，然而过度的细胞凋亡却可能导致感染性休克。细胞凋亡在人类免疫缺陷病毒（human immunodeficiency virus，HIV）的感染中却显示出有害作用，由细胞凋亡导致的细胞死亡使 HIV-1 感染中的 $CD4^+$ T 细胞加速消耗，反而加快艾滋病的进展。

小结

细胞组织发生损伤后细胞可出现适应性改变、可逆性损伤（变性）和不可逆性损伤（细胞死亡）。

适应包括萎缩、肥大、增生和化生。病理情况下，萎缩可根据原因不同分为六种。肥大和增生都可以导致组织或器官体积的增大，且在某些组织可以同时发生，常见的化生有吸烟者呼吸道的纤毛柱状上皮被鳞状上皮所取代或 Barret 食管胃黏膜柱状上皮取代鳞状上皮以及胃黏膜上皮的肠上皮化生。化生本身是良性病变，但化生的过程为恶性转化提供了更大的可能。

变性包括细胞水肿、脂肪变性、玻璃样变性、黏液样变、淀粉样变性、病理性色素沉着和钙化七种类型，其中有些发生在细胞内，有些发生在细胞外，有些既可以发生在细胞内又可以发生在细胞外，一种疾病往往以某一种变性为主。

坏死是被动的细胞死亡，至少包括凝固性坏死、液化性坏死、纤维素样坏死。无论何种坏死都具有共同的形态学特征（核固缩、核碎裂、核溶解）。干酪样坏死和坏疽都是特殊的坏死形式。不同类型的坏死发生的原因不同、形态不同、转归不同。

程序性细胞死亡是主动的过程。近些年的研究发现，除凋亡外，还包括程序性细胞坏死和细胞焦亡。它们除了发生的分子机制不同之外，后两者有细胞质膜的损坏，引起局部的炎症反应。

（郑晶　周晓明　牛海艳）

疾病基本病理变化

单项选择题

1. 一种分化成熟的组织转化为另一种性质相似的成熟组织的过程称为_____。
   A. 机化　　　　　B. 钙化　　　　　C. 变性　　　　　D. 化生
   E. 再生

2. 肾盂积水引起的肾实质萎缩主要是_____。
   A. 失用性萎缩　　　　　　　　　　B. 营养不良性萎缩
   C. 压迫性萎缩　　　　　　　　　　D. 神经性萎缩
   E. 老化性萎缩

3. 关于肥大,哪一项是错误的?_____。
   A. 细胞、组织和器官的体积增大
   B. 肥大的组织细胞具有代偿功能
   C. 实质细胞肥大,间质萎缩
   D. 心脏的肥大不伴有细胞增生
   E. 乳腺发育既属生理性肥大也是内分泌性肥大

4. 慢性消耗性疾病时,首先发生萎缩的组织是_____。
   A. 心肌　　　　　B. 骨骼肌　　　　C. 神经组织　　　D. 脂肪组织
   E. 结缔组织

5. 关于增生,下列哪一项是错误的?_____。
   A. 实质细胞的数目增多,伴随体积增大
   B. 生理和病理情况下均可增生
   C. 过度增生的细胞有可能演变为肿瘤性增生
   D. 增生与激素和生长因子的作用有关
   E. 增生的细胞不受机体调控,病因祛除后,仍继续增生

6. 细胞内出现下列哪种色素提示细胞萎缩_____。
   A. 胆红素　　　　B. 胆绿素　　　　C. 脂褐素　　　　D. 黑色素
   E. 含铁血黄素

7. 细胞水肿通常是由下列哪种细胞器受损所致?_____。
   A. 核糖体　　　　B. 线粒体　　　　C. 高尔基体　　　D. 内质网
   E. 溶酶体

8. 细胞水肿的镜下病理变化特点为_____。
   A. 细胞肿大,胞质内有大量粉红颗粒
   B. 细胞肿大,胞质内有大量空泡
   C. 细胞肿大,核内有大量粉红颗粒
   D. 胞核肿大,核内有大量粉红颗粒
   E. 胞核肿大,胞质内有大量空泡

9. 引起细胞脂肪变性的主要原因不包括_____。
   A. 外伤　　　　　B. 感染　　　　　C. 中毒　　　　　D. 缺氧

E. 营养障碍
10. "虎斑心"是心肌细胞发生的哪一种病变？_____。
   A. 水样变性　　　　　　　　　B. 心肌脂肪浸润
   C. 淀粉样变性　　　　　　　　D. 脂肪变性
   E. 黏液样变性
11. 脂肪变性多见于_____。
   A. 脂肪细胞　　B. 神经组织　　C. 纤维结缔组织　　D. 肝细胞
   E. 肾小管上皮细胞
12. 关于玻璃样变性，下述哪一项是错误的？_____。
   A. 可发生于结缔组织　　　　　B. 可发生于血管壁
   C. 可发生于浆细胞　　　　　　D. 可发生于肝细胞
   E. 可发生于巨噬细胞
13. Russell 小体实质是_____。
   A. 肝细胞内玻璃样变性
   B. 肾小管上皮细胞内玻璃样变性
   C. 浆细胞内的免疫球蛋白形成的小体
   D. 肝细胞凋亡
   E. 肾小管上皮细胞凋亡
14. 诊断淀粉样变性的特殊染色方法是_____。
   A. 铁酸染色　　B. PAS 染色　　C. 刚果红染色　　D. 苏丹Ⅲ染色
   E. 普鲁士蓝染色
15. 脂褐素的本质是_____。
   A. 中性脂肪代谢产物　　　　　B. 固醇类的代谢产物
   C. 心肌细胞合成的色素　　　　D. 红细胞崩解后形成的色素
   E. 细胞器碎片残体
16. 组织中沉积的钙盐在 HE 染色时，下列哪项描述是正确的？_____。
   A. 红色颗粒状　　　　　　　　B. 黑褐色颗粒状
   C. 蓝色粗颗粒状　　　　　　　D. 金黄色颗粒状
   E. 灰白色颗粒状
17. 细胞坏死的主要形态学标志是_____。
   A. 核固缩、核膜破裂、胞浆浓缩
   B. 核溶解、胞浆溶解、胞膜皱缩
   C. 核碎裂、胞浆浓缩、细胞膜破裂
   D. 核溶解、胞浆浓缩、细胞膜破裂
   E. 核固缩、核碎裂、核溶解
18. 坏死对机体的影响与下列哪项无关？_____。
   A. 坏死细胞的生理重要性　　　B. 坏死细胞的数量
   C. 坏死细胞所在器官的再生能力　D. 发生坏死器官的贮备代偿能力

E. 坏死灶周围发生急性炎症反应

19. 凝固性坏死好发于下列哪种器官的是？_____。
    A. 心　　　　B. 肝　　　　C. 脾　　　　D. 肠
    E. 肾

20. 关于液化性坏死，下列哪一项是错误的？_____。
    A. 坏死组织酶性崩解而变为液态
    B. 可发生于胰腺
    C. 往往是含蛋白多、脂质少的组织
    D. 脓肿属于液化性坏死
    E. 细胞水肿发展的溶解坏死属于液化性坏死

21. 液化性坏死易发生于下列哪种器官？_____。
    A. 心　　　　B. 肝　　　　C. 肾　　　　D. 脑
    E. 脾

22. 纤维素坏死常发生于_____。
    A. 脂肪组织、血管壁　　　　B. 结缔组织、骨组织
    C. 肌肉组织、神经组织　　　D. 上皮组织、结缔组织
    E. 结缔组织、血管壁

23. 急性胰腺炎时，因脂肪坏死而致大量脂肪酸形成，常继发_____。
    A. 凝固性坏死　　B. 干酪样坏死　　C. 坏疽　　D. 钙皂形成
    E. 纤维素样坏死

24. 干性坏疽好发于_____。
    A. 肺　　　　B. 胆囊　　　　C. 子宫　　　　D. 阑尾
    E. 四肢末端

25. 下列哪一项不符合湿性坏疽？_____。
    A. 常有全身中毒症状
    B. 具有恶臭味
    C. 坏死组织与周围组织之间分界不清
    D. 动脉阻塞，静脉回流通畅
    E. 常发生于肺、肠、子宫

26. 气性坏疽是湿性坏疽的一种特殊形式，主要是合并感染_____。
    A. 结核杆菌　　　　　　　　B. 产气荚膜杆菌
    C. 金黄色葡萄球菌　　　　　D. 链球菌
    E. 大肠杆菌

27. 肠扭转可致肠管发生_____。
    A. 干性坏疽　　B. 湿性坏疽　　C. 气性坏疽　　D. 纤维素样坏死
    E. 凝固性坏死

28. 干酪样坏死的特点中，下述哪一项不正确？_____。
    A. 是结核病的一种特征性病变

B. 原有结构彻底消失
C. 坏死灶中不见核碎屑
D. 肉眼观呈黄色，奶酪状
E. 坏死细胞蛋白质易发生溶解液化

29. 肾结核时，坏死组织经自然管道排出后可形成_____。

A. 糜烂　　　B. 窦道　　　C. 瘘管　　　D. 空洞

E. 溃疡

30. 细胞凋亡的过程中，下列哪一项不正确？_____。

A. 细胞凋亡又称为程序性细胞死亡
B. 凋亡细胞周围常有中性粒细胞浸润
C. 凋亡细胞的质膜不破裂
D. 凋亡细胞不发生自溶
E. 凋亡细胞胞浆芽突脱落，形成凋亡小体

参考答案

1–5　DCCDE　　　6–10　CBAAD
11–15　DECCE　　16–20　CEECC
21–25　DEDED　　26–30　BBEDB

（周晓明）

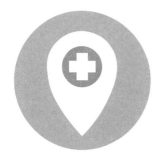

第二章 炎 症

疾病基本病理变化

炎症（inflammation）是常见的基本病理过程之一。各种外源性或内源性损伤因子作用于机体，均可引起机体的细胞、组织、器官发生各种损伤性变化，这将触发机体的局部和全身发生一系列复杂的抗损伤反应。凡是可引起组织损伤的因素均可引起炎症。炎症以局限和消灭损伤因子，清除、吸收坏死组织和细胞，修复损伤、恢复器官功能为主要目的。因此，炎症的本质是机体的一种防御性反应。炎症包括损伤、抗损伤和修复的复杂过程，有利于机体抵抗各种致病因子的侵害，控制感染，但在一定情况下炎症也可对机体造成不同程度的危害。

第一节 炎症的概述

一、炎症的概念

炎症是具有血管系统的活体组织面对损伤因子时所发生的以复杂防御反应为主的基本病理过程。单细胞生物、低等多细胞生物对局部损伤因子也可发生反应，主要为吞噬反应，吞噬损伤因子后通过细胞或细胞器肥大来中和有害刺激物，这些反应没有血管变化，不能称之为炎症。只有当生物进化到具有血管系统时，才能发生以血管反应为主要特征，同时又保留上述吞噬和清除等现象的复杂而完善的炎症过程。因此，血管反应是炎症过程的中心环节。

机体受到损伤后，炎症反应开始进行，主要有如下步骤（图2-1）：①损伤周围的前哨细胞（如巨噬细胞）识别损伤因子和坏死组织，进而产生炎症介质；②炎症介质进一步通过一系列血管反应，包括白细胞的渗出和激活、液体渗出，进而稀释、中和、清除有害物质；③机体通过实质或间质细胞的增生修复受损组织，从而尽可能恢复组织的正常结构和功能。因此，通常炎症对机体是有益的。

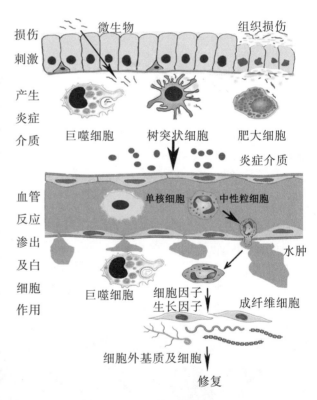

图2-1 炎症反应多步骤过程示意

但在某些情况下，炎症的一些抗损伤反应因素可能有潜在危害，会造成器官的功能障碍。例如，急性喉头水肿，可影响患者的呼吸甚至引起窒息；脑膜炎时，液体的渗出产生颅内高压。慢性炎症将导致组织、器官在漫长的损伤修复过程中结构、功能被改变。了解炎症的两面性，对于正确认识炎症的本质和特征具有重要的意义。

二、炎症的原因

凡是能引起组织和细胞损伤的因素都能引起炎症，这些因素均称为致炎因子（inflammatory agent），其种类繁多，可归纳为以下六类。

（1）生物性因子。生物性因子是引起炎症最常见的原因，包括细菌、病毒、真菌、立克次体、螺旋体、原虫和寄生虫等。由生物因子引起的炎症反应又称为感染（infection）。微生物感染通过多种方式引起组织损伤，如病毒复制，细菌释放内毒素或外毒素及某些酶，引发组织损伤；细菌和病毒也可通过其抗原性诱发免疫反应导致炎症。

（2）物理性因子。高温、低温、紫外线、放射线、机械性创伤和电流刺激等物理性因子都可造成组织损伤。电击、高温可使蛋白变性，造成烧伤，电击还可引起局部神经组织的功能紊乱；低温可使局部组织的血管收缩、血流停滞，导致细胞缺血性损伤；机械损伤主要是直接破坏细胞、组织的完整性和连续性，导致组织断裂或细胞破裂；电离辐射直接或间接引起生物大分子 DNA 损伤，导致细胞损伤和功能障碍。

（3）化学性因子。化学性因子包括外源性和内源性化学物质。外源性化学物质如强酸、强碱、强氧化剂以及芥子气等能迅速引起组织坏死；四氯化碳、砷化物、有机磷农药、氰化物和汞化物等均能与细胞内不同的酶或其他功能蛋白结合，影响细胞功能，进而引起多器官组织损伤。某些药物使用不当也可引起组织损伤。内源性化学物质有坏死组织的分解产物以及在某些病理条件下堆积于体内的代谢产物（如尿素）。

（4）坏死组织。任何原因，如缺血、缺氧及强酸、强碱，所发生的坏死组织均为潜在的致炎因子。坏死组织可释放各种致炎因子，引起周围活组织的炎症反应。如在新鲜梗死灶的边缘可见到充血出血带及炎症细胞浸润。

（5）变态反应。机体免疫反应状态异常可引起不适当或过度的免疫反应，造成组织损伤，形成炎症（如结缔组织变态反应性疾病以及自身免疫性疾病）。免疫反应所造成的组织损伤最常见于各种类型的超敏反应：Ⅰ型变态反应如过敏性鼻炎、荨麻疹；Ⅱ型变态反应如抗基底膜性肾小球肾炎；Ⅲ型变态反应如免疫复合物沉着所致的肾小球肾炎；Ⅳ型变态反应如结核、伤寒等；此外，还有许多自身免疫性疾病如淋巴细胞性甲状腺炎、溃疡性结肠炎、红斑狼疮等。器官移植中的排斥反应造成的组织损伤也是免疫反应引起的。

（6）异物。异物包括手术缝线、假体、虫卵、尘埃颗粒、各种物质碎片等，可引起不同程度的炎症反应。

损伤因子作用于机体是否引起炎症，以及炎症反应的性质与强弱不仅与损伤因子有关，还与机体对致炎因子的敏感性有关。因此，认识炎症反应的发生和发展应综合考虑致炎因子和机体两方面的因素。

三、炎症的基本病理变化

炎症的基本病理变化包括局部组织的变质、渗出和增生。在炎症过程中，这些病理变化可同时存在，相互联系，但基本上是按照一定的先后顺序发生的。一般情况下，急性炎症或炎症的早期，以变质和渗出为主；慢性炎症或炎症的后期，以增生为主。通常，变质是一种损伤性过程,而渗出和增生则体现为抗损伤和修复过程。

(一) 变质

炎症局部组织所发生的变性和坏死统称为变质(alteration)。变质既可发生在实质细胞,也可见于间质细胞。实质细胞变质常出现的变化包括细胞水肿、脂肪变性、凝固性坏死或液化性坏死等,间质成分出现黏液样变性和纤维素样坏死等。变质可以由致炎因子的直接作用导致,也可由炎症过程中所发生的局部血液循环障碍和炎症反应产物如氧自由基等炎症介质的间接作用引起,因此,变质的程度取决于致炎因子和炎症反应两个方面。变质是组织和细胞的损伤过程,对机体是不利的。但由于坏死组织局部分解代谢增强,局部出现酸中毒、组织渗透压增高等改变,限制了病原微生物的生长,也为炎症渗出提供了条件。

(二) 渗出

炎症局部组织血管内的液体、纤维蛋白原等蛋白质和各种细胞成分通过血管壁进入组织间隙、体腔、黏膜表面和体表的过程称为渗出(exudation)。所渗出的细胞和液体总称为渗出物或渗出液(exudate)。

炎症渗出所形成的渗出液要与单纯血液循环障碍所形成的漏出液(transudate)相鉴别。渗出液的产生是由机体主动调节而致血管通透性增高、白细胞游出所引起的,其蛋白质含量较高、细胞多、比重大,外观常浑浊,李凡他(Rivalta)试验阳性,静置一段时间后易发生自凝固。漏出液是血浆超滤的结果,与渗出液有较大差别,在临床工作中常需进行鉴别(表2-1)。液体聚集于组织间隙称为组织水肿;聚集于浆膜腔或体腔内则称为积液。

表2-1 渗出液与漏出液的鉴别

原因	渗出液	漏出液
	炎症	非炎症
蛋白量	30 g/L 以上	30 g/L 以下
比重	1.018 以上	1.018 以下
细胞数	$> 500 \times 10^6/L$	$< 100 \times 10^6/L$
Rivalta试验	阳性	阴性
凝固性	能自凝	不能自凝
透明度	通常浑浊	通常澄清

渗出性变化是炎症的重要标志,也是体现防御的主要反应。渗出的成分在局部具有重要的防御作用:①渗出液可以稀释、中和毒素,减轻毒素对局部组织的损伤作用;②渗出液可为局部组织带来营养物质并运走代谢产物;③渗出的白细胞可以吞噬坏死组织,清除消灭致病因子;④渗出物中所含的抗体和补体有利于消灭病原体;⑤渗出物中的纤维素交织成网,可限制病原微生物的扩散,炎症后期的纤维素网架可成为修复的支架,有利于成纤维细胞产生胶原纤维;⑥渗出物中的病原微生物和毒素随淋巴液回流到局部淋巴结,刺

激机体细胞免疫和体液免疫的产生。

然而,渗出液过多则对机体产生不利影响。例如,肺泡内大量渗出液可影响肺的换气功能;关节腔内炎性积液影响关节的运动;炎性渗出是颅内高压的常见原因,严重时可压迫心血管、呼吸中枢,导致死亡。渗出物中的纤维素吸收不良可发生机化,如引起肺肉质变、浆膜腔粘连等。

(三) 增生

在致炎因子的作用下,在相应生长因子的刺激下,炎症局部的实质细胞和间质细胞可发生增生(hyperplasia proliferation)。实质细胞的增生如皮肤外伤后表皮细胞的增生;间质细胞的增生包括巨噬细胞、内皮细胞及成纤维细胞的增生。炎性增生具有限制炎症扩散和修复作用,但在某些情况下,过度增生也会引起器官功能障碍,如鼻腔炎性息肉引起鼻塞。

四、炎症的局部表现和全身反应

(一) 炎症的局部表现

炎症常表现为红、肿、热、痛和功能障碍,以体表炎症最为明显。局部发红是由血管扩张、炎性充血所致;肿胀是由炎性渗出所致;发热是由动脉性充血、血流加速及代谢增强所致;疼痛是由渗出液压迫、损伤因子及炎症介质(如前列腺素、5-羟色胺、缓激肽等)刺激局部神经末梢所致。疏松组织发炎时渗出物可扩散,局部疼痛相对较轻,而牙髓和骨膜的炎症渗出物聚集明显,往往引起剧痛。此外,发炎的器官肿大,使富含感觉神经末梢的被膜张力增加,神经末梢受牵拉而引起疼痛,如肝炎时肝肿大导致的肝区疼痛。引起局部器官功能障碍的原因很多,如实质细胞变性、坏死,炎性渗出物的阻塞、压迫,疼痛等引起功能活动受限等。

(二) 炎症的全身反应

全身动员以应对局部损伤是具有血管的生物抗损伤的特点。其全身反应的强弱视炎症的轻重而不同。比较严重的炎性疾病,特别是病原微生物在体内蔓延扩散时,常出现明显的全身性反应,如发热、末梢血白细胞数量的改变、急性炎症反应蛋白增加、心率加快等。

发热是炎症最重要的全身反应之一。病原微生物感染常常引起发热。引起发热的化学物质称致热原(pyrogen)。致热原可分为外源性和内源性两类。外源性致热原有G^-杆菌释放的内毒素及病毒、立克次体和疟原虫等产生的致热原。内源性致热原是中性粒细胞、单核巨噬细胞及嗜酸性粒细胞所释放的产物,包括白细胞介素(interleukin, IL) IL-1、IL-6、肿瘤坏死因子(tumor necrosis factor, TNF)和干扰素(interferon)等。内源性致热源作用于下丘脑的体温调节中枢,通过提高局部环氧合酶水平,促进花生四烯酸转变为前列腺素E而引起发热。外源性致热原不直接作用于下丘脑的体温调节中枢,而是通过激活白细胞释放内源性致热原而引起发热。

一定程度的体温升高,能使机体代谢增强,促进抗体的形成,增强吞噬细胞的吞噬功能和肝脏的屏障解毒功能,从而提高机体的防御功能。但发热超过了一定程度或长期发热,可影响机体的代谢过程,引起多系统特别是中枢神经系统的功能紊乱。如果炎症病变十分严重,体温反而不升高,说明机体反应性差,抵抗力低下,是预后不良的征兆。

在出现急性炎症,尤其是细菌感染所致的急性炎症时,末梢血白细胞计数可明显升高。这主要是由于 IL-1 和 TNF 等刺激骨髓中白细胞储存库释放加速。白细胞数的增多也是机体防御机能的一种表现,炎症时白细胞计数可达($1.5 \sim 2$)$\times 10^{10}$/L,如果达($4 \sim 10$)$\times 10^9$/L,则称为类白血病反应。在严重感染时,外周血液中常常出现幼稚的杆状核中性粒细胞比例增加的现象,称为"核左移",这反映了病人对感染的抵抗力较强和感染程度较重。大多数细菌感染引起中性粒细胞增加;一些病毒感染选择性地引起淋巴细胞比例增加,如传染性单核细胞增多症、流行性腮腺炎、风疹等;寄生虫感染、过敏反应及支气管哮喘时,血中嗜酸性粒细胞计数增加。在某些炎症性疾病过程中,如伤寒、病毒性疾病(如流感、病毒性肝炎和传染性非典型肺炎)、立克次体感染及某些自身免疫性疾病(如系统性红斑狼疮)等,末梢血中白细胞往往不增加,有时反而减少。

在感染、创伤、炎症等各种损伤性应激原作用下,短期内血浆中含量变化的蛋白称为急性期反应蛋白。C反应蛋白是最常见的急性期反应蛋白,其次有纤维蛋白原、血清淀粉样蛋白A等,主要由肝脏合成,炎症急性期时,其浓度可呈现数百倍增加。IL-1、TNF可促进血清淀粉样蛋白A的合成,其与细菌细胞壁结合,作为调理素而固定补体。IL-6可刺激C反应蛋白和纤维蛋白原的合成,纤维蛋白原的增高促进红细胞凝集,使血沉加快。

严重的全身感染,特别是败血症时,可引起全身血管的扩张、血浆外渗、有效血循环量的减少和心脏功能下降而出现的休克;而如有凝血系统的激活则引起弥散性血管内凝血(DIC)。

五、炎症的分类

根据不同的观察指标,炎症有如下五种分类方法。

(1)根据炎症累及的组织器官进行分类。通常在病变器官及具体受累部位后面加"炎"字,如心肌炎、肝炎、肾小球肾炎。

(2)根据炎症的病变程度进行分类。分为轻度炎症、中度炎症、重度炎症。如重型肝炎。

(3)根据引起炎症的原因进行分类。根据是否病原微生物感染所致,分为感染性炎症(由病原微生物所引起的炎症)和非感染性炎症(由放射、创伤等非生物性因素所引起的炎症)。感染性炎症又可以根据致炎病原微生物,分为细菌性炎症、病毒性炎症、支原体性炎症等,还可以进一步细分为哪一种细菌、病毒感染。

(4)根据炎症的基本病变性质进行分类。任何炎症都会出现三种基本病变,但往往以一种病变为主,因此可分为变质性炎、渗出性炎、增生性炎。渗出性炎还可以根据其渗出物的主要成分和病变特点,进一步分为浆液性炎、纤维素性炎、化脓性炎、出血性炎,具体参考本章第二节。

(5)根据炎症持续的时间进行分类。分为急性炎症、慢性炎症。急性炎症反应迅速,持续时间短,常为几天,一般不超过1个月,通常以渗出性病变为主。有些急性炎症呈爆发经过,持续几小时至数天,常以变质和渗出性变化为主,称为超急性反应。慢性炎症持续时间较长,数月到数年,以增生性病变为主。某些炎症的临床经过介于急性炎症和慢性炎症之间，病程为1个月到几个月，称为亚急性炎症。

对炎症进行分类的目的是更好地指导对炎症性疾病的治疗，以及做好预防工作。临床医生一般会采用两到三个维度来综合判断、命名炎症，如急性乙型（病毒性）肝炎、急性蜂窝织炎性阑尾炎、慢性支气管炎、病毒性心肌炎等。炎症分类越清晰，治疗方案制定越准确。最理想的情况是明确炎症原因，并知晓该致炎因素所致病变性质，医生才能有的放矢地对患者进行治疗。但在临床实践中，对最常见的生物性致炎因素的检测需要一段时间，在此之前，医生必须根据其他分类指标对疾病做一个基本判断，先期给予治疗。

第二节　急性炎症

急性炎症是机体对致炎因子的刺激所发生的迅速反应，主要特点是以血管反应为中心的渗出性变化。通过一系列血管反应，血管内的液体、白细胞和抗体等得以透过血管壁进入炎症反应部位，稀释并中和毒素，消灭病原体，为炎症修复创造良好的条件。炎症介质在其中发挥着重要作用。

一、急性炎症过程中的血管反应

急性炎症过程中的血管反应包括：① 血流动力学变化，引起血流状态的改变及血流量增加；② 血管通透性增高，血浆成分及白细胞渗出到血管外。

（一）血流动力学改变

急性炎症过程中，受损组织很快发生血流动力学改变，其血流动力学变化的速率取决于组织损伤的严重程度，改变按以下顺序发生（图2-2）。

1. 细动脉短暂收缩

细动脉短暂收缩在损伤后立即出现，机体通过神经调节或产生各种炎症介质，作用于局部血管，产生细动脉短暂痉挛，持续几秒钟。

2. 血管扩张和血流加速

首先是细动脉在短暂痉挛之后扩张，然后动脉端毛细血管括约肌舒张，毛细血管床开放，血流加快，血量增加，代谢增强，导致局部动脉性充血。此时炎症区组织代谢增强，温度升高，呈鲜红色，此为炎症局部发热、发红的原因。血管扩张的机制与神经和体液因素有关，神经因素及轴突反射发挥一定作用，而以组胺、NO、缓激肽、前列腺素等化学介质为主的体液因素则起着更为重要的作用。作用持续时间不等。

3. 血流速度减慢

静脉端毛细血管和小静脉也随之发生扩张，血流逐渐减慢，导致静脉性充血。随着充

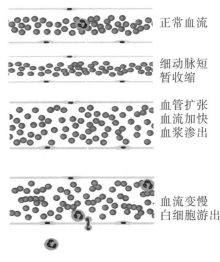

图2-2　血流动力学变化过程示意

血的发展，小静脉和毛细血管的通透性增高，导致血浆渗出、血液浓缩、血管内红细胞聚集、血液黏稠度增加、血流阻力增高、血液回流受阻，甚至发生血流淤滞（stasis），使局部组织的毛细血管和小静脉内流体静压上升。此时血流缓慢，血细胞轴流变宽，白细胞得以向管壁靠近，为白细胞的黏附创造了有利条件。

急性炎症过程中血流动力学改变的速度取决于致炎因子的种类和刺激的严重程度。如果是极轻度刺激，所引起的血流加快仅持续10～15分钟，然后逐渐恢复正常；轻度刺激下，血流加快可持续几小时，随后血流速度减慢，甚至发生血流停滞；较重刺激下，可在15～30分钟内出现血流停滞；而严重损伤常仅需几分钟就可发生血流停滞。此外，在炎症灶的不同部位，血流动力学改变是不同的，例如，烧伤病灶的中心已发生了血流停滞，但病灶周边部血管可能仍处于扩张状态。

（二）血管通透性增加

血管通透性升高是导致炎症局部液体和蛋白质渗出的最重要原因。正常的液体交换和血管通透性的维持主要依赖结构完整、功能正常的血管内皮细胞，炎症时血管通透性升高主要与血管内皮细胞的如下改变有关（图2-3）。

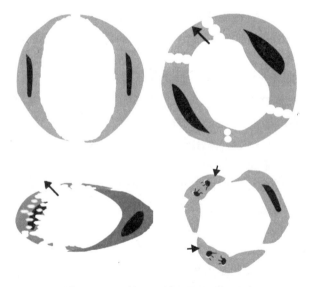

图2-3 血管通透性增加因素示意

1. 小静脉内皮细胞收缩

这是血管通透性升高最常见的发生机制。组胺、缓激肽、白细胞三烯、P物质等炎症介质可诱发此反应。这些介质与内皮细胞受体结合后，内皮细胞立即收缩，导致内皮细胞间形成0.5～1.0 μm的缝隙。由于这些炎症介质半衰期短，所以这一过程持续时间较短（仅15～30分钟），而且是可逆的，故可称为速发短暂反应（immediate transient response）。此反应仅累及20～60 mm管径的毛细血管后小静脉，毛细血管和小动脉一般不受累，其原因可能与内皮细胞表面不同的介质受体密度有关。抗组胺药物可抑制该反应。

细胞骨架的结构重组（structure reorganization of the cytoskeleton）也可以使内皮细胞收

缩，故也是导致内皮细胞间隙形成的一个重要原因。其发生主要与细胞因子类化学介质（如 IL-1、TNF、γ-IFN 等）及内皮细胞缺氧等原因有关。相对而言，这一反应发生的时间较晚（4～6 小时），但可持续较长时间（24 小时以上），故可称为迟发持续反应（delayed prolonged response）。此反应仅累及毛细血管和小静脉。

2. 内皮细胞穿胞作用增强

在内皮细胞之间的连接处附近的胞质内，存在着由相互连接的囊泡所构成的囊泡体，这些囊泡体形成穿胞通道（transtocytoplasmic channel）。通过穿胞通道，富含蛋白质的液体穿越内皮细胞、溢出血管，此现象称为穿胞作用（transcytosis）。某些因子，如血管内皮细胞生长因子（vascular endothelial growth factor，VEGF），可以增加这种细胞器的数量和大小，从而引起血管通透性增加。另外，组胺、白细胞三烯和 P 物质等许多炎症介质也可通过此途径增加血管通透性。内皮细胞受到损伤刺激后，这种穿胞作用增强，表现为内皮细胞穿胞通道数量增加和囊泡口径增大。

3. 内皮细胞的损伤

烧伤、化脓菌感染等严重刺激可直接造成内皮细胞损伤，引起内皮细胞坏死和脱落，导致血管通透性迅速增加，并持续几个小时到几天，直至受损血管内形成血栓或受损血管内皮细胞再生修复为止。此过程被称为速发持续反应（immediate-sustained response）。紫外线、X 射线等轻至中度刺激引起的内皮细胞损伤发生相对较晚，在损伤后 2～12 小时发生，但也可以持续数小时到数天。小动脉、毛细血管和小静脉等各级微循环血管均可受累。

白细胞也可间接介导引起内皮细胞损伤。在炎症早期，白细胞附壁，黏附于内皮细胞上，引起白细胞的激活，从而释放毒性氧代谢产物和蛋白酶，引起内皮细胞的损伤和脱落，使血管通透性增加。这种损伤主要发生在小静脉和肺、肾等脏器的毛细血管。

4. 新生毛细血管的高通透性

在组织修复时，内皮细胞增生常以出芽方式形成新生毛细血管，这种新生的小血管芽内皮细胞间连接不紧密，基底膜尚未发育完全，且具有较多的化学介质受体，故具有高通透性。

在某一损伤刺激下，上述引起血管通透性增加的不同机制可同时或先后起作用。此外，炎症的最早阶段，由于血管扩张、血流速度加快、血流量加大，导致血管内流体静力压增高。随着血管壁通透性升高，产生血浆超滤现象。富含蛋白质的液体从血管内到血管外，血浆的胶体渗透压下降，而组织内胶体渗透压升高。血管内流体静力压升高和组织内胶体渗透压的升高，促使水分由血管内向组织内转移。

二、急性炎症过程中的白细胞反应

炎症反应过程中，白细胞在局部发挥作用并经历了一系列复杂、连续的主动过程，主要包括：① 白细胞渗出，聚集于炎症病灶内；② 白细胞激活，在病灶局部发挥吞噬和免疫等作用，清除坏死组织及致炎物质；③ 白细胞介导的组织损伤作用。

（一）白细胞渗出

白细胞通过血管壁游出到血管外的过程称为白细胞渗出（leucocyte extravasation），渗出的白细胞也称为炎细胞。炎症反应最重要的功能是将白细胞输送到炎症病灶，白细胞的渗出构成炎症反应的主要防御环节，是炎症反应最重要的特征。白细胞的渗出过程是极为复杂的连续过程，包括白细胞边集、滚动，黏附于内皮细胞，以阿米巴运动方式游出血管外，随之在趋化因子作用下聚集于炎症病灶内，发挥吞噬、免疫等作用（图2-4）。

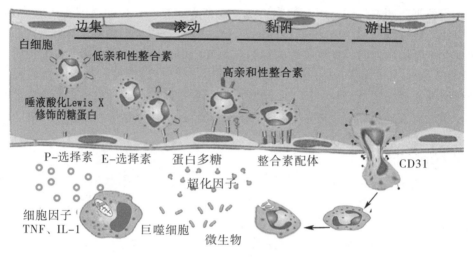

图2-4　白细胞渗出过程示意

1. 白细胞边集、滚动、黏附

随着血流变缓和液体渗出的发生，毛细血管后静脉中的白细胞离开血管的中心部（轴流），到达血管的边缘部，称为白细胞边集（leukocytic margination）。随后在内皮细胞表面翻滚并不时与内皮细胞表面的黏附分子结合，称为白细胞滚动（leukocytic rolling）。继而白细胞牢固紧密地贴附于内皮细胞的表面，称为白细胞黏附（adhesion）。

白细胞滚动和黏附主要是由白细胞表面的黏附分子和内皮细胞受体结合所引起的，化学介质和某些细胞因子可以调节这类黏附分子的表达和功能状况。这类黏附分子及受体包括四个家族：选择素、免疫球蛋白、整合素和黏液样糖蛋白。

选择素（selectin）介导白细胞滚动。选择素是表达在内皮细胞和白细胞表面的一种糖蛋白受体，已知的选择素有三种：表达于内皮细胞的E选择素、表达于白细胞的L选择素及表达于内皮细胞和血小板的P选择素。内皮细胞的P选择素和E选择素通过它们的凝集素结构域与白细胞表面的糖蛋白的唾液酸化Lewis X结合，介导中性粒细胞、单核细胞、T淋巴细胞在内皮细胞表面的滚动。白细胞的L选择素可以与内皮细胞的含糖细胞黏附分子1（glycan-bearing cell adhesion molecule 1，GlyCAM-1）、CD34结合（表2-2）。正常情况下，内皮细胞不表达或低表达选择素，在炎症损伤刺激下，内皮细胞选择素表达水平增高。

白细胞的黏附过程由内皮细胞黏附分子（免疫球蛋白超家族分子）和白细胞表面黏附分子（整合素，integrin）介导。主要的内皮细胞黏附分子有两种：细胞间黏附分子-1（intercellular adhesion molecule-1，ICAM-1）和血管细胞黏附分子-1（vascular cell adhesion molecule 1，VCAM-1）。它们分别与白细胞表面的整合素受体结合。整合素分子不仅介导白细胞和内皮细胞黏附，还介导白细胞与细胞外基质黏附。与 ICAM-1 结合的是整合素 LFA-1（CD11a/CD18）和 Mac-1（CD11b/CD18），与 VCAM-1 结合的是整合素 VLA-4 和 α4β7（表 2-2）。

表 2-2 内皮细胞和白细胞表达的黏附分子及其作用

内皮细胞表达的黏附分子	白细胞表达的黏附分子	主要作用
P 选择素	唾液酸化 Lewis X	滚动（中性粒细胞、单核细胞、T 淋巴细胞）
E 选择素	唾液酸化 Lewis X	滚动和黏附（中性粒细胞、单核细胞、T 淋巴细胞）
含糖细胞黏附分子（GlyCAM-1）、CD34	L 选择素	滚动（中性粒细胞、单核细胞）
细胞间黏附分子-1（ICAM-1）	LFA-1 和 Mac-1 整合素	黏附、俘获、游出（中性粒细胞、单核细胞）
血管细胞黏附分子-1（VCAM-1）	VLA-4 和 α4β7 整合素	N 黏附（嗜酸性粒细胞、单核细胞、淋巴细胞）

这些黏附分子如何调节炎症时白细胞的黏附？目前研究认为与以下机制有关。

（1）白细胞表面黏附分子的重分布。在正常情况下，-选择素位于内皮细胞胞质特异性颗粒（即 Weibel-Palade 小体）的膜上，在组胺、凝血素、血小板激活因子（platelet activating factor，PAF）等炎症介质的刺激下，P 选择素可以快速重新分布到细胞表面和白细胞结合。这一过程在数分钟内即可完成，对于早期白细胞在内皮细胞表面的滚动尤为重要。

（2）细胞因子诱导内皮细胞表面的黏附分子的表达。组织中的巨噬细胞、肥大细胞和血管内皮细胞接触到感染的微生物和坏死组织后，会产生 TNF、IL-1、化学趋化因子等炎症介质。某些炎症介质，尤其是细胞因子（IL-1 和 TNF）可诱导内皮细胞黏附分子的合成和表面表达。这一过程需要合成新的蛋白质并且通常在 1～2 小时后才开始。正常的内皮细胞并不表达 E-选择素，ICAM-1 和 VCAM-1 表达水平也很低，但 IL-1 和 TNF 可以诱导内皮细胞合成 E 选择素，并介导中性粒细胞、单核细胞和某些淋巴细胞与其受体结合，同样也可增加内皮细胞 ICAM-1 和 VCAM-1 的表达水平，这些改变是内皮细胞被激活的重要表现。

（3）趋化因子增加黏附分子的亲和性。炎症损伤部位的内皮细胞及白细胞释放的趋化因子诱导白细胞整合素分子的构象发生改变，从而使整合素变为高亲和力状态，与内皮细胞黏附分子的结合力增强。例如，存在于中性粒细胞、单核细胞和淋巴细胞等白细胞上的整合素分子 LFA-1，正常状态下，与内皮细胞上的配体 ICAM-1 亲和力低；在炎症趋化因子作用下，白细胞表面的 LFA-1 构象发生改变，呈现高亲和力状态，与内皮细胞上表达增加的 ICAM-1 紧密结合，使白细胞"牢固地"黏附于内皮细胞上，为随后的白细胞游出创造了有利的条件。

2. 白细胞游出

白细胞通过血管壁进入周围组织的过程称为游出（emigration）。通常发生在毛细血管后小静脉。黏附于内皮细胞表面的白细胞沿内皮表面缓慢移动，在内皮细胞连接处伸出伪足，整个白细胞逐渐以阿米巴样运动方式从内皮细胞缝隙游出，到达内皮细胞和基底膜之间，停留片刻，最终穿过基底膜到血管外（图2-4）。中性粒细胞、单核细胞、淋巴细胞、嗜酸性粒细胞和嗜碱性粒细胞都以此种阿米巴样运动方式主动游出。血管壁严重损伤时红细胞也可漏出，但这是被动过程，流体静压力把红细胞沿白细胞游出的途径或内皮细胞坏死崩解的裂口推出血管外。白细胞的游出主要由炎症病灶产生的化学趋化因子介导。白细胞和血管内皮的黏附分子也起着重要的作用，例如，血小板内皮细胞黏附分子-1（platelet endothelial cell adhesion molecule-1，PECAM-1，又称CD31）通过介导白细胞与内皮细胞的结合而促使白细胞游出。穿过内皮细胞的白细胞可进一步分泌胶原酶降解血管基底膜，进入周围组织中，然后通过白细胞表面的整合素和CD44分子结合，黏附于细胞外基质，使白细胞滞留于炎症病灶。

游出的白细胞种类在炎症的不同阶段有所不同。在急性炎症的早期（24小时内）以中性粒细胞渗出为主，24~48小时后则以单核细胞浸润为主。其原因在于：①中性粒细胞寿命较短，经过24~48小时，中性粒细胞大部分凋亡、崩解后消失，而单核细胞在组织中寿命较长；②炎症的不同阶段所激活的化学趋化因子不同，中性粒细胞能释放单核细胞趋化因子，其游出后必然引起单核细胞游出。此外，致炎因子的不同，渗出的白细胞也不同。葡萄球菌和链球菌感染以嗜中性粒细胞浸润为主，病毒感染以淋巴细胞浸润为主，在一些过敏反应及寄生虫感染中则以嗜酸性粒细胞浸润为主。

3. 趋化作用

趋化作用（chemotaxis）是指白细胞沿化学浓度梯度向着炎症区域的化学刺激物所在部位做定向移动，而这些化学刺激物称为趋化因子（chemokine/chemotactic agents）。趋化因子的作用具有特异性，不同的趋化因子只对某一种或几种炎细胞具有趋化作用。此外，不同细胞对趋化因子的反应能力也不同，粒细胞和单核细胞对趋化因子的反应较强，而淋巴细胞对趋化因子的反应则较弱。

趋化因子分为外源性和内源性两种。最常见的外源性化学趋化因子有可溶性细菌产物，特别是含有N-甲酰甲硫氨酸末端的多肽。常见的内源性趋化因子包括补体系统成分（特别是C5a）、花生四烯酸、经脂质加氧酶途径的代谢产物（特别是白细胞三烯LTB4）和细胞因子（如IL-8）等。单核细胞还对中性粒细胞的衍生物、致敏淋巴细胞所释放的因子及纤维黏连蛋白片段起趋化反应。

所有化学趋化因子都是通过与白细胞表面的特异性G蛋白偶联受体结合而发挥作用的，两者结合后，激活Rac/Rho/Cdc42家族的GTP酶（GTPase）和一系列激酶，进而使细胞内钙离子浓度升高，在朝向信号源方向，组装更多肌动蛋白，形成突起乃至伪足，而在背离信号源的后端，肌动蛋白解聚。此过程反复进行，拉动细胞向前运动，引起细胞的移位。

（二）白细胞在炎症局部的作用

游出的白细胞被激活后可在炎症灶局部发挥吞噬及免疫作用，成为炎症防御反应中极其重要的一环。除此以外，白细胞对局部组织还有损伤、破坏的一面。

1. 白细胞激活

白细胞聚集到组织损伤部位后，必须被激活才能发挥作用。白细胞可通过其表面的多种受体来识别感染的微生物、坏死组织、细胞因子、抗原抗体，从而被激活。受体类型包括白细胞 Toll 样受体（toll-like receptors，TLRs）、G 蛋白偶联受体、调理素受体、细胞因子受体等。① 白细胞 Toll 样受体：位于白细胞细胞膜和胞质内的内体小泡，可以识别细胞外和吞入细胞内的微生物产物。已发现有 10 种 TLRs，不同的 TLRs 分别识别细菌脂类、脂多糖、蛋白多糖、病毒双链 RNA 等。② G 蛋白偶联受体：主要识别含有 N-甲酰甲硫氨酸的细菌短肽，有些还可识别趋化因子、脂类介质、C5a 的降解产物等。③ 调理素受体：调理素（opsonins）是一类通过包裹微生物而增强吞噬细胞吞噬功能的血清蛋白，包括抗体 IgG 的 Fc 段、补体 C3b 等。吞噬细胞在无调理素的环境下很难识别并吞噬细菌。血清中存在着调理素，微生物被调理素包裹后与白细胞表面的调理素受体（如 Fc 受体和 C3b 受体）结合，显著提高白细胞的吞噬功能，这一过程称为调理素化（opsonization）。血浆凝集素也可以与细菌结合，并呈递给白细胞。④ 细胞因子受体：最重要的细胞因子是 γ-干扰素（γ-IFN），主要功能是激活巨噬细胞。

白细胞被激活后可杀伤微生物和清除致炎物质，这一过程中，吞噬作用和免疫作用发挥了重要功能。

2. 白细胞吞噬作用

吞噬作用（phagocytosis）是指白细胞吞噬病原体、组织碎片和异物的过程。具有吞噬能力的白细胞主要是中性粒细胞和巨噬细胞。中性粒细胞是小吞噬细胞，常出现于炎症早期、急性炎症、化脓性炎症中，吞噬能力较强，胞质内含有嗜天青颗粒和特异性颗粒。嗜天青颗粒内有髓过氧化物酶（MPO）、酸性水解酶、中性蛋白酶、溶菌酶、磷脂酶 A2 等，特异性颗粒内有溶菌酶、磷脂酶 A2、碱性磷酸酶、乳铁蛋白等。中性粒细胞数量最多，是机体清除和杀灭病原微生物的主要成分。巨噬细胞是大吞噬细胞，常出现于炎症晚期、慢性炎症和非化脓性炎症中。炎症中的巨噬细胞来自血液中的单核细胞和局部组织中的组织细胞，其溶酶体内含有酸性磷酸酶和过氧化物酶。巨噬细胞受到外界刺激被激活后，细胞体积增大，细胞表面皱襞增多，细胞内线粒体和溶酶体增多，功能增强。大吞噬细胞能吞噬较大的组织碎片、异物、坏死的细胞及一些中性粒细胞不能吞噬的微生物（如结核杆菌、伤寒杆菌、寄生虫）等。

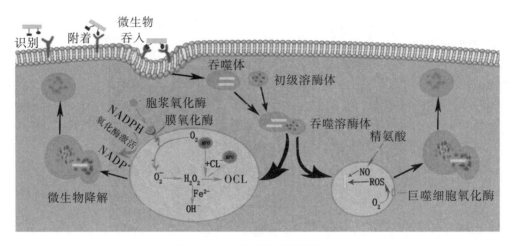

图2-5 白细胞吞噬过程示意

白细胞的吞噬过程，包括识别和黏附、吞入及降解三个阶段（图2-5）。

（1）识别和黏附。吞噬细胞表面的各种调理素受体、清道夫受体和甘露醇受体都有识别、结合、摄入微生物的功能。病原体的细胞壁含有甘露糖和岩藻糖，而哺乳类细胞的糖蛋白和糖脂末端为唾液酸或 N-乙酰半乳糖胺，所以吞噬细胞能吞噬病原体，而不会吞噬自身细胞。

（2）吞入。调理素化的细菌黏附于吞噬细胞表面之后，即被激活启动吞噬过程，吞噬细胞伸出伪足，伪足延伸、融合后形成由吞噬细胞膜包围吞噬物的泡状小体，称为吞噬体（phagosome）。吞噬体逐渐脱离细胞膜进入细胞内部与初级溶酶体融合，形成吞噬溶酶体（phagolysosome），由吞噬溶酶体内各种酶类杀伤、降解细菌。Fc 受体附着于调理素化的颗粒便可引起吞入，而单纯的补体 C3 受体不能引起吞入，只有在 C3 受体被细胞外基质成分（纤维粘连蛋白和层粘连蛋白）以及某些细胞因子激活后，才能引起吞入。在此过程中，白细胞发生活跃的细胞膜重构和细胞骨架重构。

（3）杀伤和降解。机体对进入吞噬溶酶体通过细菌有两种杀伤和降解的机制：氧依赖途径、非氧依赖途径。

氧依赖途径主要是通过活性氧和活性氮杀伤微生物。吞噬过程使白细胞的耗氧量激增，可达正常消耗量的 2～20 倍，并激活白细胞还原型辅酶Ⅲ氧化酶（NADPH 氧化酶），继而使还原型辅酶Ⅱ（NADPH）氧化而产生超氧负离子（O_2^-）。大多数超氧负离子经自发性歧化作用转变为过氧化氢（H_2O_2），被进一步还原成高度活跃的羟自由基。H_2O_2 杀伤力有限，中性粒细胞的嗜天青颗粒中存在髓过氧化物酶（myeloperxidase，MPO），在有氯化物存在的条件下，该酶可催化 H_2O_2 和 Cl^- 产生次氯酸根（ClO^-）。

$$2O_2 + NADPH \xrightarrow{NADPH\ 氧化酶} 2O_2^- + NADP^+ + H^+$$

$$H_2O_2 + Cl^- \xrightarrow{MPO} ClO^- + H_2O$$

次氯酸是强氧化剂和杀菌因子。H_2O_2 – MPO – 卤素是中性粒细胞最有效的杀菌系统。

此外，活性氮（主要是 NO）也参与微生物的杀伤作用，NO 是由一氧化氮合成酶作用于精氨酸而产生，NO 与超氧负离子（O_2^-）相互作用而生成高活性的自由基——过氧亚硝酸根（$ONOO^-$）。这些氧自由基和氮自由基攻击、破坏微生物的蛋白质、脂质和核酸。

白细胞还可以通过非氧依赖的途径杀伤病原菌：① 溶酶体内的杀菌通透性增加蛋白（bactericidal permeability-increasing protein，BPI）可激活磷脂酶和降解细胞膜磷脂，使细菌外膜通透性增加，导致细菌死亡；② 溶菌酶可通过水解细菌的细胞壁糖肽外衣杀灭病原菌；③ 白细胞特异性颗粒所含的乳铁蛋白和嗜酸性粒细胞的主要碱性蛋白（major basic protein，MBP），虽然杀菌能力有限，但对许多寄生虫具有毒性；④ 防御素（defensins）也称杀菌素（phagocytin），是一种富含精氨酸的阳离子蛋白多肽，对病原微生物及某些哺乳类动物细胞的细胞壁有毒性。

吞噬作用完成后，吞噬溶酶体内的 pH 降至 4～5，其内的酸性水解酶就可在此种合适的 pH 环境下发挥降解细菌的作用。在吞噬完成以后，中性粒细胞很快经历细胞凋亡过程，随后被巨噬细胞摄入或者通过淋巴管引流清除，但这种吞噬导致的细胞凋亡依赖白细胞表面整合素 Mac-1（CD11b）的存在，在急性炎症中，这一分子的作用显得尤为重要。

吞噬作用是炎症防御反应的重要环节，通过吞噬细胞的上述杀伤作用，大多数病原微生物被杀伤，但在某些特殊情况下也会给机体带来不利影响。例如，结核分枝杆菌由于其特殊的细胞壁结构，在感染早期被巨噬细胞吞噬后可抵抗宿主的杀伤，并在吞噬细胞内繁殖，随吞噬细胞的游走而扩散，这是结核分枝杆菌致病的重要原因。

3. 免疫作用

参与免疫过程的细胞主要有巨噬细胞、淋巴细胞、浆细胞。巨噬细胞吞噬处理抗原并将抗原信息呈递给 T 淋巴细胞或 B 淋巴细胞。T 淋巴细胞受到抗原刺激后转变为致敏 T 淋巴细胞，当其再次与相应抗原接触时，致敏的 T 淋巴细胞可释放多种淋巴因子，从而发挥细胞免疫作用。例如，淋巴毒素能直接杀伤带有特异性抗原的靶细胞；趋化因子如白介素 – 8（IL-8）能吸引巨噬细胞和中性粒细胞；游走抑制因子可抑制巨噬细胞或中性粒细胞移动分散，使其聚集于炎症区域内；巨噬细胞激活因子可增强巨噬细胞的吞噬和杀菌能力。B 淋巴细胞在抗原刺激下可以转化为浆细胞，浆细胞进而产生抗体，引起体液免疫反应。自然杀伤细胞（natural killer cell，NK 细胞）约占外周血循环中淋巴细胞的 10%～15%，不具有 T 细胞受体，也无细胞表面免疫球蛋白，但其胞浆内含丰富的嗜天青颗粒，故也称大颗粒淋巴细胞。NK 细胞无须先致敏即可溶解病毒感染的细胞，在病毒感染性疾病中发挥重要作用。

4. 组织损伤作用

白细胞在发挥吞噬、免疫功能的过程中可向细胞外释放其产物，包括溶酶体酶、活性氧自由基、前列腺素和白细胞三烯等，这些产物除具有介导炎症发展的作用，本身还具有强烈的介导内皮细胞和组织损伤的作用。此外，坏死崩解的白细胞也能释放大量损伤性物质。这种白细胞介导的组织损伤见于多种炎症性疾病中，如急性炎症中的肾小球肾炎、哮喘、缺血再灌注损伤、急性移植排斥反应等，还有慢性炎症中的类风湿性关节炎及动脉粥样硬化等。

白细胞向细胞外间质释放产物的机制包括：① 吞噬溶酶体在完全封闭之前仍与细胞外相通，溶酶体酶可外溢；② 某些不易被吞噬的物质（如免疫复合物）虽然不能被白细胞吞入，但这些物质可引起白细胞的细胞膜运动，导致溶酶体酶释放到细胞外间质中；③ 白细胞吞噬了能溶解溶酶体膜的物质（如尿酸盐、二氧化硅），使溶酶体酶释放出来。

5. 白细胞功能缺陷

任何影响白细胞黏附、趋化、吞入、杀伤和降解的先天性和后天性缺陷，均可引起白细胞功能缺陷，使炎症失去控制，导致患者反复、严重感染。

（1）黏附缺陷。人类白细胞黏附缺陷（leukocyte adhesion deficiency，LAD）为遗传性白细胞糖蛋白黏附缺陷，分为 LAD-1 和 LAD-2 两型。LAD-1 是由于整合素 LFA-1 和 Mac-1 的 CD18-β2 亚单位合成缺陷，导致白细胞的黏附、游出、吞噬和氧化激增反应缺陷，患者会反复发生细菌感染和创伤愈合不良。LAD-2 是由于墨角藻糖基转移酶突变使唾液酸化 Lewis X 缺乏，其临床表现较 LAD-1 轻。

（2）吞噬溶酶体形成障碍。白细胞异常色素减退（Chediak-Higashi syndrome，CHS）为常染色体隐性遗传性疾病，由于细胞器移动障碍，导致吞噬体和溶酶体不能完全融合，以及细胞毒性 T 淋巴细胞不能产生具有溶解作用的颗粒，从而引起患者免疫缺陷和反复的细菌感染。

（3）杀菌活性障碍。吞噬细胞 NADPH 氧化酶某种成分的基因缺陷，导致依赖氧的杀菌机制缺陷，引起慢性肉芽肿性疾病。其遗传方式大部分为 X 连锁遗传，部分为常染色体隐性遗传。

（4）骨髓白细胞生成障碍。如再生障碍性贫血、肿瘤化疗和肿瘤广泛骨转移等导致白细胞数目明显降低。

（5）白细胞激活障碍。极少数宿主防御机制缺陷的患者被证实具有 Toll 样受体突变基因，从而导致白细胞激活障碍。

三、炎症介质在炎症过程中的作用

炎症反应中除早期有神经介导作用外，都是通过化学介质发挥作用的，尤其是急性炎症，局部反应的每个阶段都与化学介质的作用密切相关。炎症过程中参与、介导炎症反应的化学因子称为炎症介质（inflammatory mediator）或化学介质（chemical mediator），其生物活性作用强，种类多。

炎症介质的共同作用特点有：① 炎症介质有外源性（如细菌及其产物）和内源性（来源于体液和细胞）两大类。在内源性介质中，体液源性介质一般主要在肝脏合成，以前体形式存在，经一系列蛋白水解酶等裂解后被激活而具有生物活性。细胞源性介质则通常存在于细胞质颗粒中，在炎症刺激下被分泌释放到细胞外发挥作用，或受到致炎因子刺激后立即被合成。产生炎症介质的细胞主要是中性粒细胞、单核细胞、肥大细胞、间质细胞（内皮细胞、平滑肌细胞、成纤维细胞）和多数上皮细胞。② 大多数的炎症介质通过与其靶细胞上的特异性受体结合而发挥生物学效应。然而，少数炎症介质也具有直接的酶活性或介导毒性损害（如溶酶体蛋白酶、氧代谢产物等）。③ 此外，炎症介质可刺激靶细胞释放新的次级炎症介质，这些次级炎症介质与原初级炎症介质的作用可以相同、相似或相反,从而可以放大或拮抗初级炎症介质的作用。④ 炎症介质可以作用于一种或几种靶细胞,可作用范围较广,并且可根据细胞或组织类型不同而有不同的生物学效应。⑤ 大多数炎症介质都有可能引起组织损伤。⑥ 多数炎症介质半衰期很短,一旦被激活或从细胞内释放出来,会很快衰变,或被酶灭活,或被清除,或被阻断等,机体就是通过这种调控体系使体内介质处于动态平衡的。

（一）细胞释放的炎症介质

1. 血管活性胺

血管活性胺（vasoactive amines）包括组胺（histamine）和5-羟色胺（5-hydroxytryptamine，5-HT），在细胞的分泌颗粒中储存,急性炎症反应时最先释放。

（1）组胺。组胺主要存在于肥大细胞的颗粒中,也存在于嗜碱粒细胞和血小板内。多种损伤（如机械性损伤、高温、寒冷）、免疫反应（IgE抗体与肥大细胞表面的Fc受体相结合）、过敏毒素蛋白（C3a和C5a补体片段）、白细胞来源的组胺释放蛋白、某些神经肽（如P物质）、细胞因子（如IL-1和IL-8）等均能使细胞膜受损,引起组胺释放。此外,组织内的组胺酸也能通过脱羧基形成组胺。组胺的作用是使细动脉扩张和细静脉通透性增高。一般认为,组胺参与炎症过程的速发相,而对迟发相没有作用或仅有轻微作用。组胺释放后可被组胺酶分解而灭活。组胺对嗜酸粒细胞有特异的趋化性。肥大细胞含有过敏性嗜酸粒细胞趋化因子（ECF-A）,与组胺共同作用,是引起过敏性炎症中嗜酸粒细胞浸润的主要因素。

（2）5-羟色胺（5-hydroxytryptamine，5-HT），又称血清素（serotonin），主要存在于血小板和肠嗜铬细胞中,凝血酶、ADP、胶原纤维、抗原抗体复合物、血小板激活因子（platelet activating factor，PAF）可刺激血小板凝集,释放5-HT。5-HT与组胺作用相似,可引起血管扩张,增高血管通透性。

2. 花生四烯酸代谢产物

花生四烯酸（arachidonic acid，AA）是一种二十碳不饱和脂肪酸,广泛存在于机体各器官细胞膜磷脂内,在磷脂酶A2（phospholipase A2，PLA2）作用下释放出来。磷脂酶存在于所有细胞的胞液内,以巨噬细胞内的含量为最多。激活PLA2的因素很多,在一定条件下,能使炎细胞活化的因素都可活化PLA2。AA本身无炎症介质作用,AA释放后经环氧合酶途径、脂质氧合酶途径及其他途径生成前列腺素、白细胞三烯、脂氧素等代谢产物,从而发挥炎症介质作用（图2-6）。

（1）前列腺素（prostaglandin，PG）。AA经环氧合酶途径产生环化过氧化物即前列腺素G_2（prostaglandin G_2，PGG_2）,并通过氧化物酶转化为前列腺素H_2（prostaglandin H_2，PGH_2）。PGH_2在不同组织中特异酶的作用下,产生不同的衍生物,包括PGD_2、PGE_2、PGF_2、PGI_2、TXA_2等。PGD_2、PGE_2、PGF_2由肥大细胞产生,三者有协同作用,可引起细动脉血管扩张并促进渗出,该作用启动较组胺慢,但可持续数小时,还能起增强组胺升高血管壁通透性的作用。PGI_2由血管内皮细胞产生,具有抑制血小板聚集、促进血管扩张、增强血管通透性的作用。TXA_2由含有TXA_2合成酶的血小板产生,可使血小板聚集和血管收缩。PG还具有诱发炎症发热和疼痛的功效。PGE_2通过降低痛阈,增加痛觉感受器的敏感性,能增强缓激肽的致痛作用,使皮肤对疼痛刺激更为敏感,在感染过程中还能与细因子相互作用引起发热。

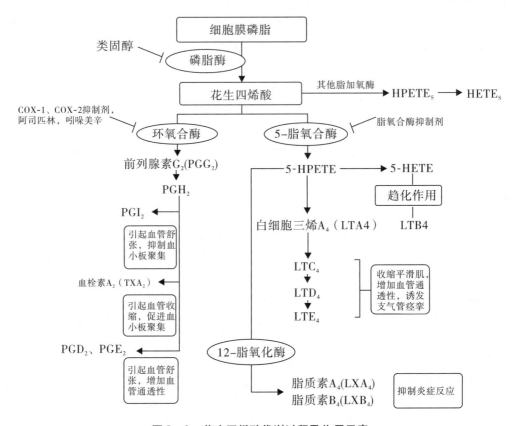

图2-6 花生四烯酸代谢过程及作用示意

（2）白细胞三烯（leukotriene，LT）。AA通过脂氧合酶途径产生LT。在中性粒细胞内，AA在5-脂氧化酶作用下产生5-羟基过氧化二十碳四烯酸（5-HPETE），进而还原为5-羟基二十碳四烯酸（5-HETE）或转化为各种白细胞三烯，包括LTA_4、LTB_4、LTC_4、LTD_4和LTE_4。5-HETE是中性粒细胞的化学趋化因子。LTB_4是中性粒细胞的化学趋化因子和白细胞功能反应的激活因子，对中性粒细胞和单核细胞的趋化作用最强；白细胞功能反应包括前述的黏附于内皮细胞、产生氧自由基和释放溶酶体酶。LTC_4、LTD_4和LTE_4主要由肥大细胞产生，可引起血管收缩、支气管痉挛和静脉血管通透性增加。

（3）脂质素（lipoxins，LX）。脂质素主要通过5-HPETE在12-脂氧化酶作用下形成。脂质素可抑制嗜中性粒细胞的黏附及趋化作用，因而被认为是体内LT代谢的炎症负调节因子，还可能与炎症的消散有关。

很多抗炎药物是通过抑制AA的代谢而发挥作用的。阿司匹林和非甾体类抗炎药物（吲哚美辛）可抑制环氧合酶活性，抑制PG的产生。齐留通（Zileuton）可抑制脂氧化酶，抑制白细胞三烯的产生，用于哮喘的治疗。糖皮质激素可抑制磷脂酶A2、环氧合酶2（COX-2）、炎症细胞因子（如IL-1和TNF-α）等基因的转录，发挥抗炎作用。

3. 细胞因子

细胞因子（cytokines）是一些小分子多肽或糖蛋白，参与免疫应答。主要由激活的淋巴细胞和单核巨噬细胞产生，内皮细胞、上皮细胞、结缔组织细胞也可产生。细胞因子可以调节细胞的生理功能、介导免疫应答、参与炎症反应等。细胞因子的合成或作用可以相互影响，而就某一细胞因子而言，它们既有正向又有反向调节作用。细胞因子受体的表达可以受到各种外源性和内源性信号的调节。

根据细胞因子作用的靶细胞及其主要功能，细胞因子可以分为四类：①调节淋巴细胞激活、增殖和分化的细胞因子。如 IL-10、TGF-β 负性调节免疫反应，IL-2、IL-4 促进淋巴细胞增殖。②调节自然免疫的细胞因子。如 TNF-α、IL-1β、IFN-α、IFN-β 和 IL-6。③激活巨噬细胞的细胞因子。如 IFN-Y、TNF-α、TNF-β、IL-5、IL-10、IL-12。④炎症细胞化学趋化因子等。

IL-1 和 TNF 是介导炎症反应的重要细胞因子，主要由活化的巨噬细胞产生，免疫复合物、内毒素及物理性因素等能刺激 IL-1 和 TNF 的分泌。IL-1 和 TNF 均可促进内皮黏附分子的表达以及其他细胞因子的分泌、促进肝脏合成各种急性期蛋白、促进骨髓向末梢血液循环释放中性粒细胞、促进 ACTH 和肾上腺皮质类固醇的释放，并可引起发热、食欲缺乏等炎症急性期反应。TNF 和 IL-1 可降低血管外周阻力、促使心率加快和血液 pH 降低。TNF 还具有诱导中性粒细胞聚集、激活和导致组织损伤等作用。

化学趋化因子是一组小分子蛋白质，主要功能是刺激白细胞游出以及调节白细胞在淋巴结及其他组织中的迁移。C 趋化因子对淋巴细胞有特异性的化学趋化作用，C-C 趋化因子对单核细胞、嗜碱性粒细胞和淋巴细胞有化学趋化作用，C-X-C 趋化因子对中性粒细胞有化学趋化作用。CX3C 可使单核细胞和 T 淋巴细胞黏附于内皮细胞，并对它们有趋化作用。

4. 血小板激活因子

血小板激活因子（platelet-activating factor，PAF）是另一种磷脂类衍生的炎症介质，分为分泌型和细胞膜结合型两类，除由抗原刺激致敏的嗜碱性粒细胞能产生 PAF 外，单核细胞、血管内皮细胞、中性粒细胞、血小板等也能产生 PAF。PAF 能激活血小板，引起血管、支气管收缩。PAF 在极低浓度下可使血管扩张和小静脉通透性增加，比组胺的作用强 100～10 000 倍。PAF 还可引起白细胞与内皮细胞黏附，促进白细胞趋化、聚集、脱颗粒。人工合成的 PAF 受体的拮抗剂可以抑制炎症反应。

5. 溶酶体成分

中性粒细胞和单核细胞均包含溶酶体颗粒，中性粒细胞胞质内还含有嗜天青颗粒及特异性颗粒。嗜天青颗粒内有髓过氧化物酶（MPO）、酸性水解酶、溶菌酶、磷脂酶 A2、中性蛋白酶等，特异性颗粒内有溶菌酶、磷脂酶 A2、碱性磷酸酶、乳铁蛋白、胶原酶等。这两种颗粒均可与吞噬溶酶体融合后释放其内容物，尤其是在酸性环境下，这些颗粒的内容物如酸性水解酶可以在吞噬溶酶体内降解细菌及其碎片。中性蛋白酶包括弹力蛋白酶、组织蛋白酶 G 和非特异性胶原酶等，能够降解各种细胞外成分，如基底膜、纤维蛋白、胶原纤维、弹力蛋白、软骨基质等，导致炎症灶组织被破坏。中性蛋白酶还能直接剪切 C3 和 C5，进而产生血管活性介质 C3a 和 C5a，并促进激肽原产生缓激肽样多肽。在人体的血清和组织液中也存在拮抗这些有害蛋白酶的活性物质，如 α1-抗胰蛋白酶就是中性粒细胞弹力蛋白酶的主要抑制剂。

6. 一氧化氮和氧自由基

（1）一氧化氮（NO）。NO 作为炎症介质，主要由内皮细胞释放，巨噬细胞和脑内的特异性神经元也能产生，在 NO 合成酶的作用下，利用精氨酸合成。以旁分泌的方式通过环鸟苷酸（cyclic guanosine monophosphate，cGMP）的介导对靶细胞发挥作用，具有引起血管平滑肌松弛、血管扩张的功能。NO 在体内的半衰期仅几秒钟，因而只能对分泌细胞附近的细胞发挥作用，这种近距离的作用方式也说明了它作用对象的特异性。在炎症反应时，NO 有双重作用：一方面，NO 对于血管扩张起着重要作用，介导炎症进行；另一方面，能抑制白细胞的游出，通过减少血小板的聚集、黏附和脱颗粒，抑制肥大细胞诱导的炎症反应。因此，NO 被认为是调控炎症的内源性因子。此外，NO 及其衍生物还可以杀伤病原微生物，发挥抗感染功效。

白细胞接触了微生物、化学趋化因子、免疫复合物或发生吞噬作用后，会向细胞外释放氧自由基，包括超氧阴离子、过氧化氢和羟自由基。超氧阴离子还能与 NO 结合产生活性氮中间产物。这些介质的少量释放可促进趋化因子 IL-8、细胞因子、内皮细胞-白细胞间黏附分子的表达，增强和放大炎症反应。这些介质的大量释放可使组织损伤，主要包括：内皮损伤使血管通透性增加；实质细胞、红细胞损伤；灭活抗蛋白酶系统，造成细胞外基质的破坏增加。血清、组织液和靶细胞亦有抗氧化保护机制，是否引起损伤取决于两者的平衡。

（2）氧自由基（活性氧）。中性粒细胞和巨噬细胞在接触了化学趋化物、免疫复合物等之后，可以向胞外释放氧自由基，O_2^-、OH^- 是在细胞内产生的主要自由基，而且还可与 NO 结合形成反应性氮中间产物。一定程度的胞外氧自由基释放可以增加化学因子、细胞因子（如 IL-8）和内皮细胞性白细胞黏附分子等的表达，促使炎症反应的进行，但释放过多将对机体造成损害，主要有：①内皮细胞损伤，致血管壁通透性增加。黏附的中性粒细胞被激活后，不仅本身产生毒性产物，还刺激内皮细胞的黄嘌呤氧化，产生更多的超氧化物。②抗蛋白酶的失活。例如，α-抗胰蛋白酶的失活，可以引起蛋白酶活性的异常升高，使细胞外基质破坏增加。③损伤其他细胞。如肿瘤细胞、红细胞和实质细胞等。

7. 神经肽

神经肽泛指存在于神经组织并参与神经系统功能作用的内源性活性物质，是一类特殊的信息物质。其特点是含量低、活性高、作用广泛而又复杂，在体内调节多种多样的生理功能，如痛觉、睡眠、情绪、学习与记忆，乃至神经系统本身的分化和发育。肺和胃肠道的神经纤维分泌较多的神经肽，如 P 物质，可传导疼痛，引起血管扩张和血管通透性增加。

（二）体液中的炎症介质

血浆中存在着三类相互关联的重要的炎症介质：激肽、补体、凝血系统/纤维蛋白溶解系统。当血管内皮细胞损伤、胶原暴露等激活 XII 因子后，可以启动与炎症有关的这三大系统。

1. 激肽系统

血浆中的激肽原在激肽原酶的作用下产生血管活性肽，激肽系统被激活，最终产生血管活性九肽——缓激肽（bradykinin）。

激肽原酶有血浆型和组织型两种。血浆型激肽原酶以非活化形式的前激肽原酶形式存在于循环血液中，其激活的中心环节是Ⅻ因子的活化。当Ⅻ因子与胶原和基膜等物质接触而被活化时，形成前激肽原酶活化物，即Ⅻa因子，从而使前激肽原酶变为激肽原酶，在激肽原酶的作用下，激肽原转变为缓激肽。缓激肽又可以激活Ⅻ因子，使原始的刺激进一步放大。组织型激肽原酶存在于各种分泌液（唾液、胰液、泪液）及尿和粪便中，它能水解激肽原生成舒血管肽，后者经氨基肽酶作用，转变为缓激肽。

缓激肽与组胺有类似的作用，能引起细动脉扩张、小静脉通透性升高及血管以外的平滑肌（如支气管平滑肌）收缩，但无细胞趋化作用，注射于皮下可引起疼痛。在炎症介质中，缓激肽引起血管壁通透性升高的作用最为强烈。缓激肽很快被血浆或组织中的激肽酶灭活，它在血液中的半衰期小于15秒，通过一次肺循环就能完全被灭活，因而缓激肽的作用主要局限在血管通透性增加的早期。缓激肽可以促进C5向C5a转变，具有化学趋化活性。

2. 补体系统

补体系统由20多种血浆蛋白质组成，存在于血浆和组织液中，具有酶的活性，是抵抗病原微生物的天然免疫和过继免疫的重要因子，也是重要的炎症介质。补体系统可以通过经典途径（抗原-抗体复合物）、替代途径（病原微生物表面分子，如内毒素或脂多糖）和凝集素途径被激活，产生炎症介质。补体系统中C3和C5最为重要，其裂解片段C3a和C5a是重要的炎症介质。C3a和C5a通过促进肥大细胞释放组胺，使血管壁通透性升高和血管扩张，引起类似过敏反应的病理变化，故称为过敏毒素（anaphylatoxin），这类作用可被抗组胺药物封闭。C5a能激活花生四烯酸代谢中脂氧化通路，使中性粒细胞和单核细胞进一步释放炎症介质，促使中性粒细胞黏着于内皮细胞，对中性粒细胞和单核细胞有趋化作用。C3b和C3bi结合于细菌细胞壁时具有调理素作用，可增强中性粒细胞和吞噬细胞的吞噬能力。

这些补体成分可被抗原、抗体和内毒素等激活，尤其重要的是细菌产物和IL-8等。此外，C3和C5还能被存在于炎症渗出物中的多种蛋白水解酶激活，包括中性粒细胞释放的纤维蛋白溶酶和溶酶体酶。因而形成使中性粒细胞不断游出的自身环路，即补体对中性粒细胞有趋化作用，中性粒细胞释放的纤维蛋白溶酶和溶酶体酶又能激活补体。

3. 凝血系统和纤溶系统

Ⅻ因子的活化不仅能启动激肽系统，同时还能启动凝血系统和纤溶系统。凝血酶通过与血小板、血管内皮细胞、平滑肌细胞和许多其他细胞的蛋白酶激活受体（protease-activated receptors, PARs）结合，增加白细胞的黏附性以及促进成纤维细胞的增生。凝血酶还可剪切C5产生C5a，把补体和凝血系统联系起来。凝血因子Xa可增加血管壁通透性并促进白细胞的游出。由内皮细胞、白细胞及其他组织释放的纤溶酶原激活剂促使纤溶酶原转化为纤溶酶，后者在炎症中具有多项功能。它可使Ⅻ因子活化，从而激活激肽系统、凝血系统和纤溶系统等，放大效应；裂解补体C3，生成C3a。纤溶酶又降解纤维蛋白产生纤维蛋白多肽,后者可增加血管壁的通透性并且是白细胞的趋化因子。主要炎症介质的种类及其生物学作用归纳如表2-3所示。

表2-3 炎症中主要介质及其作用

主要炎症介质	作用
组胺、缓激肽、前列腺素（PGI_2、PGE_2、PGD_2、$PGF_{2\alpha}$）、NO	扩张血管
组胺、5-HT、缓激肽、C3a 和 C5a、白三烯 C4、D4、E4、PAF、P 物质	增加血管壁通透性
LTB4、C5a、TNF、IL-1、化学趋化因子	趋化作用、白细胞渗出和激活
IL-1、IL-2、TNF-α、PGE_2	发热
PGE_2、缓激肽、P 物质	疼痛
氧自由基、溶酶体酶、NO	组织损伤

四、急性炎症反应的终止

急性炎症是机体针对损伤因子发生的防御性反应,部分炎症介质可引起局部组织的损伤,因此,机体通过严密的调控机制控制炎症反应程度,并适时终止急性炎症反应:①炎症介质半衰期短、降解快,当致炎因子被清除后,炎症反应也随之衰减;②位于组织中的中性粒细胞寿命短,离开血液循环后,数小时至两天内凋亡;③机体释放一系列炎症终止信号,如 IL-10、脂氧素、TGF-β 等,主动终止炎症反应。

五、急性炎症的病理学类型

炎症的基本病理变化包括变质、渗出和增生,具体到某一种炎症时,往往以其中一种基本病变为主,病理学根据其优势病变将炎症概括性地分为变质性炎、渗出性炎和增生性炎三大类。但是这种分类是相对的,即使同一种致炎因子作用于同一机体,但因组织受损伤程度、损伤部位及机体免疫功能状态等的区别,炎症的基本病变也不完全相同,且各病变类型也可随条件的变化发生相互的转化。急性炎症通常以渗出性病变为主。

（一）变质性炎

变质性炎（alterative inflammation）是以组织细胞的变性、坏死为主要病变的炎症。各种炎症均可出现不同程度的变质性变化,但变质性炎的变质性改变尤其突出,而渗出和增生性变化相对较轻。

变质性炎常见于心、肝、肾、脑等实质性器官,与某些重症感染、中毒及变态反应等相关,由于器官的实质细胞变性、坏死明显,常引起相应器官的功能障碍。例如,急性重型病毒性肝炎时,肝细胞出现广泛坏死继而引起严重的肝功能障碍;流行性乙型脑炎时,神经细胞发生变性、坏死及脑软化灶,导致严重的中枢神经系统功能障碍;白喉外毒素引起的中毒性心肌炎,心肌细胞出现变性坏死,产生严重的心功能障碍。

（二）渗出性炎

渗出性炎（exudative inflammation）是指以渗出为主要病变的炎症，以炎症病灶内有大量渗出物形成为主要特征。根据渗出物的主要成分和病变特点，将渗出性炎分为浆液性炎、纤维素性炎、化脓性炎、出血性炎等类型。

1. 浆液性炎

浆液性炎（serous inflammation）是以浆液渗出为主的炎症。渗出的浆液主要来自血浆，也可以由浆膜的间皮细胞分泌，渗出物中含3%～5%的蛋白质（主要为白蛋白），混有少量中性粒细胞和纤维素。浆液性炎好发于浆膜、黏膜、滑膜、皮肤和疏松结缔组织等处。浆膜的浆液性炎因大量浆液性分泌物渗出聚集，可引起体腔积液，包括胸腔积液、腹腔积液和心包积液等，如渗出性结核性胸膜炎可引起胸腔积液。皮肤的浆液性炎因渗出的浆液积聚于皮肤的表皮内或表皮下可形成水疱，如皮肤Ⅱ度烫伤或病毒感染等。卡他（catarrh）一词源于希腊语，是指渗出物沿着黏膜表面顺势往下流的意思，卡他性炎（catarrhal inflammation）是发生于黏膜的渗出性炎症。黏膜的浆液性炎又称浆液性卡他性炎，如感冒初期，鼻黏膜产生大量浆液性分泌物。在浆膜和黏膜的浆液性炎中，上皮细胞和间皮细胞也可发生变性、坏死和脱落。发生在滑膜的浆液性炎如风湿性关节炎可引起关节腔积液。发生在疏松结缔组织的浆液性炎，因浆液性渗出物弥漫浸润，可引起局部组织明显炎性水肿，如脚踝扭伤后的局部肿胀。

浆液性炎一般较轻，当病因消除后，因渗出物中蛋白含量少，所以渗出物可经淋巴管和毛细血管吸收，病变易于消退。但有时因浆液渗出物过多也可导致较严重的后果。如患喉头浆液性炎时可出现严重的炎性水肿，导致呼吸困难甚至窒息；心包腔和胸腔者大量炎性积液时，可压迫心、肺而影响其功能。

2. 纤维素性炎

纤维素性炎（fibrinous inflammation）是病灶中以纤维蛋白原渗出为主，继而形成纤维蛋白，即以纤维素的大量渗出为主要特征。纤维素的大量渗出，提示有较重的毛细血管和小静脉血管壁损伤，导致血管通透性明显升高，大量纤维蛋白原渗出，在坏死组织释放的组织因子的作用下，转化为纤维素。HE切片中，纤维素表现为嗜伊红物质，相互交织呈网状、线状或颗粒状，其间常混有中性粒细胞和坏死细胞的碎片（图2-7）。纤维素性炎多是由某些细菌毒素（如痢疾杆菌、白喉杆菌和肺炎双球菌的毒素）或多种内源性毒素、外源性毒素（如患尿毒症时体内蓄积的尿素和汞）中毒引起。纤维素性炎常发生于黏膜、浆膜和肺。发生于黏膜者（如白喉、细菌性痢疾），渗出的纤维素、炎细胞、坏死的黏膜组织及致病的病原菌等覆盖在黏膜表面，形成一层灰白色膜状物，称为伪膜或假膜（图2-8），故又称伪膜性炎或假膜性炎（pseudomembranous inflammation）。由于局部组织结构特点不同，有的黏膜与其下组织结合疏松，所形成的假膜与深部组织结合较松而易于脱落，又称浮膜性炎，如气管白喉的假膜脱落后可阻塞支气管，严重时可引起窒息；有的假膜因其所在黏膜与深部组织结合牢固，假膜不易脱落，称为固膜性炎，如咽喉部白喉的假膜，强行剥离可发生出血和溃疡。浆膜的纤维素性炎常见于胸膜及心包膜，如结核性纤维素性胸膜炎、风湿性心包炎及干性风湿性心包炎。由于心脏不停搏动，渗出的纤维素在脏层心包表面形成大量绒毛状结构，故称为"绒毛心"。肺的纤维素性炎主要见于大叶性肺炎的灰色肝样变期，肺泡腔内有大量纤维素渗出，可伴有较多中性粒细胞。

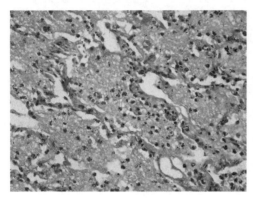

图2-7　大叶性肺炎

肺泡腔内充满了红染的纤维素样物质及少量的中性粒细胞。

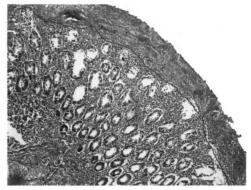

图2-8　细菌性痢疾

线条上方为主要由渗出的纤维素及一些坏死物、炎细胞、细菌等组成的假膜。

少量的纤维素渗出，可通过纤维蛋白水解酶降解，或由吞噬细胞吞噬，或通过自然管道排出体外，病变逐渐消退。多量纤维素渗出，若中性粒细胞渗出较少，释放的蛋白水解酶相对不足，或组织内抗胰蛋白酶含量过多，则不能将纤维素完全溶解吸收时，可通过肉芽组织的长入而发生机化，最后导致纤维化。发生于胸膜者造成胸膜增厚与粘连，甚至使胸膜腔闭塞；发生于肺者，则导致肺肉质变。

3. 化脓性炎

化脓性炎（purulent inflammation）是以中性粒细胞大量渗出并伴有不同程度的组织坏死及脓液形成为特征的一类炎症。大多由葡萄球菌、链球菌、脑膜炎双球菌、大肠杆菌等化脓菌引起，亦可由某些化学物质和机体坏死组织继发感染所致。炎症灶内大量中性粒细胞破坏崩解后释放的溶酶体酶将坏死组织溶解液化的过程称为化脓，所形成的液态物称为脓液（pus）。脓液是一种混浊的凝乳状液体，呈灰黄色或黄绿色，其内主要含大量渗出的中性粒细胞，还含有细菌、被溶解的坏死组织碎片和少量浆液，其中除少数中性粒细胞有吞噬能力外，大多数均已发生变性和坏死，这些变性坏死的中性粒细胞称为脓细胞。因渗出物中的纤维素已被中性粒细胞释放的蛋白水解酶溶解，故脓液一般不凝固。由葡萄球菌感染所致的脓液较浓稠，由链球菌感染所致的脓液较为稀薄。根据化脓性炎症发生的原因和部位的不同，可表现为表面化脓和积脓、脓肿和蜂窝织炎。

（1）表面化脓和积脓。表面化脓是指发生在黏膜和浆膜的化脓性炎。黏膜的化脓性炎又称黏膜的化脓性卡他性炎，中性粒细胞主要向黏膜表面渗出，而深部组织的中性粒细胞浸润不明显。如化脓性尿道炎和化脓性支气管炎，渗出的脓液可以沿尿道、支气管向体外排出。当化脓性炎的脓液聚集在浆膜腔、输卵管和胆囊等自然管腔内时，则称为积脓（empyema）。

（2）脓肿（abscess）。脓肿是指器官或组织内的局限性化脓性炎，其主要特征为局部组织发生坏死、溶解，形成充满脓液的腔，即脓腔（图2-9）。脓肿常由金黄色葡萄球菌感染所致，其产生的毒素使局部组织坏死、液化，继而引起大量中性粒细胞聚集及进一步变性坏死并释放蛋白溶解酶，致脓液形成。金黄色葡萄球菌还可以产生血浆凝固酶，使渗出的纤维蛋白原转变为纤维素，从而使病变较为局限。金黄色葡萄球菌具有层粘连蛋白受体，因而使细菌易于通过血管壁并引起转移性脓肿。较长时间存在的脓肿，其周围可出现肉芽组织增生，包围脓肿形成脓肿壁，脓肿壁具有吸收脓液、限制炎症扩散的作用。小的脓肿，如病原菌被消灭，脓液可逐渐吸收、消散，由肉芽组织修复愈合；大的脓肿由于脓液很多，吸收困难，需要切开排脓或穿刺抽脓，而后由肉芽组织代替。

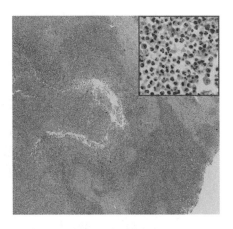

图2-9 肝脓肿

肝组织内可见一脓腔，高倍镜下可见脓腔内细胞成分主要为中性粒细胞。

疖（furuncle）是毛囊、皮脂腺及其附近组织发生的脓肿。疖中心部分液化、变软后，脓肿就可自行穿破。痈（carbuncle）是多个疖融合，在皮下脂肪、筋膜组织中形成多个彼此相互沟通的脓肿，一般需要及时切开引流排脓后，局部方能修复愈合。

发生于体表皮肤或黏膜表面的化脓性炎症，可以形成糜烂或溃疡。深部脓肿则可形成窦道或瘘管。如肛门周围组织的脓肿仅向皮肤穿破，形成单一的开口为脓性窦道；如果同时向肛管穿破，则形成脓性瘘管。脓性窦道或瘘管的管壁由肉芽组织构成，从管中不断排出脓性渗出物，难以愈合。

（3）蜂窝织炎（phlegmonous inflammation）。蜂窝织炎是指发生在疏松结缔组织中的弥漫性化脓性炎，皮下组织、肌肉及阑尾等部位常见。溶血性链球菌是最常见的致病菌，该菌能产生透明质酸酶，分解胞质溶胶中的透明质酸，使之崩解；链球菌又能产生链激酶，溶解纤维素，使细菌容易在组织间隙内蔓延及通过淋巴管扩散（图2-10）。炎症区组织高度水肿、中性粒细胞弥漫浸润，与周围组织无明显分界。但因局部组织一般不发生明显的坏死和溶解，故单纯的蜂窝织炎痊愈后通常不留痕迹。

4. 出血性炎

炎症病灶的血管损伤严重，大量红细胞漏出进入渗出物中，称为出血性炎（hemorrhagic inflammation）。常见于流行性出血热，钩端螺旋体病和鼠疫等急性传染病，埃博拉病毒及登革病毒引起的炎症也属于此种类型。

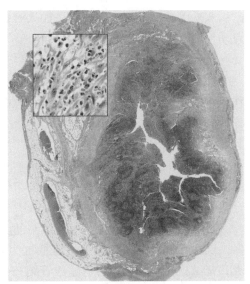

图2-10 急性蜂窝织炎性阑尾炎

炎症细胞弥漫浸润阑尾壁全层，高倍镜下可见炎细胞主要为中性粒细胞。

上述各类型的炎症可单独发生，也可以合并存在，如纤维素性化脓性炎、浆液性纤维素性炎等。在炎症的发展过程中，一种类型为主的炎症可以向另一种类型为主的炎症进行转变，如浆液性炎可转变成纤维素性炎或化脓性炎。

（三）增生性炎

以成纤维细胞、血管内皮细胞和组织细胞增生为主的炎症称为增生性炎，主要见于慢性炎症。常伴有淋巴细胞、浆细胞和巨噬细胞等慢性炎细胞浸润。但也有少数急性炎症是以细胞增生性改变为主，例如，感染后性急性肾小球肾炎（急性弥漫增生性肾小球肾炎），病变以肾小球的血管内皮细胞和系膜细胞增生为主；伤寒病的病变以单核巨噬细胞增生为主。

六、急性炎症的结局

炎症反应过程集损伤、抗损伤与修复于一体。致炎因子引起的损伤与机体抗损伤反应决定着炎症的发生、发展和结局。如损伤过程占优势，则炎症加重，并可能向全身扩散；如抗损伤反应占优势，则炎症逐渐趋向痊愈。若损伤因子持续存在，或机体的抵抗力较弱，则炎症转变为慢性。炎症的结局，可有以下三种情况。

（一）痊愈

多数情况下，由于机体抵抗力较强或经适当治疗，致炎因子被清除，炎症区内坏死组织和渗出物被溶解、吸收，并通过周围尚存的健康细胞的再生达到修复，最后完全恢复组织原来的结构和功能，此种情况称为完全痊愈。如炎症灶内坏死范围较广，或渗出的纤维素较多，不容易被完全溶解、吸收，则由肉芽组织修复，产生瘢痕，不能完全恢复原有的结构和功能，称为不完全痊愈。如果瘢痕组织形成过多或发生在某些重要器官，可引起明显功能障碍。

（二）迁延不愈或转为慢性

如果机体抵抗力低下或治疗不彻底，致炎因子在机体内持续存在或反复作用，不断损伤组织，可导致炎症过程迁延不愈，急性炎症转化为慢性炎症，病情时轻时重。如慢性病毒性肝炎、慢性胆囊炎等。

（三）蔓延播散

在病人抵抗力低下，或病原微生物毒力强、数量多的情况下，病原微生物可不断繁殖并直接沿组织间隙、自然管道向周围组织、器官蔓延，或通过脉管系统向全身播散。

1. 局部蔓延

炎症局部的病原微生物可经组织间隙或自然管道向周围组织和器官蔓延，或向全身扩散。例如，患肺结核病，当机体抵抗力较低时，结核杆菌可沿组织间隙蔓延，使病灶扩大；肾结核向膀胱延伸引起输尿管结核及膀胱结核；气管炎病变沿支气管播散引起肺炎；急性膀胱炎可向上蔓延引起输尿管炎或肾盂肾炎。

2. 淋巴道播散

病原微生物经组织间隙侵入淋巴管，引起淋巴管炎，进而随淋巴液回流进入局部淋巴结，引起局部淋巴结炎。例如，上肢感染引起腋窝淋巴结炎症性肿大；足部感染引起腹股沟淋巴结炎；在足部感染灶和肿大的腹股沟淋巴结之间出现红线，即为淋巴管炎。淋巴道的这些变化有时可限制感染的扩散，但感染严重时，病原体可通过淋巴入血，引起血道播散。

3. 血道播散

炎症灶内的病原微生物可直接侵入血循环或通过淋巴入血，其毒素也可被吸收入血，进而引起菌血症、毒血症、败血症和脓毒败血症等。

（1）菌血症。炎症病灶的细菌经血管或淋巴管侵入血流，从血流中可查到细菌，但无全身中毒症状，称为菌血症（bacteremia）。一些炎症性疾病的早期都有菌血症，如伤寒病、大叶性肺炎、流行性脑脊髓膜炎等。此时行血培养或瘀点涂片，可找到细菌。在菌血症阶段，肝、脾、淋巴结的吞噬细胞可组成一道防线，以清除病原体。

（2）毒血症。细菌的毒素或毒性产物被吸收入血，引起全身中毒症状，称为毒血症（toxemia）。临床上可以出现高热、寒战等中毒症状，常同时伴有心、肝、肾等实质细胞的变性或坏死，但血培养阴性，即找不到细菌。严重者可出现中毒性休克。

（3）败血症。侵入血液中的细菌大量生长繁殖，并产生毒素，引起全身中毒症状和相应的病理变化，称为败血症（septicemia）。患者除有严重的毒血症表现外，还常出现皮肤、黏膜的多发性出血斑点、脾肿大及全身淋巴结肿大等。此时行血培养，常可找到细菌。

（4）脓毒败血症。由化脓菌引起的败血症进一步发展，细菌随血流到达全身，在肺、肾、肝、脑等一处或多处发生多发性脓肿，称为脓毒血症或脓毒败血症（pyemia）。这些脓肿通常较小，较均匀地散布在器官中（图2-11）。镜下，脓肿的中央及残存的毛细血管或小血管中常见到细菌菌落（栓子），说明脓肿是由栓塞于器官毛细血管的化脓菌所引起，故称为栓塞性脓肿（embolic abscess）或转移性脓肿（metastatic abscess）。

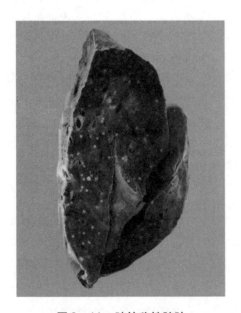

图2-11　肺转移性脓肿

肺组织切面可见粟粒状大小灰白、灰黄色病灶，弥漫均匀分布。

第三节 慢性炎症

慢性炎症是指病程较长，持续数月甚至数年以上的炎症类型。慢性炎症过程中，组织损伤、修复反应相互伴随、反复、持续发生，新旧病灶往往并存。慢性炎症大多由急性炎症迁延而来，或者在急性炎症反复发作的间期存在，也可隐匿发生，一开始即呈慢性进程。慢性炎症的发生与下列因素有关：①病原微生物（包括结核菌、梅毒螺旋体、某些霉菌等）的持续存在，这些病原微生物通常毒力弱，抗清除能力强，可激发免疫反应，主要是迟发性过敏反应；②长期暴露于内源性或外源性毒性因子中，如长期暴露于二氧化硅导致矽肺，胆囊结石长期存在引起慢性胆囊炎；③对自身组织产生免疫反应，如类风湿性关节炎和系统性红斑狼疮等自身免疫性疾病。根据形态学特点，慢性炎症可分为非特异性慢性炎和肉芽肿性炎两大类。

一、一般慢性炎症的病理变化特点

一般的慢性炎症即非特异性慢性炎，病变主要表现为：①以淋巴细胞、浆细胞和巨噬细胞等慢性炎细胞浸润为主，反映机体对损伤的持续反应。②伴有组织的破坏，主要由致炎因子持续存在及炎症细胞所引起。③有较多成纤维细胞增生形成明显的纤维结缔组织，血管内皮细胞增生，同时可伴有局部的被覆上皮、腺上皮和实质细胞的增生，从而替代、修复组织的损伤。慢性炎症的纤维结缔组织增生伴有瘢痕形成，可导致病变器官出现功能障碍，产生较严重的后果，如肠结核引起肠道梗阻，胃窦溃疡导致幽门梗阻。

一些特定部位的慢性炎症可形成特殊的形态特点。在致炎因子长期作用下，局部黏膜上皮、腺体或肉芽组织增生而形成的突出于黏膜表面的带蒂肿块，称为炎性息肉（inflammatory polyp）。常见于鼻黏膜、宫颈、胃肠道、胆囊等。炎性息肉大小不等，直径从数毫米至数厘米，通常小于2 cm，基底部常有蒂。

在一些实质性器官中，炎性增生形成的境界清楚的肿瘤样团块称为炎性假瘤（inflammatory pseudotumor），常发生于眼眶和肺。组织学上，炎性假瘤由肉芽组织、炎细胞及纤维组织构成，有时也伴有实质细胞的增生。X射线检查时，其外形与肿瘤结节相似，应注意鉴别，进一步明确诊断需要组织病理检查。肺的炎性假瘤在组织结构上较为复杂，在淋巴细胞、浆细胞等慢性炎细胞浸润的背景下，有肉芽组织、良性肺泡上皮增生，伴有肺泡内出血、含铁血黄素沉积及巨噬细胞反应等。炎性假瘤与炎性肌纤维母细胞瘤形态学非常相似，需要结合临床、免疫组化检测结果进行鉴别。

二、肉芽肿性炎

（一）肉芽肿性炎的概念

慢性肉芽肿性炎是以肉芽肿形成为特点的特殊慢性炎症。肉芽肿是指炎症局部以巨噬细胞及其衍生细胞增生为主形成的境界清楚的结节状病灶，直径一般在0.5～2.0 mm。肉芽肿内巨噬细胞来源于血液的单核细胞或局部增生的组织细胞。巨噬细胞在一定条件下可转化为形态特殊的上皮样细胞和多核巨细胞等。不同病因引起的肉芽肿形态有所不同，根据肉芽肿形态特点常可做出病因诊断。

（二）慢性肉芽肿性炎的常见病因

引起肉芽肿的原因有很多种，如细菌、真菌、寄生虫及异物等，常见如下几种：

（1）细菌感染。结核分枝杆菌、麻风杆菌分别引起结核结节、麻风结节。一种革兰氏阴性杆菌可引起猫抓病。

（2）螺旋体感染。梅毒螺旋体引起梅毒性树胶样肿。

（3）真菌感染。如念珠菌病、毛霉菌病、隐球菌病等。

（4）寄生虫感染。如血吸虫病、丝虫病、烟虫病。

（5）异物。常见的异物包括手术缝线、石棉、滑石粉（可见于静脉吸毒者）、铍、隆乳术的填充物、移植的人工血管等。

（6）原因不明。如结节病。

（三）肉芽肿的形成

肉芽肿是在细胞免疫的基础上形成的。某些病原菌（如结核杆菌、麻风杆菌），其特殊的菌壁结构有较强的抵抗吞噬能力，当被巨噬细胞吞噬后不容易被杀伤降解。巨噬细胞吞噬病原微生物后将抗原呈递给T淋巴细胞，并使其激活，T淋巴细胞产生细胞因子IFN-γ，IFN-γ又可进一步活化巨噬细胞；另一些病原（如缝线、粉尘等）也不能被吞噬降解，导致慢性炎症反应，病灶中释放的各种炎症介质又可进一步激活巨噬细胞。在趋化因子作用下，巨噬细胞不断移动并聚集在炎症病灶局部，巨噬细胞通过上述免疫反应途径或非免疫反应途径被激活。激活后的巨噬细胞在形态和功能上均发生改变，其吞噬和消灭病原的能力显著增强，形态转化为上皮样细胞或多核巨细胞。

肉芽肿的组织发生在很大程度上取决于机体的防御状态，刺激物的抗原特性，以及相应的免疫反应中是抗原的量还是抗体的量占优势。在抗原-抗体反应中，过剩的抗原引起中性粒细胞的趋化反应，过剩的抗体诱导单核细胞趋化反应，而难以破坏的抗原在细胞免疫中则引起类上皮细胞反应。

（四）肉芽肿的类型

根据致炎因子的不同，肉芽肿性炎一般分为感染性肉芽肿、异物性肉芽肿两类。

感染性肉芽肿（infective granuloma）由生物病原体如结核分枝杆菌、伤寒杆菌、麻风杆菌、梅毒螺旋体、霉菌和寄生虫等引起，能形成具有特殊结构的细胞结节。例如，结核性肉芽肿（结核结节）主要由上皮样细胞和几个或多个朗汉斯多核巨细胞（Langhans multinucleate cell）组成，病灶中央有时可见干酪样坏死，病灶周边有致敏的淋巴细胞及成纤维细胞围绕；伤寒肉芽肿（伤寒小结）主要由伤寒细胞组成。

异物性肉芽肿（foreign body granuloma）由外科缝线、粉尘、滑石粉、填充物、木刺等异物引起。病变以异物为中心，围以数量不等的巨噬细胞、异物巨细胞（foreign body giant cell）、成纤维细胞和淋巴细胞等，形成结节状病灶。图2-12中镜下可见两个结节状病灶：一个结节内中央为手术缝线，缝线周围围绕着上皮样细胞及多核细胞；另一个结节主由异物巨细胞构成，高倍镜下可见胞质内吞噬的手术缝线。

疾病基本病理变化

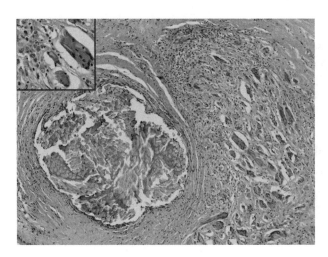

图 2-12　异物性肉芽肿

大部分肉芽肿的成分以上皮样细胞和多核巨细胞为主。上皮样细胞的胞浆呈淡粉红色，略呈颗粒状，细胞之间界限不清，细胞核呈圆形或长椭圆形，有时核膜折叠，核染色质淡、空泡状，核内可有 1~2 个小核仁，因其形态与上皮细胞类似，故称上皮样细胞（epithelioid cell）。多核巨细胞是由上皮样细胞融合而来，其功能也与上皮样细胞相似，细胞核数目不等；朗汉斯巨细胞细胞核排列较有规律，常位于细胞周边，呈花环状或马蹄状；异物巨细胞胞质内核可达几十个甚至几百个，排列不规则，杂乱无章地分布于细胞质中，特别常见于不易消化的较大异物周围，以及组织中的角化上皮和痛风的尿酸盐结晶周围。

除上述两种常见的肉芽肿外，还有一些病因不明的肉芽肿，如结节病肉芽肿（sarcoidosis granuloma）。发病学上，其主要为免疫功能障碍的一种全身性疾病，结节病肉芽肿病灶中央缺乏干酪样坏死，可见到星形小体（asteroid bodies）和绍曼小体（Schaumann bodies），结节病肉芽肿具有明显的纤维化和玻璃样变性倾向。

不同的病因可以引起组织学上相同的肉芽肿。尽管如此，人们仍然可以在一定程度上从肉芽肿的类型判断炎症的原因，但必须借助特殊的显微镜检查（如检查异物的双折光）或微生物学分析（如检出结核杆菌）或 PCR 检测等来加以确定。

小结

（1）炎症是具有血管系统的活体组织对各种损伤因子的刺激所发生的一种以防御反应为主的基本病理过程，是机体一种主动而复杂的反应过程，其中，血管反应是其中心环节。

（2）炎症具备三大基本病理变化（变质、渗出及增生），其中渗出是围绕血管进行的，是炎症的中心环节，也是炎症过程中最复杂的、最基本的病理过程。渗出的过程包括血流动力学的改变、血管通透性增高、液体渗出及白细胞渗出四个环节。白细胞渗出是炎症最重要的特征，包括白细胞边集、黏附、游出及趋化等多个过程。白细胞到达炎症病灶发挥吞噬、免疫和组织损伤的作用，其功能活动与黏附分子、炎症介质密切相关。

（3）炎症介质是参与炎症反应的化学物质的统称，主要的炎症介质有2类13种，主要发挥6大功能（血管扩张、通透性增加、趋化、发热、致痛、组织损伤）。各种炎症介质的激活与失活的调控处于动态平衡，平衡的打破预示着炎症的发生发展和结局。

（4）炎症的临床类型和病理类型相辅相成，病理类型是临床类型的本质变化。急性炎、慢性炎和变质性炎、渗出性炎及增生性炎具有相对应的关系。一般情况下，变质性炎、渗出性炎主要为急性炎症，并以渗出炎性为主；而增生性炎主要为慢性炎。渗出性炎按渗出物的不同可分为浆液性炎、纤维素性炎、化脓性炎及出血性炎。化脓性炎根据发生的部位和病变又可分为蜂窝织炎、脓肿和表面的化脓与积脓。慢性炎症分为一般的慢性炎症及肉芽肿性炎。每种类型炎症都有其特征性的病理变化及相应临床特点。

（5）炎症的临床表现可为局部和/或全身。局部的五大经典表现（红、肿、热、痛、功能障碍）都与炎症的三大基本病变和炎症介质的参与密切相关。发热和外周血白细胞增高是最常见的全身反应。

（6）大多数急性炎症均能痊愈，少数转变为慢性或者在机体抵抗力低下、损伤严重的情况下，发生局部蔓延或淋巴道播散，甚至血道蔓延，从而引发四大血症（菌血症、毒血症、败血症及脓毒败血症）。

（黄幼生）

单项选择题

1. 符合炎症定义的是_____。
   A. 机体血管系统对致炎因子的反应
   B. 致炎因子诱发的机体的血管反应
   C. 有血管系统的活体组织发生的防御反应
   D. 具有血管系统的活体组织的损伤反应
   E. 具有血管系统的活体组织对损伤因子的防御反应

2. 炎症发生时的血流动力学改变首先出现在_____。
   A. 细静脉　　　　　B. 细动脉　　　　　C. 毛细血管　　　　　D. 小动脉
   E. 小静脉

3. 炎症过程中含蛋白质液体渗出的最主要机制是_____。
   A. 血管内流体静力压降低
   B. 血管内胶体渗透压升高
   C. 血管通透性升高
   D. 组织液流体静力压升高
   E. 组织液胶体渗透压降低

4. 组胺引起血管通透性升高的机制是_____。
   A. 引起细静脉内皮细胞收缩
   B. 导致细动脉内皮细胞损伤
   C. 促使基膜降解

D. 使内皮细胞的胞饮作用增强

E. 以上都不是

5. 最有防御意义的炎症反应是_____。

A. 血管扩张　　B. 血浆渗出　　C. 纤维蛋白渗出　　D. 白细胞游出

E. 红细胞漏出

6. 既能直接使血管壁通透性升高，又对白细胞有趋化作用的炎症介质是_____。

A. 白细胞三烯　　B. 前列腺素　　C. 缓激肽　　D. 阳离子蛋白

E. 细胞因子

7. 阿司匹林、类固醇激素等抗炎药物的作用主要是抑制_____。

A. 血管活性胺的代谢

B. 缓激肽的代谢

C. 花生四烯酸的代谢

D. 白细胞活性氧代谢产物

E. 补体的代谢

8. 浆液性卡他性炎的发病部位是_____。

A. 关节　　B. 心包　　C. 皮肤　　D. 鼻黏膜

E. 肺泡壁

9. 绒毛心是指_____。

A. 心包壁层有大量纤维蛋白渗出

B. 心包脏层有大量纤维蛋白渗出

C. 心包壁层附着的纤维蛋白被机化

D. 心包脏层附着的纤维蛋白被机化

E. 以上都不是

10. 关于化脓性炎的叙述，下列哪项是正确的？_____。

A. 表面化脓是指发生在浆膜、黏膜的化脓性炎

B. 黏膜和浆膜的化脓性炎又可称为脓性卡他

C. 痈不是多个疖的融合

D. 蜂窝织炎是指局限性化脓性炎

E. 当脓液在组织间隙或体腔、自然管腔中积聚时称为积脓

11. 下列疾患中最易形成窦或瘘的是_____。

A. 脓胸

B. 肝脓肿

C. 肛周脓肿

D. 颈淋巴结急性化脓性炎

E. 肺脓肿

12. 嗜酸粒细胞的主要功能是_____。

A. 吞噬抗原抗体复合物及降解组胺

B. 吞噬细菌、细胞碎片

C. 释放内源性致热原

D. 产生抗体

E. 产生补体

13. 炎症过程中 C3a 和 C5a 被称为过敏毒素是因为_____。

A. 对淋巴细胞有趋化作用

B. 是淋巴细胞的激活因子

C. 对嗜酸粒细胞有趋化作用

D. 是嗜碱粒细胞的激活因子

E. 能引起嗜碱粒细胞和肥大细胞脱颗粒

14. 在细菌感染的炎症病变中，最常见的炎细胞是_____。

A. 淋巴细胞　　　B. 浆细胞　　　C. 中性粒细胞　　　D. 嗜酸粒细胞

E. 单核－巨噬细胞

15. 在寄生虫感染引起的炎症病灶中，最常见的炎细胞是_____。

A. 淋巴细胞　　　B. 浆细胞　　　C. 中性粒细胞　　　D. 嗜酸粒细胞

E. 单核－巨噬细胞

16. 肉芽肿性炎中上皮样细胞来源于_____。

A. 中性粒细胞　　　B. 嗜酸粒细胞　　　C. 巨噬细胞　　　D. 淋巴细胞

E. 浆细胞

17. 下列哪项是变质性炎？_____。

A. 肾盂肾炎　　　B. 菌痢　　　C. 大叶性肺炎　　　D. 阿米巴肝脓肿

E. 阑尾炎

18. 关于炎症经血道扩散的叙述，下列哪项是不正确的？_____。

A. 细菌的毒素进入血液后称为毒血症

B. 细菌进入血液后称为败血症

C. 脓血症时可形成迁徙性脓肿

D. 脓血症是化脓性细菌感染所致

E. 菌血症的病人常无中毒症状

19. 关于肉芽肿的叙述，下列哪项是正确的？_____。

A. 肉芽肿多见于急性炎症

B. 其发生与体液免疫反应的介导有关

C. 为巨噬细胞增生形成的结节状病灶

D. 不会有浆细胞存在

E. 肉芽肿病灶中上皮样细胞的吞噬能力最强

20. 炎症局部的基本病变是_____。

A. 变性、坏死、增生　　　　　　B. 变质、渗出、增生

C. 炎症介质的释放　　　　　　　D. 血管变化及渗出物形成

E. 局部物质代谢紊乱

21. 作为炎症介质，补体增强吞噬细胞的吞噬作用的机制_____。

A. 可引起细菌的通透性改变

B. 可促进血管的扩张、通透性增加

C. 吞噬细胞表面有 C3b 受体

D. 能促进花生四烯酸的代谢产物形成

E. C5a 有趋化作用

22. 脓肿最常见的致病菌是_____。

A. 溶血性链球菌　　　　　　　B. 绿脓杆菌

C. 白色葡萄球菌　　　　　　　D. 金黄色葡萄球菌

E. 草绿色链球菌

23. 急性炎症引起局部肿胀的主要因素是_____。

A. 充血及渗出　　　　　　　　B. 局部分子浓度升高

C. 组织细胞增生　　　　　　　D. 炎症介质的形成

E. 组织细胞变性、坏死

24. 炎症局部疼痛的主要原因是_____。

A. 细胞增生压迫神经末梢

B. 局部组织变性及坏死

C. 局部充血及血流量增多

D. 组织分解代谢增强

E. 渗出物压迫及炎症介质刺激

25. 渗出液对机体的有利因素除下列哪项？_____。

A. 纤维素的形成有利于机化

B. 纤维素的形成限制细菌蔓延

C. 带来各种抗体、补体及杀菌物质

D. 稀释毒素或有害刺激物

E. 纤维素的形成有利于修补和白细胞的吞噬作用

26. 急性炎症最早发生的血管血流动力学变化是_____。

A. 小静脉扩张，血流变慢

B. 小动脉短暂痉挛，血流减少

C. 血管壁通透性增加

D. 毛细血管扩张，血流淤滞

E. 小动脉扩张，血流加快

27. 最常见的致炎因子为_____。

A. 化学性因子　　　　　　　　B. 免疫反应

C. 物理性因子　　　　　　　　D. 生物性因子

E. 机械性因子

28. 下列可引起发热的炎症介质是_____。

A. 组胺　　　B. 一氧化氮　　　C. P 物质　　　D. 补体 C3a

E. 阳离子蛋白

29. 下列可引起疼痛的炎症介质是_____。
    A. 组胺   B. 前列腺素   C. C5a   D. C3a
    E. 阳离子蛋白

30. 蜂窝织炎常见于_____。
    A. 脑   B. 肝脏   C. 肾脏   D. 阑尾
    E. 脾脏

31. 急性炎症时血流动力学变化一般按下列_____顺序发生。
    A. 血流速度减慢→血管扩张，血流加速→细动脉短暂收缩→白细胞黏附
    B. 血管扩张，血流加速→细动脉短暂收缩→白细胞黏附→血流速度减慢
    C. 细动脉短暂收缩→血管扩张，血流加速→血流速度减慢→白细胞黏附
    D. 细动脉短暂收缩→血管扩张，血流加速→白细胞黏附→血流速度减慢
    E. 细动脉短暂收缩→血流速度减慢→血管扩张，血流加速→白细胞黏附

32. 下列有关炎症的理解，哪项不正确？_____。
    A. 血管反应是炎症的中心环节
    B. 对机体损害的任何因素均可为致炎因子
    C. 炎症对机体有利，又有潜在危害性
    D. 凡是炎症都运用抗生素抗炎
    E. 炎症既有局部反应，又有全身反应

33. 下列哪项是增生性炎？_____。
    A. 肾盂肾炎   B. 细菌性痢疾
    C. 肠阿米巴痢疾   D. 肾小球肾炎
    E. 流行性脑脊髓膜炎

34. 腹腔积液患者腹水检查密度1.018kg/m³、利凡他试验（+）、红细胞200/mL、淋巴细胞82%、细菌（−），首先应考虑_____。
    A. 肝硬化腹水   B. 血性腹水
    C. 渗出性腹腔积液   D. 乳糜性腹水
    E. 化脓性腹膜积液

35. 下列哪类不属于炎症介质？_____。
    A. 组胺   B. 肝素   C. 缓激肽   D. P物质
    E. 补体

36. 患者，女性，30岁，左手不慎被沸水烫伤，局部立即出现红、肿、热、痛，随之皮肤上起水泡，其病变属于_____。
    A. 变质性炎   B. 浆液性炎   C. 纤维素性炎   D. 化脓性炎
    E. 出血性炎

37. 女性，18岁，突感右下腹痛，诊断为阑尾炎，行手术切除阑尾。术中发现阑尾表面有脓性渗出，阑尾组织学检查发现有大量中性粒细胞浸润，此炎症属于_____。
    A. 急性化脓性炎
    B. 急性出血性炎

C. 急性增殖性炎

D. 急性坏死性炎

E. 急性变质性炎

38. 男性，18岁，右后颈部患疖肿（化脓性毛囊炎），行切开引流术，术后伤口愈合良好，但在伤口愈合约2周后，伤口处又逐渐出现一结节状病变，逐渐长大，增长到约2 cm×1.5 cm时不再继续长大，逐渐变硬，已历时5年，未再继续增大，有时有轻痒。此病变最大的可能是_____。

A. 肿瘤

B. 炎症

C. 水肿

D. 瘢痕疙瘩（体质性结缔组织修复性过渡性增生）

E. 陈旧性坏死

参考答案

1－5　EBCAD　　　6－10　ACDBA

11－15　CAECD　　16－20　CDBCB

21－25　CDAEA　　26－30　BDCBD

31－35　CDDCB　　36－38　BAD

（黄幼生）

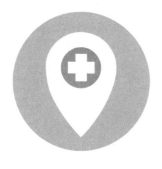

第三章 | 损伤的修复

疾病基本病理变化

机体受到损伤之后，局部组织和细胞变性坏死，甚至丢失，其周围组织的各种细胞分裂增生填补缺损，逐渐恢复原有组织结构形态和功能的过程，称为修复（repair）。修复主要发生在炎症的中、后期，参与修复的细胞包括受损组织周围的各种间质细胞（如纤维细胞、血管内皮细胞等）和实质细胞（如表皮的鳞状上皮细胞、腺体的腺上皮细胞）。根据修复后形态和功能恢复的程度，修复可以分为完全修复和不完全修复。完全修复是指损伤比较轻的情况下组织完全由周围同种细胞增生修复，形态和功能也完全恢复正常。如轻微的针刺伤、表浅的擦伤和轻度的烧烫伤等。损伤处周围组织的增生，称为再生（regeneration）。不完全修复是指在损伤严重的情况下周围增生的细胞未能按原有结构和比例分布，虽然损伤组织被新生组织替代、修补，但新生组织的形态和功能不能完全恢复。较大面积损伤如严重烧伤往往导致明显的瘢痕形成。不完全修复主要是以肉芽组织增生填充缺损，后期逐渐转变为瘢痕组织，又称纤维性修复。

第一节　再生

不同组织或者同一组织中的各种细胞再生能力不同，为决定机体损伤后的修复是完全修复还是不完全修复的因素之一。

再生可分为生理性再生及病理性再生。生理过程中，机体组织细胞不断衰减、老化、凋亡后，由新生的同种细胞补充并维持原有形态结构和功能的再生，称为生理性再生。例如，表皮的角化细胞不断脱落，而基底细胞不断地增生、分化，予以补充；消化道黏膜上皮平均1～2天就更新一次，由位于腺体颈部的干细胞进行补充；周期性剥脱的子宫内膜由基底部细胞增生补充；红细胞平均寿命为120天，不同白细胞的寿命不一，如中性粒细胞，只存活1～3天，因此，淋巴造血组织不断输出大量新生细胞以进行补充。而损伤造成细胞丧失，由周围同种细胞增生填补，就是病理性再生。

一、细胞周期和不同类型细胞的再生潜能

细胞周期（cell cycle）是指细胞从一次分裂完成开始到下一次分裂结束所经历的全过程。细胞周期由间期（interphase）和分裂期（mitotic phase，M期）构成。间期又可分为G1期（DNA合成前期）、S期（DNA合成期）和G2期（分裂前期）。不同类型细胞的细胞周期长短不一，相同单位时间里进入细胞周期进行增殖的细胞数也不相同，因此，不同细胞具有不同的再生能力。

一般而言，低等动物比高等动物的细胞或组织再生能力强；幼稚组织比成熟组织再生能力强；易损伤组织及生理状态下经常更新的组织比不易受损的组织有更强的再生能力。按再生能力的强弱，可将人体细胞分为三种类型（表3-1）。

（1）不稳定细胞。不稳定细胞（labile cells）又称持续分裂细胞（continuously dividing cell）。这类细胞的再生能力相当强，能不断增殖，以代替衰亡或被破坏的细胞，如表皮细胞、呼吸道和消化道黏膜被覆细胞、生殖道被覆细胞、淋巴及造血细胞、间皮细胞等。由这类细胞构成的组织中有超过1.5%的细胞处于分裂期。

表 3-1 机体的细胞类型（根据再生能力划分）

细胞类型	再生能力	有代表性的细胞
不稳定细胞	强	表皮细胞、黏膜上皮细胞、内皮细胞、间皮细胞、骨髓组织细胞
稳定细胞	较强	各种腺体和间叶细胞
永久性细胞	弱或无	神经细胞、心肌细胞、骨骼肌细胞

（2）稳定细胞。稳定细胞（stable cells）又称静止细胞（quiescent cell）。生理情况下，这类细胞增殖现象不明显，处于细胞增殖周期中的静止期（G0 期）；组织中低于 1.5% 的细胞处于分裂期。当组织受到损伤刺激时，细胞则进入 DNA 合成前期（G1 期），呈现出较强的再生能力。这类细胞包括各种腺体或腺样器官的实质细胞，如肝、胰、消化道、泌尿道和生殖道等黏膜腺体、涎腺、内分泌腺、汗腺、皮脂腺和肾小管上皮细胞等。原始间叶细胞及其分化的各种细胞，如成纤维细胞、内皮细胞、成骨细胞和成软骨细胞也属于此类细胞。原始间叶细胞具有很强的分化能力，根据周围环境，可向许多特定的间质细胞分化。例如，骨的形成既可以软骨成骨又可以纤维成骨，骨折以后局部的间叶细胞首先分化为成纤维细胞填充缺损，再进一步分化为骨或软骨。平滑肌细胞属于再生能力较弱的稳定性细胞，不同部位的平滑肌细胞再生能力不尽相同。

（3）永久性细胞。永久性细胞（permanent cells）又称非分裂细胞（nondividing cell）。这类细胞一旦形成就不能再生或者再生能力极弱，包括神经细胞、骨骼肌细胞及心肌细胞。不论中枢神经系统的神经元还是周围神经的神经节细胞，出生后都不能分裂增生；一旦受到破坏则永久性缺失，形成的缺损由周围增生的星形胶质细胞填补，形成胶质瘢痕。注意，在神经细胞存活的前提下，如果该神经细胞的轴突或树突损伤，可以表现出活跃的再生能力。心肌细胞和骨骼肌细胞再生能力极弱，一旦损伤很难再生，局部组织由瘢痕组织替代。

二、各种组织的再生过程

组织损伤后是否能够完全修复取决于损伤组织的类型和损伤的程度。

（一）上皮组织的再生

1. 被覆上皮再生

被覆上皮包括覆盖在体表的鳞状上皮和覆盖在消化道、呼吸道或泌尿道等部位的黏膜柱状上皮及尿路上皮。所有被覆上皮的再生，都是始于基底层细胞分裂增生，向缺损中心迁移，先形成单层上皮覆盖在缺损组织的表面。在鳞状上皮，基底层细胞随后逐渐增殖分化为鳞状上皮。而在黏膜柱状上皮，只需继续分化为成熟的柱状细胞即可。尿路上皮的再生与鳞状上皮相似。缺损较大时，首先要由肉芽组织和结缔组织增生填充缺损，然后上皮再覆盖于其上，形成肉眼可见的瘢痕（图 3-1）。

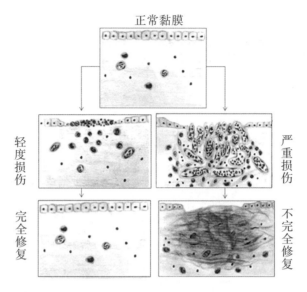

图3-1　被覆上皮的修复（袁振亚 绘图）

轻度损伤，仅有表面被覆上皮的缺失，通过上皮的再生形成完全修复；严重损伤的上皮下间质的缺损，首先由肉芽组织和纤维结缔组织增生填充缺损，然后再由表面上皮再生，形成肉眼可见的瘢痕。

2. 腺上皮再生

腺上皮虽有较强的再生能力，但再生的情况依损伤的状态而定：如果腺体的基底膜完整，仅有腺上皮的缺失，可由残存的储备细胞分裂增殖，完全恢复原来的腺体结构；如腺体基底膜完全被破坏，则难以再生。这体现了细胞外基质对上皮细胞再生的作用。结构比较简单的腺体如子宫内膜腺体、肠腺等可由残留的储备细胞再生。肝的再生可分为三种情况：①切除部分肝脏后，肝细胞迅速分裂增生，短期内就能恢复原来的大小。②肝细胞坏死时，不论范围大小，只要肝小叶网状支架完整，从肝小叶周边区再生的肝细胞可沿支架延伸，恢复正常结构。③肝细胞坏死较广泛时，网状支架结构被破坏、塌陷，网状纤维被胶原纤维取代，或者由于肝细胞反复变性坏死、再生，纤维组织大量增生，肝小叶结构被破坏，再生的细胞难以恢复原来的小叶结构，形成结构紊乱的肝细胞团或假小叶。从肝细胞再生的不同情况也可表明细胞外基质对上皮细胞再生的重要性。

（二）纤维组织的再生

在损伤的刺激下，受损处的成纤维细胞开始分裂、增生。成纤维细胞（亦称纤维母细胞）可由静止状态的幼稚纤维细胞转变而来，或由未分化的间叶细胞分化而来。幼稚的成纤维细胞呈胖梭形，胞体大，常有突起，胞质呈弱嗜碱性。胞核体积大，染色淡，有1～2个核仁。电镜下，成纤维细胞胞质内有丰富的粗面内质网及核糖体，表明其蛋白合成功能很活跃。当成纤维细胞停止分裂后，开始合成并分泌前胶原蛋白，在细胞周围形成胶原纤维，细胞逐渐成熟，变成长梭形，胞质越来越少，核越来越红染，最终胶原纤维越来越多，细胞成分越来越少，成为纤维细胞，被埋在其分泌的胶原纤维中。

（三）肌组织的再生

肌组织的再生能力很弱。横纹肌的再生根据肌膜是否存在及肌纤维是否完全断裂而有所不同。横纹肌细胞胞体可长达 4 cm，多核，核可多达数十乃至数百个，位于肌膜下。横纹肌细胞损伤较轻，肌膜未被破坏时，肌原纤维仅部分发生坏死，局灶浸润的中性粒细胞及巨噬细胞吞噬清除坏死物，残存的肌细胞核分裂，产生肌浆，分化出肌原纤维，从而恢复正常横纹肌的结构。如果肌纤维完全断裂，断端肌浆增多，也可有肌原纤维的新生，使断端膨大如花蕾样，但这时肌纤维断端不能与断端直接连接，而靠纤维瘢痕愈合。愈合后的肌纤维仍可以收缩，加强锻炼后可以恢复功能；如果整个肌纤维均被破坏，则难以再生，只能进行瘢痕修复。

平滑肌也有一定的分裂再生能力。小血管的再生就涉及平滑肌的再生，但是肠道平滑肌和较大血管断后经手术吻合，断处的平滑肌主要是通过纤维组织修复连接。

心肌再生能力极弱，损伤后一般都是通过纤维组织的增生进行修复。

（四）血管的再生

1. 毛细血管和小血管的再生

组织损伤往往伴有小血管和毛细血管的再生。毛细血管的再生过程又称为血管形成，是以出芽（budding）方式来完成的。损伤部位在蛋白分解酶作用下降解基底膜，该处内皮细胞分裂增生形成向外突起的幼芽，随着内皮细胞的增殖向前移动，并形成一条实性细胞条索。数小时后便可出现管腔，形成新生的毛细血管，进而彼此吻合构成毛细血管网（图3-2）。增生的内皮细胞分化成熟时还分泌Ⅳ型胶原、层粘连蛋白和纤维连接蛋白，形成基底膜的基板。周边的成纤维细胞分泌Ⅲ型胶原及基质，组成基底膜的网板，本身则成为血管外膜细胞，至此毛细血管的再生完成。新生的毛细血管基底膜不完整，内皮细胞间空隙较大，故通透性高、间质多水肿。随后新生的毛细血管为适应局部功能的需求，加之周围组织间叶细胞的增殖分化，逐步改建为具有平滑肌的小动脉或小静脉。

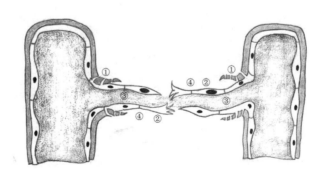

图3-2 毛细血管再生模式（袁振亚 绘图）

①基底膜溶解；②内皮细胞增生、移动和趋化；③内皮细胞团内管腔形成；④内皮细胞间通透性增加。

2. 大血管的修复

大血管离断后需手术吻合，吻合处两侧内皮细胞分裂增生，互相连接，恢复原有的内膜结构。但离断的肌层不易完全修复，而由纤维组织增生连接，形成瘢痕修复。

（五）软骨组织和骨组织的再生

软骨再生起始于软骨膜的增生，这些增生的幼稚细胞形似成纤维细胞，以后逐渐变为软骨母细胞，并形成软骨基质，细胞被埋在软骨陷窝内而变为静止的软骨细胞。软骨再生能力弱，软骨组织缺损较大时由纤维组织参与修补。骨组织再生能力强，骨折后可完全修复（参见本章第三节中的"骨折愈合"内容）。

（六）神经组织的再生

脑及脊髓内的神经细胞被破坏后不能再生。由神经胶质细胞及其纤维填补缺损形成胶质瘢痕。外周神经受损时，如果与其相连的神经细胞仍然存活，则可完全再生。首先，断处远侧段的神经纤维髓鞘及轴突崩解，并被吸收或被巨噬细胞清除；近端的数个郎飞结（Ranvier node）神经纤维髓鞘也发生同样变化。然后，由两端的神经鞘细胞（Schwann cell，施万细胞）增生形成带状的合体细胞，将断端连接。最后，近端轴突以每天约1 mm的速度逐渐向远端生长，穿过神经鞘细胞带，达到末梢鞘细胞，鞘细胞产生髓磷脂将轴索包绕形成髓鞘（图3-3）。此再生过程常需数月以上才能完成。若断离的两端相隔太远，或者两端之间有瘢痕或其他组织阻隔，又或因截肢失去远端组织，再生轴突均不能到达远端，而与增生的结缔组织混杂在一起，卷曲成团，形成创伤性神经瘤。临床上可产生顽固性疼痛。

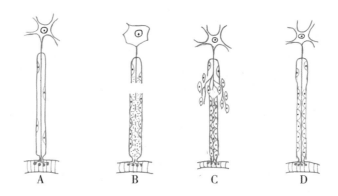

图3-3　周围神经的溃变与再生模式（袁振亚 绘图）
A. 正常神经纤维；B. 神经纤维断离，轴突和髓鞘崩解；
C. 轴突再生，施万细胞增殖，肌萎缩；D. 轴突到达远端、神经纤维再生成功，恢复正常。

三、组织细胞再生的机制和影响因素

组织细胞的再生不仅仅取决于细胞本身的再生潜能和损伤程度，亦和受损组织的微环境——细胞外基质密切相关。

（一）细胞外基质在细胞再生过程中的作用

细胞外基质（extracellular matrix，ECM）是在细胞内合成并分泌到细胞外的大分子物质，分布在细胞表面或细胞之间，能够把细胞紧密或疏松地连接在一起，形成特定的组织结构并维持之。ECM的合成与降解在胚胎发育、组织构成、损伤修复和肿瘤的侵袭和扩散中起重要作用。研究表明，尽管不稳定细胞和稳定细胞都具有完全的再生能力，但再生的细胞能否重新构建为正常组织结构尚依赖 ECM 的调控，因为再生细胞的形态、分化、迁移、增殖等生物学行为均受到 ECM 的精确调控。ECM 主要包括基底膜和细胞间基质。基底膜是细胞基底面与深部结缔组织之间的薄膜，是细胞在 ECM 的锚定点。电镜下，基底膜分为基板和网板两部分。基板由上皮细胞分泌产生，主要成分是Ⅳ型胶原蛋白、层粘连蛋白、硫酸肝素蛋白多糖；网板由成纤维细胞分泌产生，主要成分是网状纤维和基质。细胞间基质的主要成分是纤维及由蛋白多糖、糖蛋白和组织液等组成的无定形基质。

1. 胶原蛋白

胶原蛋白（collagen）是纤维蛋白中最常见的一种蛋白，也是 ECM 中重要的组成成分之一，为细胞提供细胞外支架。胶原蛋白是由三条富含羟脯氨酸和羟赖氨酸的 α 多肽链构成的三螺旋结构，至今已发现 30 多种不同基因结构的 α 链，组成 19 种不同类型的胶原蛋白，直径为 1～20 μm。其中，Ⅰ、Ⅱ、Ⅲ、Ⅴ和Ⅺ型胶原为间质性或纤维性胶原蛋白，主要分布于细胞间基质，张力强度的维持主要依靠 3 条多肽链通过赖氨酰化氧化酶催化后共价结合形成的交联。

胶原蛋白前体在核糖体内合成后，α 链要经过一系列酶的修饰，包括脯氨酸和赖氨酸残基的羟基化，从而使胶原蛋白富含羟化脯氨酸。胶原前肽的羟基化需要维生素 C，这也是维生素 C 缺乏（坏血病）时可引起创伤愈合不良的原因所在。α 链经过修饰后，前胶原链形成三螺旋结构。在此阶段，前胶原分子仍为可溶性并含有 N - 末端和 C - 末端前肽。在分泌过程中或稍后，前胶原肽酶切掉末端前肽链，促进原纤维的形成（常称为原胶原）。在原纤维形成过程中伴随着由细胞外赖氨酰氧化酶催化的特异赖氨酸及羟化赖氨酸残基的氧化，从而导致邻近 α 链间形成交联，形成稳定的胶原特有的排列结构。正是这种交联结构决定了胶原蛋白的张力强度。其他类型的胶原为非纤维性胶原蛋白，如Ⅳ型、Ⅸ型、Ⅶ型胶原分别是构成基底膜、椎间盘和上皮细胞间连接的主要成分。

正常情况下，结缔组织中Ⅲ型胶原与Ⅰ型胶原的比例为 4∶1。在损伤修复过程中，Ⅲ型胶原减少而Ⅰ型胶原增多，使组织修复能力增强；在实质脏器的慢性炎症中，一些间叶源性细胞（如肝脏的贮脂细胞、肺泡隔间叶细胞）可增生、激活、转化为成纤维细胞，最终引起 ECM 过度增多和沉积，器官发生纤维化、硬化。

2. 弹力蛋白

弹力蛋白（elastin）存在于各种需要弹性以完成生理功能的组织，如血管、皮肤、子宫、肺和韧带中，是弹力纤维的主要成分。这些组织的扩张和回缩由弹力纤维来完成。弹力纤维可延长数倍并在张力消失后回缩至其原长度。在形态上，弹力纤维细，直径 0.2～1.0 μm，由位于中轴的分子量为 70 kD 的弹力蛋白和覆盖于其表面的微丝构成。弹力蛋白分子借共价键广泛交联成网。弹力蛋白一级结构中 1/3 为甘氨酸，富含脯氨酸和丙氨酸；和胶原蛋白不同的是，弹力蛋白只含极少的羟化脯氨酸，并无羟化赖氨酸残基。成熟的弹力蛋白含有交联结构以调节其弹性。

3. 黏附性糖蛋白和整合素

黏附性糖蛋白（adhesive glycoproteins）和整合素（integrins）在结构上并不相同，但其均能既与其他细胞外基质结合，又与细胞表面特异性蛋白结合，从而把不同的细胞外基质、细胞外基质与细胞之间联系起来。

(1) 纤维粘连蛋白（fibronectin）。纤维粘连蛋白是一种多功能的黏附蛋白，分子量约450 kD，主要由成纤维细胞、单核细胞和内皮细胞产生，其主要作用是使细胞与各种基质成分发生粘连。纤维粘连蛋白与细胞黏附、伸展和迁移直接相关。另外，纤维粘连蛋白还可增强某些细胞如毛细血管内皮细胞对生长因子促增殖作用的敏感性。

(2) 层粘连蛋白（laminin）。层粘连蛋白是基底膜中含量最丰富的大分子糖蛋白（分子量约为820 kD），是由三个不同的亚单位共价结合形成的交叉结构，并跨越基底膜。层粘连蛋白一方面可与细胞表面的特异性受体结合，另一方面也可与基质成分如Ⅳ型胶原和硫酸肝素结合，还可介导细胞与结缔组织基质黏附。在体外细胞培养中，它可改变各种细胞的生长、存活、形态、分化和运动。若在培养的内皮细胞中加入成纤维细胞生长因子（fibroblast growth factor，FGF），则层粘连蛋白可使内皮细胞有序排列，形成毛细血管管腔。层粘连蛋白和纤维粘连蛋白与许多细胞外基质成分相似，与整合素受体家族成员具有结合能力。

(3) 整合素（integrin）。整合素是细胞表面受体的主要家族，大多数细胞表面都可表达一种以上的整合素，介导细胞和细胞外基质的黏附。其特殊类型在白细胞黏附过程中还可诱导白细胞与内皮细胞间的相互作用，是组织生长发育、白细胞游出、血小板凝集和创伤愈合等各种生命过程中的关键因素。另外，某些细胞只有通过黏附才能发生增殖，若通过整合素介导的细胞与细胞外基质的黏附发生障碍，则可导致细胞凋亡。

4. 基质细胞蛋白

基质细胞蛋白（matricellular proteins）是一类新命名的分泌性蛋白，可与基质蛋白、细胞表面受体及能作用于细胞表面的其他分子（如生长因子、细胞因子或蛋白水解酶）相互作用。虽然其功能多样，但都具有影响细胞基质相互作用的能力。这一家族包括：①富含半胱氨酸的酸性分泌蛋白（secreted protein acidic and rich in cysteine，SPARC），亦称骨连接素（osteonectin），可促进损伤发生后组织的重建，其本身又是一个血管生成抑制剂；②血栓黏合素（thrombospondin），为具有多种功能的蛋白家族，其部分成员与 SPARC 相似，也可抑制血管生成；③骨桥蛋白（osteopontin），可介导白细胞迁移；④细胞黏合素（tenascin）家族，为多聚体大分子蛋白，与细胞黏附的调控有关。

5. 蛋白多糖和透明质酸

蛋白多糖（proteoglycans）构成细胞外基质的主要成分。主要分为硫酸化和非硫酸化两种类型。最常见的硫酸化蛋白多糖有硫酸肝素（heparan sulfate）、硫酸软骨素（chondroitin sulfate）和硫酸皮肤素（dermatansulfate）。非硫酸化蛋白多糖主要是透明质酸（hyaluronan）。蛋白多糖具有明显的多样性，一种细胞外基质可含有几种不同的核心蛋白，而每一种核心蛋白又可含有不同的氨基多糖。蛋白多糖在调控结缔组织的结构和通透性中具有多重作用。透明质酸是大分子蛋白多糖复合物的骨架，可与水分子结合形成高度水合的凝胶。在关节软骨等部位，透明质酸使组织具有膨胀压、抗压、反弹及润滑的性能；而修复过程中，位于迁移和增殖细胞周围的细胞外基质中的透明质酸，可抑制细胞间的黏附并促进细胞迁移。

（二）生长因子

细胞受到各种损伤因子的刺激后，可释放多种生长因子（growth factor），刺激同类细胞或同一胚层发育来的细胞增生、分化，促进修复过程。尽管有许多化学介质都可影响细胞的再生与分化，但以多肽类生长因子最为关键，它们除刺激细胞的增殖外，还参与损伤组织结构的重建。有些生长因子可作用于多种类型的细胞，而有些生长因子只作用于特定的靶细胞。生长因子同样也在细胞迁移、收缩和分化中发挥作用。

1. 血小板源性生长因子

血小板源性生长因子（platelet derived growth factor，PD 血小板源性生长因子 GF）来源于血小板的 α 颗粒，能引起成纤维细胞、平滑肌细胞和单核细胞的增生和游走，并能促进胶质细胞增生。

2. 成纤维细胞生长因子

成纤维细胞生长因子（fibroblast growth factor，FGF）的生物活性十分广泛，几乎可刺激所有间叶细胞增殖，但主要作用于内皮细胞，特别在毛细血管的新生过程中，能使内皮细胞分裂并诱导其产生蛋白溶解酶，后者溶解基底膜，便于内皮细胞穿越生芽。

3. 表皮生长因子

表皮生长因子（epidermal growth factor，EGF）是从颌下腺分离出的一种分子量为6 kD的多肽，由 53 个氨基酸残基组成。可刺激上皮细胞、成纤维细胞、胶质细胞及平滑肌细胞的有丝分裂活性，促进其增殖和迁移。

4. 转化生长因子

许多细胞都能分泌转化生长因子（transforming growth factor，TGF）。TGF-α 的氨基酸序列有33%～44%与 EGF 同源，可与 EGF 受体结合，故与 EGF 有相同作用。TGF-β 由血小板、巨噬细胞、内皮细胞等产生，它对成纤维细胞和平滑肌细胞的增生作用依其浓度而异：低浓度诱导 PDGF 合成、分泌，为间接分裂原；高浓度抑制 PDGF 受体表达，使其生长受到抑制。此外，TGF-β 还能促进成纤维细胞趋化，产生胶原和纤维连接蛋白，抑制胶原降解，促进纤维化发生。

5. 血管内皮生长因子

血管内皮生长因子（vascular endothelial growth factor，VEGF）最初从肿瘤组织中分离提纯，对肿瘤血管的形成有促进作用，也可促进正常胚胎的发育、创伤愈合及慢性炎症时的血管增生。VEGF 还可明显增加血管的通透性，进而促进血浆蛋白在细胞基质中沉积，为成纤维细胞和血管内皮细胞长入提供临时基质。由于仅内皮细胞存在 VEGF 受体，故 VEGF 对其他细胞增生的促进作用都是间接的。

6. 其他细胞因子

白介素 1（IL-1）和肿瘤坏死因子（TNF）能刺激成纤维细胞的增殖及胶原合成，TNF 还能刺激血管再生。此外，还有许多细胞因子（cytokines）和生长因子，如造血细胞集落刺激因子、神经生长因子、IL-2（T 细胞生长因子）等，对相应细胞的再生都有促进作用。在损伤部位，多肽生长因子与细胞膜上相应受体结合，并激活该受体，使其具有内源性激酶活性，进而使大量底物发生磷酸化。通过激酶的扩大效应激活核转录因子，启动 DNA 合成，最终引起细胞分裂。在体内，细胞的增殖受周期蛋白（cyclins）家族调控，当周期蛋白与周期蛋白依赖性激酶（cycline-dependentkinase，CDK）形成复合物时，涉及细胞分裂的有关蛋白质的磷酸化将受到抑制，进而抑制细胞的分裂。可见机体同时存在着促进增生与抑制增生的细胞因子，两者处于动态平衡。如促进增生的细胞因子增加，则细胞增生活跃；如抑制细胞增生的细胞因子增加、作用增强，则细胞增生受到抑制。

（三）抑素与接触抑制

抑素是成熟的和分化的细胞产生的一种能抑制细胞分裂的物质。其化学成分是蛋白质，能抑制 DNA 合成和原始细胞分裂。当损伤导致局部分化成熟的细胞数量减少时，抑素浓度也下降，创伤边缘的细胞分裂增生活跃，修复过程开始。当增生分化的细胞达到足够数量，产生足够浓度抑素时，细胞增生停止。

抑素具有组织特异性，但无种属特异性。似乎任何组织都可以产生一种抑素抑制自身的增殖。例如，TGF-β 对某些间叶细胞增殖起促进作用，对上皮细胞则起抑素的作用。干扰素 α（interferon-α，IFN）前列腺素 E 和肝素在组织培养中对成纤维细胞及平滑肌细胞的增生都有抑素样作用。

另外，在对血管生成的研究中已发现多种具有抑制血管内皮细胞生长的因子，如血管抑素（angiostatin）、内皮抑素（endostatin）和血小板反应蛋白 1（thrombospondin 1）等。细胞生长和分化涉及多种信号之间的整合及相互作用。某些信号来自多肽类生长因子、细胞因子和生长抑制因子。另一些则来自细胞外基质的组成成分，并通过整合素依赖性信号转导系统进行传递。虽然某一信号转导系统可被其特异类型的受体激活，但还存在信号转导系统之间的相互作用，从而使信号整合，以调节细胞增殖及细胞的其他生物学行为。常见生长因子对间质细胞的作用如表 3-2 所示。

表 3-2 常见调控间质细胞生长的细胞因子

常见的生长因子	功能
PDGF、FGF、EGF、TGF、VEGF、IL-1、TNF	促进间质细胞增殖
interferon-α、前列腺素 E、肝素、血管抑素、内皮抑素、血小板反应蛋白 1	抑制间质细胞增殖

皮肤创伤，缺损部周围上皮细胞分裂增生迁移，将创面覆盖而相互接触时；或部分切除后的肝脏，当肝细胞增生使肝脏达到原有大小时，细胞停止生长，这种现象称为接触抑制（contact inhibition）。当细胞增殖到一定程度时，也就是互相紧靠的时候，细胞膜上的糖蛋白能感知细胞密度信息，使细胞停止继续繁殖。细胞缝隙连接（可能还有桥粒）可能参与接触抑制的调控。

四、干细胞及其在再生中的作用

干细胞是个体发育过程中产生的具有自我更新和多向分化潜能的细胞。在不同的生理和病理情况下，不同部位的干细胞可以根据机体的需要开始增殖、分化、发育，在生理情况下维持器官结构和功能的稳定，在病理情况下参与机体的损伤修复、肿瘤细胞的异常增殖和侵袭转移。

（一）干细胞的来源和分类

根据个体发育过程中出现的先后次序和来源，干细胞可分为胚胎干细胞（embryonic

stem cell，ESC）和成体干细胞（adult stem cell，ASC）。胚胎干细胞是指起源于着床前胚胎内细胞群的全能干细胞，具有向三个胚层分化的能力，可以分化为成体所有类型的成熟细胞。成体干细胞是指存在于各组织器官中具有自我更新和一定分化潜能的不成熟细胞。近来的研究发现，通过体细胞重编程亦可获得诱导性多能干细胞（induced pluripotent stem cell，iPSC）。

1. 胚胎干细胞

胚胎干细胞是存在于人胚胎发育早期形成的囊胚（受精后5～7天）中的未分化的细胞。囊胚含有约140个细胞，外表是一层扁平细胞，称滋养层，可发育成胚胎的支持组织，如胎盘等。中心的腔称囊胚腔，腔内一侧的细胞群，称内细胞群，这些未分化细胞可进一步分裂、分化、增殖、发育成个体，因而这些细胞具有全能性。现代技术可以将处于这个时期的内细胞群放在培养皿中培养，我们称之为胚胎干细胞。

胚胎干细胞的意义：①拥有类似胚胎的全能分化方向和增殖特性，可以从单个的受精卵发育成完整的个体，用干细胞作为原始材料的研究可最终阐明人类正常胚胎的发生发育、非正常胚胎的出现（通过改变细胞系的靶基因）等复杂调控机制；②人胚胎干细胞的分离及体外培养的成功，对生物医学领域的一系列重大研究，如致畸致瘤实验、组织移植、细胞治疗和基因治疗等都将产生重要影响；③因为它具有发育分化为所有类型组织细胞的能力，未来有望用来修复甚至替代丧失功能的组织和器官。任何因正常细胞损伤或死亡而导致的疾病，如神经变性疾病（帕金森综合征、亨廷顿舞蹈症、阿尔茨海默症等）、糖尿病、心肌梗死等都可以从干细胞移植中获益。干细胞与组织工程学是当前医学界和生物学界的研究热点。其无免疫排斥和相对不受供体来源限制的优点使该学科具有造福人类的广阔前景。

2. 成体干细胞

成体干细胞指存在于一种已分化组织中的未分化细胞。这种细胞能自我更新并能特化形成该类型组织的细胞。微环境中存在一系列生长因子或配体，与干细胞相互作用，调节成体干细胞的更新和分化。机体内多种分化成熟的组织中存在成体干细胞，如造血干细胞、表皮干细胞、间充质干细胞、肌肉干细胞、肝脏干细胞和神经干细胞等。现已发现，部分组织中的成体干细胞不仅可以向自身组织进行分化，也可以向无关组织类型的成熟细胞进行分化，称之为转分化（transdifferentiation）。这些转分化的分子机制一旦阐明，就有望利用患者自身健康组织的干细胞，诱导分化成可替代病变组织功能的细胞来治疗各种疾病。这样既克服了由于异体细胞移植而引起的免疫排斥，又避免了胚胎干细胞来源不足及相应的社会伦理问题。人们渴望从自体中分离出成体干细胞，在体外定向诱导分化为靶组织细胞并保持增殖能力，将这些细胞回输入体内，从而达到长期治疗的目的。因此，转分化的发现在干细胞研究中具有革命性意义，它为干细胞生物工程在临床治疗中的广泛应用奠定了基础。表3-3列举了常见成体干细胞的类型、分布及分化方向。

疾病基本病理变化

表3-3 常见成体干细胞的类型、分布及分化方向

细胞类型	分布	分化方向
造血干细胞	骨髓、外周血	骨髓和血液淋巴造血细胞
间充质干细胞	骨髓、外周血	骨、软骨、腱、脂肪组织、肌组织、骨髓间质、神经细胞
神经干细胞	室管膜细胞、中枢神经系统的星形胶质细胞	神经元、星形胶质细胞、少突胶质细胞
肝脏干细胞	胆管内或近胆管	肝细胞、胆管细胞、卵圆形细胞
胰腺干细胞	胰岛、巢蛋白阳性细胞、卵圆形细胞、胆管细胞	β细胞
骨骼肌干细胞	肌纤维	骨骼肌纤维
皮肤干细胞	表皮基底层、毛囊膨大区	表皮、毛囊
肺上皮干细胞	器官基底部和黏液分泌细胞、细支气管细胞、Ⅱ型肺泡上皮细胞	黏液细胞、纤毛细胞、Ⅰ型肺泡上皮细胞
肠上皮干细胞	隐窝周围的上皮细胞	潘氏细胞、刷状缘肠上皮细胞、分泌黏液的杯状细胞、肠绒毛内分泌细胞

3. 诱导性多能干细胞

诱导性多能干细胞是通过体外基因转染技术将已分化的成体细胞重编程所获得的一类干细胞。该细胞的细胞形态、生长特性、表面标志物、形成畸胎瘤等生物学特性与ESC非常相似。由于其具有ESC的全能性，可分化为神经等多种组织的细胞，适合于干细胞移植、组织工程受损组织器官的修复等个体化治疗。与ESC不同，iPSC的获取使人们可以在不损毁胚胎或不用卵母细胞的前提下制备用于疾病研究或治疗的ESC样细胞。这样不仅成功地避免了长期以来争论不休的伦理问题，也为获得具有患者自身遗传背景的ESC样细胞增加了新的途径。同时在理论上证实了人类已分化成熟的体细胞可以被重编程转化为更为幼稚、具有高度增殖和分化潜能的ESC样细胞，为干细胞的基础研究和实际应用开辟了广阔的前景。

（二）干细胞在组织修复与细胞再生中的作用

当组织损伤后，骨髓内的干细胞和局部组织内的干细胞都可能进入损伤部位，分化成熟，修复受损组织的结构和功能。以下内容将简单介绍干细胞在骨髓组织、肝脏、脑、肌肉和表皮损伤中的作用。

1. 骨髓组织

骨髓组织内有两类干细胞，即造血干细胞和骨髓间充质干细胞。前者是体内各种血细胞的唯一来源，它主要存在于骨髓外周血、脐带血中。造血干细胞的基本特征是具有自我维持和自我更新能力，即干细胞通过不对称分裂，不断产生大量祖细胞并使其保持不分化状

态。造血干细胞的另一个特点是具有可塑性，可以分化为肝脏、肌肉及神经组织的细胞，一定条件下肌肉干细胞、神经干细胞还可以分化为造血干细胞，参与相应组织的修复。

在临床治疗中，造血干细胞应用较早。造血干细胞移植，就是应用超大剂量化疗和放疗以最大限度杀灭患者体内的白血病细胞，同时全面摧毁其免疫和造血功能，然后将正常人造血干细胞输入患者体内，重建造血和免疫功能，达到治疗疾病的目的。除了可以治疗急慢性白血病外，造血干细胞移植也可以用于治疗重型再生障碍性贫血、地中海贫血、恶性淋巴瘤、多发性骨髓瘤等血液系统疾病，以及小细胞肺癌、乳腺癌、睾丸癌、卵巢癌、神经母细胞瘤等多种实体肿瘤。对急性白血病无供体者，也可以在治疗完全缓解后采取自身造血干细胞用于移植，称自体造血干细胞移植。

间充质干细胞（mesenchymal stem cell，MSC）是骨髓中另一种成体干细胞，具有干细胞的特性。最近的研究发现，人的骨骼肌、脂肪、骨膜、脐血和外周血中也存在 MSC，与造血干细胞有相同的作用。由于它具有向骨、软骨、脂肪、肌肉及肌腱等组织分化的潜能，因而利用它进行组织工程学研究有如下优势：①取材方便且对机体无害。间充质干细胞可取自自体骨髓，简单的骨髓穿刺即可获得。②由于间充质干细胞取自自体，由它诱导而来的组织在进行移植时不存在组织配型及免疫排斥问题。③由于间充质干细胞分化的组织类型广泛，理论上能分化为所有的间质组织类型。如分化为骨、软骨、肌肉或肌腱等，在治疗创伤性疾病中具有应用价值；分化为心肌组织，可构建人工心脏；分化为真皮组织，则在烧伤治疗中有广泛的应用前景。

2. 脑

20 世纪 90 年代初，研究者在脑组织中分离出能够不断分裂增殖、具有多分化潜能的细胞群落，提出了神经干细胞的概念。脑内的神经干细胞是多能干细胞，它可以进一步分化为脑内的神经元、神经星形胶质细胞和少突胶质细胞。依据其体外培养时对丝裂原反应性的不同，分为 EGF 反应型细胞和 FGF-2 反应型细胞，前者多分化为胶质细胞，后者多分化为神经元表型祖细胞。细胞因子对其分化起重要作用，在人工干预下，睫状神经营养因子（ciliary neurotrophic factor，CNTF）可使其向星形胶质细胞分化；而胰岛素样生长因子 1（insulin like growth factor，IGF-1）、血小板源性生长因子（PDGF）和维 A 酸等可促进神经干细胞向神经表型分化。此外，神经干细胞注射到脑内不同区域，分化成的神经细胞的种类也不尽相同，说明了细胞外微环境对其分化的影响。

神经干细胞的分化能力不仅仅局限于神经系统，在适当的微环境中神经干细胞具有向其他组织细胞多向分化的能力（转分化）。如 TGF-β 可诱导神经干细胞分化为平滑肌细胞。如果把神经干细胞植入骨髓，它们可分化为血细胞，而移入肌组织则可产生肌细胞。

3. 表皮

表皮干细胞为组织特异性干细胞，在胎儿期主要集中于初级表皮嵴，至成人时呈片状分布于表皮基底层。毛囊隆突部含有丰富的干细胞。在没有毛发的部位如手掌、脚掌，表皮干细胞位于与真皮乳头顶部相连的基底层，是皮肤发生、修复和结构改建的根本所在。

4. 角膜

在角膜和结膜的移行区，即角膜缘的基底部，存在角膜缘干细胞。角膜缘干细胞不仅可以分化、增殖为上皮细胞，而且在保持角膜的生理生化环境、完整性和维持局部免疫反应中占有重要地位。更重要的是，角膜缘干细胞像一道屏障，阻止结膜上皮细胞移行至角膜表面，这对于保持角膜的透明性与正常生理功能有重要意义。

5. 肝脏

目前认为在肝脏的赫令管，即肝实质细胞和胆管系统结合部位，存在干细胞，具有分化成胆管上皮细胞和肝细胞的双向潜能。在肝功能衰竭、肝癌、慢性肝炎和肝硬化时，可见此种细胞明显增生，参与损伤肝脏的修复。

6. 骨骼肌和心肌

骨骼肌细胞属于永久性细胞，但损伤的骨骼肌的再生可由干细胞来完成，后者位于细胞肌膜下，也被称为肌卫星细胞。当骨骼肌损伤后，干细胞增殖分化形成肌细胞。到目前为止，还没有明确发现心肌组织内有干细胞。

总之，干细胞在促进组织修复和细胞再生中发挥着至关重要的作用。干细胞及其衍生物的临床应用，将完美地修复或替代因疾病、意外事故或遗传等因素所造成的组织、器官的损伤或发育、生长畸形，这必将极大地推动生命科学和医学的进步，给人类带来全新的医疗理念和医疗手段。

第二节 纤维性修复

组织损伤时局部的实质细胞和间质细胞同时受损。如果损伤轻微，实质细胞容易再生，加之周围间质细胞的再生，组织恢复原有结构，达到完全性修复；如果损伤严重，实质细胞不容易再生，缺损主要由间质细胞的增生填补，最终达到不完全修复，此时组织结构有不同程度的改变，功能可基本恢复。由于参与修复的成分主要是纤维结缔组织，包括成纤维细胞及其所产生的胶原纤维、新生的血管内皮细胞等，所以又称为纤维性修复。

一、肉芽组织的形态及作用

（一）肉芽组织的形态

纤维性修复的早期，病变局部主要是增生的成纤维细胞、新生的毛细血管、炎细胞和少量由成纤维细胞产生的胶原纤维，此时我们称其为肉芽组织。肉眼观，组织呈鲜红色、湿润、颗粒状。镜下，可见大量由内皮细胞增生形成的实性细胞索及扩张的毛细血管，向着创面垂直生长，并以小动脉为轴心，在其周围形成袢状弯曲的毛细血管网。新生毛细血管的内皮细胞核较大，呈椭圆形，向腔内突出。在此种毛细血管的周围有许多新生的成纤维细胞，此外常有大量渗出液及炎性细胞（图3-4）。炎性细胞中常以巨噬细胞为主，也有多少不等的中性粒细胞及淋巴细胞。巨噬细胞能分泌PDGF、FGF、TGF-β、IL-1及TNF，加上创面凝血时血小板释放的PDGF，进一步刺激成纤维细胞及毛细血管增生。巨噬细胞及中性粒细胞能吞噬细菌等病原微生物及组织碎片，并释放各种蛋白水解酶，分解坏死组织及纤维蛋白。成纤维细胞产生无定形基质及胶原。早期基质较多，以后则胶原越来越多。此外，还有一类细胞与成纤维细胞形态相似，胞质中含有肌细丝，其既具成纤维细胞分泌胶原的功能也有平滑肌细胞的收缩功能，故称为肌成纤维细胞（myofibroblast）。

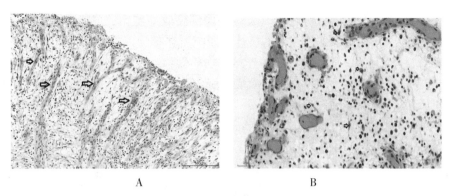

图 3-4 肉芽组织
A. 低倍镜下可以观察到浅层的毛细血管（箭头）垂直于创口表面生长；B. 高倍镜下疏松水肿的间质中可见较多炎细胞和一些散在的成纤维细胞（箭头）。

（二）肉芽组织的作用及结局

肉芽组织在组织损伤修复过程中有以下重要作用：①抗感染保护创面；②填补创口及其他组织缺损；③机化或包裹坏死、血栓、炎性渗出物及其他异物。

肉芽组织在组织损伤后 2~3 天内即可出现，自下而上（如体表创口）或从周围向中心生长推进，填补创口或机化异物。随着时间的推移（如 1~2 周内），肉芽组织按其生长的先后顺序逐渐成熟。其主要形态标志为：间质的水分逐渐吸收减少；炎性细胞减少并逐渐消失；部分毛细血管管腔闭塞、数目减少，根据正常功能的需要，少数毛细血管管壁增厚，改建为小动脉和小静脉；成纤维细胞产生越来越多的胶原纤维，同时成纤维细胞数目逐渐减少、胞核变细长而深染，变为纤维细胞。随着时间的增加，胶原纤维量越来越多，甚至发生玻璃样变性，细胞和毛细血管成分越来越少，仅剩埋藏在胶原纤维中的成熟的纤维细胞。至此，肉芽组织成熟为纤维结缔组织，并且逐渐转化为老化阶段的瘢痕组织。因此，不完全修复开始于肉芽组织，终结于瘢痕组织，两者成分相似，比例不同，详见表 3-4。

表 3-4 肉芽组织和瘢痕组织中各种成分的功能和组成差异

组成成分	功能	肉芽组织	瘢痕组织
毛细血管	运送营养和炎细胞	多	少
成纤维细胞	填补缺损、分泌胶原	多	少
炎细胞	清除坏死和有害物质	多	少
胶原纤维	填补缺损、增加伤口的韧性	少	多

二、瘢痕组织的形态及作用

瘢痕（scar）组织是指肉芽组织经改建形成的成熟纤维结缔组织。此时组织由大量平行或交错分布的胶原纤维束组成。纤维束往往呈均质性红染即玻璃样变。纤维细胞很稀少，核细长而深染，组织内血管减少。大体上局部呈收缩状态，颜色苍白或灰白半透明，质韧并缺乏弹性。瘢痕组织的作用及对机体的影响可概括为以下两个方面。

(1) 对机体有利的一面。①填补并连接损伤的创口或其他缺损，使组织器官保持完整性；②保持器官的坚固性及韧性。由于瘢痕组织含大量胶原纤维，虽然没有正常皮肤的抗拉力强，但比肉芽组织的抗拉力要强得多，因而这种填补及连接也是相当牢固的，可使组织器官保持其坚固性及韧性。如果胶原形成不足或局部张力大而持久，加之瘢痕缺乏弹性，可造成瘢痕膨出。如在腹壁可形成疝，在心肌壁可形成室壁瘤，在动脉壁可形成动脉瘤。

(2) 对机体不利或有害的一面。①瘢痕收缩。瘢痕组织中的肌成纤维细胞具有收缩的特性，且瘢痕组织含水量少，较大的瘢痕发生在特定的部位如关节附近和十二指肠等部位，常常发生局部组织挛缩、变形，引起关节挛缩、活动受限，而在十二指肠可引起幽门梗阻。②瘢痕粘连。特别是在器官之间或器官与体腔壁之间发生的纤维性粘连，如腹部手术后可能造成的肠粘连，甚至可能导致肠梗阻的发生。器官内广泛损伤导致广泛纤维化、玻璃样变性，可发生器官硬化。③瘢痕组织增生过度，又称肥大性瘢痕，肥大性瘢痕突出于皮肤表面并向周围不规则地扩延，称为瘢痕疙瘩（keloid）（临床上又常称为"蟹足肿"）。其发生机制不清，一般认为与体质有关，也可能和伤口早期处理不当、创口不洁或反复刺激感染有关。还有观点认为，可能与瘢痕中缺血缺氧，促使肥大细胞分泌生长因子，使肉芽组织增长过度有关。

瘢痕组织内的胶原纤维在胶原酶的作用下可以逐渐被分解、吸收，从而使瘢痕缩小、软化。胶原酶主要来自成纤维细胞、中性粒细胞和巨噬细胞等细胞。因此，解决瘢痕收缩和器官硬化等的关键是在细胞生长调控和细胞外基质生成等分子病理水平上，阐明如何调控肉芽组织中胶原的合成和分泌，以及如何加速瘢痕中胶原的分解与吸收。

三、肉芽组织的形成机制

肉芽组织在组织损伤后 2～3 天内即可出现，最初是成纤维细胞和血管内皮细胞的增殖，随着时间的推移，逐渐形成纤维性瘢痕，这一过程包括：①血管生成；②成纤维细胞增殖和迁移；③细胞外基质成分的积聚和纤维组织的重建。

(一) 血管生成的过程

从发生学和组织学观点出发，把广义的血管新生（neovascularization）分为两种类型。其中一种见于发生初期，由内皮细胞前期细胞（endothelial progenitor cell，EPC）或者血管母细胞（angioblast）形成新的血管，叫作血管形成（vasculogenesis）；另外一种是由组织中既存的成熟血管的内皮细胞发生增殖和游走，形成小的血管，叫作血管新生（angiogenesis）。以往认为胎儿后期或成人体内血管的生成是属于血管新生的过程，即残存的血管内皮细胞增殖和迁移的过程。但对周围相当有限的血管及其内皮细胞是否能在相应部位（如肿瘤组织或缺血组织）形成所需的丰富新生血管一直持有疑问。最近的一些研究证明，血液中存在 EPC，它参与严重缺血区域血管的形成，其机制与胎儿期血管发生机制是一致的。

1. 生长因子和受体

多种间叶细胞均能分泌生长因子，促进血管生成，但具有酪氨酸激酶活性的受体则主要存在于内皮。VEGF 和血管生成素（angiopoietin）在血管形成中发挥特殊作用。在血管发育的早期，VEGF 与血管内皮细胞上的血管内皮细胞生长因子受体 2（VEGF-R2）结合，介导内皮细胞增殖和迁移，然后 VEGF 与血管内皮细胞生长因子受体 1 结合并引起毛细血管管腔形成。进一步的血管新生则依赖血管生成素（Ang1 和 Ang2）的调控，Ang1 与内皮细胞上称为 Tie2 的受体相互作用，使内皮细胞外侧出现新的细胞，这种新的细胞除维持新生血管的稳定外，还可促进血管的成熟，使仅由内皮细胞构成的简单管腔改建为更精细的血管结构，并维持内皮细胞处于静止状态。

在生理性血管新生过程中（如子宫内膜增生）和病理性血管新生（如慢性炎症、创伤愈合、肿瘤、视网膜病变等过程），VEGF 作用最为重要。TGF-β、PDGF、TGF-α 等细胞因子可以诱导 VEGF 的表达，缺氧也是引起 VEGF 高表达的重要因素。其他一些生长因子，如 bFGF、DPGF、TGF-β 及其相应受体在血管发育成熟和重构中也发挥重要作用。

2. 细胞外基质

血管生成的关键环节是内皮细胞的运动和直接迁移。这些过程由几类蛋白调控，包括：①整合素，特别是 $\alpha_r\beta_3$，它对新生血管的形成和稳定尤为重要；②基质细胞蛋白，包括血栓黏合素 1（thrombospondin 1）、SPARC 和细胞黏合素 C，它们可导致细胞与基质的相互作用失衡，从而促进血管新生；③蛋白水解酶，如前所述的纤溶酶原激活剂和基质金属蛋白酶，它们在内皮细胞迁移过程中发挥重要作用。另外，这些蛋白酶水解细胞外基质所产生的水解片段也对血管生成起调节作用。如内皮抑素（endostain）为一种特殊类型的胶原小片段，可抑制内皮细胞增殖和血管形成。

（二）纤维化

在富含新生血管和疏松细胞外基质的肉芽组织内发生纤维化的过程：①损伤部位的成纤维细胞迁移和增殖；②细胞外基质的积聚。

1. 成纤维细胞增殖

VEGF 除可促进血管生成外还能增加血管的通透性。血管通透性的增高导致血浆蛋白如纤维蛋白原和血浆纤维连接蛋白在细胞外基质中积聚，为生长中的成纤维细胞和内皮细胞提供临时基质。多种生长因子可启动成纤维细胞向损伤部位的迁移及随之发生的增殖，包括 TGF-β、PDGF、EGF、FGF 和促纤维化细胞因子如 IL-1 和 TNF-α。这些生长因子来源于血小板和各种炎细胞以及活化的内皮细胞。在肉芽组织中，巨噬细胞不仅是清除细胞外碎片、纤维蛋白和其他外源性物质的重要细胞，还对 TGF-β、PDGF 和 bFGF 的表达有正反馈调节作用，因而能促进成纤维细胞的迁移和增殖。若有适当的趋化性刺激，肥大细胞、嗜酸性粒细胞和淋巴细胞数量也会相应增加。每种细胞皆可直接或间接地调节成纤维细胞的迁移和增殖。肉芽组织中大多数细胞都可产生 TGF-β，其对单核细胞具有趋化性并引起血管生成，同时还能刺激成纤维细胞迁移和增殖、胶原和纤维粘连蛋白合成增加、降低金属蛋白酶对细胞外基质的降解作用。研究表明，在慢性纤维化疾病中，TGF-β 的表达明显增强，目前其被公认为是引起纤维化的重要生长因子。

2. 细胞外基质积聚

在修复过程中，增生的成纤维细胞和内皮细胞的数量逐渐减少。成纤维细胞开始合成更多的细胞外基质并在细胞外积聚。纤维性胶原是修复部位结缔组织的主要成分，对创伤愈合过程中张力的形成尤为重要。胶原的合成早在伤口愈合的第 3～5 天即开始出现，并根据创口的大小可持续数周。许多调节成纤维细胞增殖的生长因子同样可刺激细胞外基质的合成。

如上所述的几类因子，包括生长因子（PDGF、FGF、TGF-β）和一些白细胞介素（IL-1、IL-4）皆可促进胶原合成，而这些因子在创伤愈合时又由白细胞和成纤维细胞所分泌。然而，胶原的积聚不仅与胶原合成的增加有关，还与胶原降解抑制有关。最后，肉芽组织转变为含有梭形成纤维细胞、致密胶原、少量弹性纤维和其他细胞外基质成分的瘢痕。在瘢痕成熟过程中，血管逐渐退化，最终由富含血管的肉芽组织演变为血管稀少、色苍白的瘢痕组织。

四、瘢痕组织的形成过程及机制

肉芽组织转变为瘢痕组织的过程主要也是细胞外基质的产生和结构改变过程，此过程称结缔组织重构，是慢性炎症和创伤愈合的重要特征。一些能刺激胶原和其他结缔组织分子合成的生长因子，也有促进基质金属蛋白酶（matrix metalloproteinases，MMPs）的合成与激活的作用，金属蛋白酶是降解细胞外基质的关键酶，它能平衡细胞外基质的合成与降解。

胶原和其他细胞外基质成分的降解可由锌离子依赖性的基质金属蛋白酶家族来完成。中性粒细胞弹性蛋白酶、组织蛋白酶 G、激肽、纤溶酶及蛋白水解酶虽可降解细胞外基质成分，但它们为丝氨酸蛋白水解酶，而非金属蛋白酶。金属蛋白酶可由成纤维细胞、巨噬细胞、中性粒细胞、滑膜细胞和一些上皮细胞等多种细胞分泌，并在生长因子（PDGF、FGF）、其他细胞因子（IL-1、TNF-α）及吞噬作用和物理作用等刺激因素下诱导产生。金属蛋白酶家族包括：①间质胶原酶，降解Ⅰ、Ⅱ、Ⅲ型纤维性胶原；②明胶酶（又称Ⅳ型胶原酶），降解明胶及纤维粘连蛋白；③基质溶素（stromelysin），降解蛋白多糖、层粘连蛋白、纤维粘连蛋白和无定形胶原；④膜型基质金属蛋白酶。正常情况下在组织内，金属蛋白酶是以无活性的酶原形式分泌的，并需要化学刺激如次氯酸和蛋白酶（纤溶酶）才能活化。活化型金属蛋白酶可被特异性组织金属蛋白酶抑制剂（tissue inhibitor of matrix metalloproteinases，TIMPs）家族快速抑制。大多数间质细胞可分泌 TIMP，从而有效地控制降解过程。因此，创伤愈合过程中，基质金属蛋白酶及其抑制剂和其他促进间质形成或降解间质的酶，在损伤修复的过程中，尤其是清除局部坏死物质和结缔组织重构的过程中起重要作用。

第三节 创伤愈合

创伤愈合（wound healing）是指机体遭受外力作用，皮肤等组织出现离断或缺损后的修复过程，包括各种组织的再生和肉芽组织增生、瘢痕形成的复杂组合，表现出各种过程的协同作用。

一、皮肤创伤愈合

(一) 创伤愈合的基本过程

皮肤最轻度的创伤仅限于表皮层,可通过鳞状上皮的再生实现完全修复;稍重者有表皮、真皮和皮下组织的断裂,并出现伤口;严重的创伤可有肌肉、肌腱、神经的断裂及骨折。以皮肤手术切口为例,叙述创伤愈合的基本过程如下。

1. 伤口的早期变化

伤口局部有不同程度的组织变性坏死和血管断裂出血,数小时内便出现炎症反应,表现为充血、浆液渗出及白细胞游出,故局部红肿。早期白细胞浸润以中性粒细胞为主,3天后逐渐以巨噬细胞浸润为主。伤口中的血液和渗出液中的纤维蛋白原很快凝集形成血凝块,有的凝块表面干燥形成痂皮,凝块及痂皮起着保护伤口的作用。

2. 伤口收缩

损伤2~3天后,伤口边缘的整层皮肤及皮下组织向中心移动,使伤口迅速缩小,直到14天左右停止。在各种不同情况下,伤口缩小的程度因伤口部位、大小及形状的不同而各不相同。由于伤口收缩的时间正好与肌成纤维细胞增生的时间一致,因此现在认为伤口收缩主要由伤口边缘新生的肌成纤维细胞的收缩所引起,而与胶原无关。

3. 肉芽组织增生和瘢痕形成

肉芽组织增生和瘢痕形成大约从损伤第3天开始,伤口底部及边缘长出肉芽组织填充伤口。毛细血管呈袢状弯曲,以0.1~0.6 mm/d的速度垂直于创面增长。肉芽组织中没有神经,故无感觉。第5~6天时成纤维细胞开始产生胶原纤维,之后1周胶原纤维形成甚为活跃,最后逐渐缓慢下来。随着胶原纤维越来越多,并根据周围环境及局部张力的作用,瘢痕中的胶原纤维结构改建,大约在伤后1个月瘢痕完全形成,最终与皮肤表面平行。在显微镜下显示明显的玻璃样变性。

4. 表皮及其他组织再生

创伤发生24小时内,伤口边缘的基底细胞即开始增生,并在血凝块下面向伤口中心迁移,形成单层上皮,覆盖于肉芽组织的表面。当这些细胞互相接触时,则停止迁移,并增生、分化成为鳞状上皮。健康的肉芽组织对表皮再生十分重要,因为它可提供上皮再生所需的营养及生长因子,并为表皮的再生提供支撑。如果肉芽组织长时间不能将伤口填平并形成瘢痕,则上皮再生将延缓,易致不完全痊愈。在另一种情况下,由于异物及感染等刺激致肉芽组织过度生长(exuberant granulation),高出皮肤表面,也会影响表皮再生,因此临床常需将其切除。若伤口过大(一般认为直径超过20 cm),则再生表皮很难将伤口完全覆盖,往往需要植皮。

皮肤附属器(毛囊、汗腺及皮脂腺)如遭完全破坏,则不能完全再生,而出现瘢痕修复。肌腱断裂后,初期也是瘢痕修复,但随着功能锻炼而不断改建,胶原纤维可按原来肌腱纤维方向排列,达到不完全再生

(二) 创伤愈合的类型

根据损伤程度及有无感染,创伤愈合可分为以下两种类型。

1. 一期愈合

一期愈合（healing by first intention）见于组织缺损少、创缘整齐、无感染、经黏合或缝合后创面对合严密的伤口。这种伤口只有少量的血凝块，炎症反应轻微，再生表皮在24～48小时内便可将伤口覆盖。肉芽组织在第3天就可从伤口边缘长出并很快将伤口填满。5～7天，伤口两侧出现胶原纤维连接，此时切口已可拆线，切口达临床愈合标准，然而肉芽组织中的毛细血管和成纤维细胞仍继续增生，胶原纤维不断积聚，切口呈鲜红色，甚至略高出皮肤表面。随着水肿消退，浸润的炎细胞减少，血管改建数量减少，第2周瘢痕开始"变白"。这个"变白"的过程需数月的时间。1月后覆盖切口的表皮结构已基本正常，纤维结缔组织仍富含细胞，胶原组织不断增多，抗拉力强度在3个月达到顶峰，切口数月后形成一条白色线状瘢痕（图3-5）。

2. 二期愈合

二期愈合（healing by second intention）见于组织缺损较大，创缘不整、哆开、无法整齐对合，或伴有感染的伤口。这种伤口的愈合和一期愈合比较有以下不同：①由于坏死组织多或发生感染，继续引起局部组织变性、坏死，炎症反应明显。只有等到感染被控制，坏死组织被清除以后，再生才能开始。②伤口大，伤口收缩明显，需要较多的肉芽组织才能将伤口填平。③愈合的时间较长，形成的瘢痕较大（图3-5）。

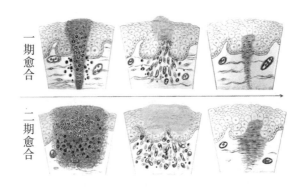

图3-5 创伤愈合的类型模式（袁振亚 绘图）

二、骨折愈合

骨折（bone fracture）通常可分为外伤性骨折和病理性骨折两大类。骨的再生能力很强。骨折愈合的好坏、所需的时间与骨折的部位、性质、错位的程度、年龄及引起骨折的原因等因素有关。一般而言，经过良好复位后的单纯性外伤性骨折，几个月内便可完全愈合，恢复正常结构和功能。骨折愈合过程可分为以下几个阶段（图3-6）。

（1）血肿形成。骨组织和骨髓都有丰富的血管，在骨折的两端及其周围伴有大量出血，形成血肿，数小时后血肿发生凝固。与此同时常出现轻度的炎症反应。由于骨折伴有血管断裂，在骨折早期，常可见到骨髓组织的坏死，骨皮质亦可发生坏死。如果坏死灶较小，可被破骨细胞吸收；如果坏死灶较大，可形成游离的死骨片。由出血灶中血细胞和局部受损骨细胞等释放的大量细胞因子促使成纤维细胞大量增生，为下一步肉芽组织形成创造条件。

（2）纤维性骨痂形成。形成骨折后的 2～3 天，血肿开始由肉芽组织取代而机化，继而发生纤维化，形成纤维性骨痂，或称暂时性骨痂，肉眼及 X 射线检查见骨折局部呈梭形肿胀。1 周左右，上述增生的肉芽组织及纤维组织可进一步分化，形成透明软骨。透明软骨的形成一般多见于骨外膜的骨痂区，骨髓内骨痂区则少见。

（3）骨性骨痂形成。上述纤维性骨痂逐渐分化出骨母细胞，并形成类骨组织，以后出现钙盐沉积，类骨组织转变为编织骨（woven bone）。纤维性骨痂中的软骨组织也经软骨化骨过程演变为骨组织，至此形成骨性骨痂。自骨折至此阶段，需 8～12 周。

（4）骨痂改建或再塑。由于编织骨结构不够致密，骨小梁排列紊乱，达不到正常功能需要。此时可以开始功能锻炼。适应骨活动时所受应力，编织骨进一步改建成为成熟的板层骨，改建是在破骨细胞的骨质吸收及骨母细胞产生骨基质的协调作用下完成的，最终恢复皮质骨和髓腔的正常分布及骨小梁正常的排列。此过程需 1～2 年。

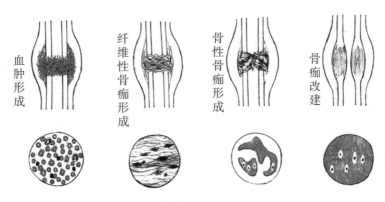

图 3-6　骨折愈合过程模式（袁振亚 绘图）

三、影响创伤愈合的因素

损伤的程度、组织的再生能力，伤口有无坏死组织和异物以及有无感染等因素决定修复的方式、愈合的时间及瘢痕的大小。因此，治疗原则应是缩小创面（如对合伤口）、防止再损伤与感染以及促进组织再生。影响再生修复的因素包括全身因素及局部因素两方面。

（一）全身因素

1. 年龄

婴幼儿、儿童、青少年的组织再生能力强、愈合快。老年人则相反，组织再生力差、愈合慢，可能与老年人血管硬化、血液供应减少有很大关系。

2. 营养

严重的蛋白质缺乏，尤其是含硫氨基酸（如甲硫氨酸、胱氨酸）缺乏时，肉芽组织及胶原形成不良，伤口愈合延缓。维生素中维生素 C 对愈合最重要。这是由于 α-多肽链中的两个主要氨基酸——脯氨酸及赖氨酸，必须经羟化酶羟化，才能形成前胶原分子，而维生素 C 具有催化羟化酶的作用，因此，维生素 C 缺乏时前胶原分子难以形成，进而影响了胶原纤维的形成。在微量元素中，锌对创伤愈合有重要作用。手术后伤口愈合迟缓的患者，其皮肤中锌的含量大多比愈合良好的患者低。锌是人体中100多种酶的组成部分，这些酶参与组织呼吸和蛋白质、脂肪、糖、核酸等的代谢。锌是DNA聚合酶的必需组成部分，缺锌会导致免疫细胞增殖减少，胸腺活力降低。因此，补锌能促进愈合。

(二) 局部因素

1. 感染与异物

感染对再生修复的妨碍甚大。许多化脓菌产生一些毒素和酶，能引起组织坏死，溶解基质或胶原纤维，加重局部组织损伤，妨碍创伤愈合；伤口感染时，渗出物很多，可增加局部伤口的张力，常使正在愈合的伤口或已缝合的伤口裂开，或者导致感染扩散，加重损伤；坏死组织及其他异物也妨碍愈合而有利于感染。因此，伤口如有感染，或有较多的坏死组织及异物，必然是二期愈合。临床上对于创面较大，已被细菌污染但尚未发生明显感染的伤口，施行清创术以清除坏死组织、异物和细菌，在确保没有感染的情况下缝合创口。这样有可能使一些本来是二期愈合的伤口转为一期愈合。

2. 局部血液循环

局部血液循环一方面保证组织再生所需的氧和营养，另一方面对坏死物质的吸收及控制局部感染也起重要作用。因此，局部血液供应良好时，再生修复较为理想；相反，如下肢血管有动脉粥样硬化或静脉曲张等病变，使局部血液循环不良时，则该处伤口愈合迟缓。

3. 神经支配

正常的神经支配对组织再生有一定的作用。例如，麻风引起的溃疡不易愈合，是神经受累致使局部神经性营养不良的缘故。自主神经损伤，使局部血液供应发生变化，对再生的影响更为明显。

4. 电离辐射

电离辐射能破坏细胞、损伤小血管、抑制组织再生，因此影响创伤的愈合。

(三) 影响骨折愈合的因素

凡影响创伤愈合的全身及局部因素均会影响骨折愈合。此外，仍需强调以下三点。

1. 骨折断端及时、正确的复位

完全性骨折由于肌肉的收缩，常常发生错位或有其他组织、异物的嵌塞，可使愈合延迟或不能愈合。及时、正确的复位是为以后骨折完全愈合创造必要的条件。

2. 骨折断端及时、牢靠的固定

已经复位的骨折断端，由于肌肉的活动，仍可能错位，因而复位后及时、牢靠的固定（如打石膏、小夹板或髓腔钢针固定）更显重要，一般要固定到骨性骨痂形成后。

3. 早日进行全身和局部功能锻炼，保持局部良好的血液供应

骨折后因复位、固定，常需卧床，虽然有利于局部愈合，但长期卧床，局部血液循环减少，又是延迟愈合的因素。局部长期固定不动也会引起骨及肌肉的废用性萎缩、关节强直等不良后果。因此，在不影响局部固定情况下，应尽早离床活动。

骨折愈合障碍者，有时新骨形成过多，形成赘生骨痂，愈合后有明显的骨变形，影响功能的恢复；有时纤维性骨痂不能变成骨性骨痂并出现裂隙，骨折两端仍能活动，形成假关节。

小结

（1）根据细胞的再生潜能，人体细胞可以分为不稳定细胞、稳定细胞和永久性细胞。不稳定细胞和稳定细胞受到损伤后均可再生，永久性细胞一旦损伤不能再生。研究正在探索由间充质干细胞等成体干细胞诱导分化为神经元、心肌细胞和骨骼肌细胞。

（2）组织损伤后，各种组织的再生取决于损伤组织的类型和损伤的程度。被覆上皮的轻度损伤能完全修复，而重度损伤由瘢痕修复，为不完全修复。腺体的损伤取决于基底膜是否存在。而肝的修复取决于网状纤维支架的存在。纤维组织的再生主要由成纤维细胞完成。骨骼肌的再生能力很弱，肌膜未被破坏的前提下，可完全再生；否则难以再生。平滑肌有一定的再生能力。毛细血管以出芽的方式再生。大血管损伤后需手术吻合，内膜可完全再生，中膜和外膜由瘢痕组织替代。神经元存在的前提下，受损的神经纤维可以再生；远端组织的丢失，可以造成近端组织创伤性神经瘤的形成。

（3）组织的再生除了与自身的再生潜能相关外，还与细胞外基质密切相关。细胞外基质主要包括基底膜和细胞间的无定形基质，其合成受多种生长因子和抑素的调控。

（4）干细胞在组织细胞的再生中起着重要的作用。人体多种组织中存在着成体干细胞，如骨髓的造血干细胞和间充质细胞、脑内的神经干细胞、角膜的角膜缘干细胞、表皮的基底细胞、骨骼肌干细胞，肝脏的干细胞存在于赫令管，而心肌无干细胞存在。

（5）由肉芽组织参与完成的修复称为纤维性修复。肉芽组织的肉眼特点为红、湿、软；镜下特点为"三多一少"，即毛细血管多、成纤维细胞多、炎细胞多和胶原纤维少。肉芽组织的功能有：①抗感染保护创面；②填补缺损；③机化或包裹。

（6）肉芽组织最终演变为瘢痕组织，与肉芽组织相比，瘢痕组织的镜下特点是"三少一多"，即主要为大量的胶原纤维平行排列。肉眼观色苍白。一方面，瘢痕可以维持器官的完整性、坚固性和韧性；另一方面，瘢痕挛缩又可造成器官变形、粘连，甚至过度增生形成"瘢痕疙瘩"。

（7）皮肤创伤的早期表现为伤口局部的炎症反应，即红、肿、热、痛、功能障碍，2～3天后由于肉芽组织的生长，伤口开始收缩，第5～6天开始出现胶原纤维，随后胶原纤维越来越多，逐渐经过结构改建，适应局部环境。

（8）创伤愈合的类型根据伤口的损伤程度和感染的程度，分为一期愈合和二期愈合：前者多见于组织缺损少、创缘整齐、无感染、经黏合或缝合后创面对合严密的伤口，愈合需时较短，愈合后仅为一条"白线"；后者见于组织缺损较大、创缘不整、哆开、无法整齐对合，或伴有感染的伤口，愈合需时较长，形成的瘢痕较大。

（9）骨和软骨的再生能力都很强，复位良好的单纯性外伤性骨折可以完全痊愈。骨折愈合的过程分为血肿形成期、纤维骨痂、骨性骨痂和骨痂改建四个阶段。

（10）影响创伤愈合的局部因素有局部感染、异物、血供和神经支配情况，全身因素有个体年龄、营养等。

（牛海艳　周春辉）

疾病基本病理变化

单项选择题

1. 肉芽组织的基本成分是_____。
   A. 毛细血管和炎性细胞　　　　　B. 成纤维细胞和炎性细胞
   C. 淋巴细胞和成纤维细胞　　　　D. 成纤维细胞和毛细血管
   E. 肌纤维母细胞和毛细淋巴管

2. 随着肉芽组织演变为瘢痕组织，可见到_____。
   A. 毛细血管的数量逐渐增多　　　B. 胶原纤维的数量逐渐增多
   C. 成纤维细胞的数量逐渐增多　　D. 炎性细胞的数量逐渐增多
   E. 组织内水分的含量逐渐增多

3. 肉芽组织可以_____。
   A. 为细菌感染提供条件　　　　　B. 造成局部皱缩、引起器官变形
   C. 保护创面、填补伤口　　　　　D. 恢复原有组织的功能
   E. 无任何有利于机体的作用

4. 哪一项描述符合瘢痕组织的特点？_____。
   A. 细胞间有丰富的液体成分　　　B. 组织内有大量的毛细血管
   C. 组织色泽鲜红、质地柔软　　　D. 组织质地较硬、缺乏弹性
   E. 组织内有较多的炎性细胞

5. 纤维性修复中，以下哪种细胞成分最重要？_____。
   A. 上皮细胞　　　　　　　　　　B. 从血管中渗出的嗜中性粒细胞
   C. 血管内皮细胞　　　　　　　　D. 成纤维细胞
   E. 组织中的巨噬细胞

6. 瘢痕疙瘩的形成可能与下列哪种细胞分泌的生长因子有关？_____。
   A. 纤维母细胞　　B. 淋巴细胞　　C. 巨噬细胞　　D. 嗜中性粒细胞
   E. 肥大细胞

7. 下列哪一种细胞属于稳定细胞？_____。
   A. 纤维结缔组织细胞　　　　　　B. 支气管黏膜上皮细胞
   C. 胰腺上皮细胞　　　　　　　　D. 肠黏膜被覆上皮细胞
   E. 间皮细胞

8. 下列哪项条件易产生二期愈合？_____。
   A. 组织缺损大、创缘整齐、创面对合紧密
   B. 组织缺损少、创缘整齐、创面对合紧密
   C. 组织缺损大、无感染、创缘整齐
   D. 创缘整齐、创面对合紧密、有感染
   E. 创缘不整齐、创面对合不紧密、有感染

9. 下列哪一项是形成痂皮的主要成分？_____。
   A. 上皮细胞　　　　B. 纤维蛋白　　　C. 坏死物质　　　D. 死骨
   E. 变性的细胞

10. 下列哪种因素对再生修复不利？_____。
   A. 充足的维生素C供给   B. 营养中不缺乏蛋白质
   C. 局部血液循环正常   D. 局部有异物存在
   E. 患者是年轻人

11. 细胞在生长过程中，如果互相接触则生长停止，这种现象叫_____。
   A. 再生性增长   B. 接触抑制   C. 修复   D. 完全再生
   E. 二期愈合

12. 有关干细胞和其在再生和组织修复中作用的叙述，下列哪项不正确？_____。
   A. 干细胞可以分为胚胎干细胞和成体干细胞
   B. 胚胎干细胞是全能干细胞，具有分化为三个胚层的潜能
   C. 分化成熟的组织中存在着干细胞，即成体干细胞
   D. 成体干细胞只能向同种组织进行分化，不能向无关组织类型的细胞分化
   E. 成体干细胞普遍存在，并与微环境密切相关

13. 一期愈合的下列叙述中正确是_____。
   A. 创面大，边缘不齐   B. 需多量肉芽组织填平伤口
   C. 创面不洁，易感染，炎症反应明显 D. 见于手术及时缝合的切口
   E. 愈合时间长，形成较大瘢痕

14. 有一患者经常胃痛，钡餐透视发现幽门部有一约1.5 cm的缺损，临床诊断为慢性胃溃疡，溃疡处镜下可能见到哪种主要病变？_____。
   A. 病变区有肉芽组织长入   B. 病变区有钙化
   C. 病变区有骨化   D. 病变区有平滑肌增生
   E. 病变区有血管增生

15. 损伤造成细胞丧失，下列哪一种可能完全再生？_____。
   A. 肝实质细胞   B. 神经节细胞   C. 横纹肌   D. 心肌
   E. 中枢神经细胞

16. 在创伤愈合中，胶原的形成需要_____。
   A. 维生素C   B. 胆固醇   C. 肾上腺皮质激素   D. 维生素
   E. 维生素K

17. 伤口愈合中抗拉力强度的大小主要决定于_____。
   A. 伤口收缩状态   B. 毛细血管芽的出现
   C. 伤口的大小   D. 伤口胶原的含量及其排列状态
   E. 表皮再生覆盖创面

18. 瘢痕修复见于_____。
   A. 月经期子宫内膜脱落   B. 气管假膜性炎症
   C. 黏膜糜烂   D. 肝细胞点状坏死
   E. 心肌梗死

19. 维生素C缺乏时，下列哪种细胞有关成分的生长受影响最大？_____。
   A. 上皮细胞   B. 内皮细胞   C. 纤维细胞   D. 心肌细胞

E. 脂肪细胞

20. 下列哪一种干细胞属于成体干细胞？_____。

A. 滋养叶细胞　　B. 内胚层细胞　　C. 外胚层细胞　　D. 内细胞群

E. 基底细胞

21. 通过体外基因转染技术将已经分化的成体细胞重新编程，所获得的一类干细胞称为_____。

A. 胚胎干细胞　　　　　　　　　B. 成体干细胞

C. 诱导性多能干细胞　　　　　　D. 间充质干细胞

E. 全能干细胞

22. 有关神经干细胞的描述，不正确的是_____。

A. 神经干细胞可以分化出神经元和胶质细胞

B. 神经干细胞只能向神经元分化

C. 神经干细胞的分化方向受微环境影响

D. 神经干细胞可以向非神经组织多向分化

E. 神经干细胞在不同细胞因子的诱导下可以向不同方向分化

23. 有关细胞外基质描述不正确的是_____。

A. 组织结构的重建与细胞外基质密切相关

B. 细胞外基质不会影响实质细胞的再生

C. 细胞外基质主要包括基底膜和细胞间无定形基质

D. 细胞外基质内含有大量的黏附蛋白

E. 细胞外基质内含有大量的蛋白多糖和透明质酸

24. 下列哪种物质使组织具有抗压性能？_____。

A. 蛋白多糖　　B. 透明质酸　　C. 胶原蛋白　　D. 弹力蛋白

E. 整合素

25. 未参与细胞接触抑制的物质有_____。

A. 桥粒　　B. 血管抑素　　C. IFN-α　　D. 弹力蛋白

E. 整合素

参考答案

1－5　DBCDD　　　　6－10　ECEBD

11－15　BDDAA　　16－20　ADECE

21－25　CBBCD

（牛海艳）

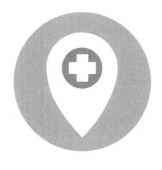

第四章 肿瘤

疾病基本病理变化

肿瘤（tumor）是一类常见病、多发病，以细胞异常增殖为特点，其类型繁多，生物学行为和临床表现复杂，一般分为良性肿瘤（benign tumor）和恶性肿瘤（malignant tumor）两大类。良性肿瘤一般是指生长速度慢，侵袭能力弱，通常不发生转移，对人体危害较小的一类肿瘤；而恶性肿瘤一般生长速度快，侵袭能力强，不但对原发部位的结构和功能产生破坏，而且可能转移至远处器官进行破坏，对人体危害大。平常所说的癌症（cancer），即指严重危害人类健康和生命的恶性肿瘤。美国癌症学会统计数据显示，2018 年全球范围内有 1810 万癌症新发病例和 960 万癌症死亡病例；其中，接近一半的癌症新发病例和超过一半的癌症死亡病例发生在亚洲地区。预计全世界癌症死亡人数将继续上升，到 2035 年全球癌症患者或将超过 2400 万。

在中国，近 20 年来癌症发病呈现年轻化及发病率和死亡率"三线"走高的趋势。2014 年，中国癌症新发病例 380.4 万例，死亡病例 229.6 万例，相当于全球发病及死亡病例的 20%。我国男性癌症发病率排名前五位的依次为肺癌、胃癌、结直肠癌、肝癌、食管癌；女性依次为乳腺癌、肺癌、结直肠癌、甲状腺癌、胃癌。死亡率最高者均为肺癌，其次为肝癌、胃癌、结直肠癌和食管癌。

恶性肿瘤不仅威胁患者生命，给患者带来躯体和精神上的痛苦，也给患者与社会带来沉重的经济负担。肿瘤的诊断、治疗及预防是医学领域重要的组成部分，涉及医学中各门学科；肿瘤的形态、病因、发病机制及临床特征等是病理学中的重要内容。本章着重从病理学角度介绍肿瘤的基本知识，掌握这些知识并积极开展肿瘤前沿领域研究，对于肿瘤的早期、准确诊断和有效防治具有重要意义。

第一节 肿瘤的概念

一、肿瘤的概念

肿瘤的形成是在致瘤因子刺激下，机体局部组织的细胞在基因水平上失掉了对其生长的正常调控，导致异常增生而形成的新生物（neoplasm），这种新生物形成的过程称为肿瘤形成（neoplasia）。

肿瘤常在机体局部形成异常组织团块（肿块，mass），以形成局部肿块为主要表现的肿瘤，即所谓的实体瘤（solid tumor）。人体肿瘤大部分属于实体瘤，但某些肿瘤性疾病并不形成局部肿块，如血液系统的恶性肿瘤——白血病。而临床表现为局部肿块者也并非均为肿瘤，如炎性息肉、结核球等。

英文称肿瘤为 tumor 或 neoplasm。tumor 一词来源于拉丁文，其本义为"肿"（swell）；neoplasm 一词来源于希腊语，其义为新生物。但"肿瘤"并不是外来词，早在 2000 多年前，我国成书最早的《内经》中就有瘤的描述；《说文解字》中对瘤的解释是"瘤，流也，流聚而生肿也"；宋代陈无择所著《三因方》将瘤分为六种：骨瘤、脂瘤、气瘤、肉瘤、脓瘤及血瘤。这些著作是我国古代医学家对肿瘤的研究成果，反映了他们对肿瘤发生机制的探索。

二、肿瘤性增生与非肿瘤性增生

研究显示,肿瘤是由发生了肿瘤性转化的一个亲代细胞反复分裂、增殖产生的子代细胞所组成,称为肿瘤的克隆性(clonality)。导致肿瘤形成的细胞克隆性增生即为肿瘤性增生(neoplastic proliferation),与之相应的是非肿瘤性增生(non-neoplastic proliferation)或反应性增生(reactive hyperplasia)。

非肿瘤性增生一般是多克隆性的(polyclonal),其增生过程产生的同一类型细胞群是由不同亲代细胞衍生而来。非肿瘤性增生可见于正常细胞的新老更替、损伤后引起的防御性反应及修复性增生等,是与机体整体反应相适应的。一般来说,其符合机体所需,受机体严格调控,当刺激因子消失后,增生也会随之停止。

与非肿瘤性增生不同,肿瘤性增生有以下四个特征:①异常性,增生的肿瘤细胞与正常组织细胞相比,其功能、结构及代谢均有不同程度的异常;②自主性,肿瘤性增生多数情况下呈现不可逆的、相对自主性生长(autonomous growth),与机体不相适应、不协调,对机体有害;③幼稚性,肿瘤细胞不同程度地失去了分化成熟的能力,处于幼稚状态;④持续性,即使致瘤因素祛除之后,肿瘤增生仍然持续。肿瘤性增生是克隆性的,是由同一亲代细胞增殖而来,与机体在生理状态下及在炎症、损伤修复时的病理状态下局部组织细胞的非肿瘤性增生有本质的区别(表4-1)。

表4-1 肿瘤性增生与非肿瘤性增生的区别

方面	肿瘤性增生	非肿瘤性增生
机体影响	与机体不协调,非机体生存所需	与机体机能相协调
生长	相对自主性(失去控制)	受限制(原因消失即停止)
组织分化程度	不成熟(异常的结构、功能)	成熟(具有正常的结构和功能)
细胞亲缘	克隆性(clonality)	多克隆性的(polyclonal)

第二节 肿瘤的形态

病理形态学检查是肿瘤诊断过程中最重要的一环,包括肉眼检查肿瘤大体形态和显微镜下组织切片检查。本节介绍肿瘤大体形态和组织结构的一般特点。

一、肿瘤的大体形态

肿瘤的大体形态多种多样,并在一定程度上反映肿瘤的良性、恶性。肉眼观察肿瘤时,应注意肿瘤的数目、大小、形状、颜色、质地(硬度)等基本特征。

(一)数目

肿瘤数目不一。可以只有一个,即单发瘤(single tumor);也可同时或先后发生多个原发肿瘤，即多发瘤（multiple tumor），如神经纤维瘤病。

（二）大小

肿瘤的大小差别很大。小者直径仅几毫米，如甲状腺的微小乳头状癌，甚至在显微镜下才可见；大者直径可达数十厘米，重量可达数千克乃至数十千克，如卵巢的囊腺瘤。肿瘤的大小与肿瘤的良恶性、生长时间和发生部位有一定关系。发生于体表或较大的体腔内的肿瘤可长得很大，如皮下脂肪瘤、子宫平滑肌瘤。发生于狭小腔道（如颅腔、椎管）内的肿瘤生长受限且常较早地出现症状和体征，肿瘤一般较小。恶性肿瘤的体积越大，转移的概率也越大，是肿瘤分期的一项重要指标。部分类型的肿瘤，如胃肠间质瘤，其体积大小是判断良恶性的重要指标之一。

（三）形状

肿瘤的形状多种多样，与其组织来源、发生部位、生长方式和性质有关。一般在体表和空腔脏器的肿瘤常呈息肉状、蕈伞状、乳头状、菜花状、溃疡状、弥漫性肥厚状、缩窄状，在深部组织和实质性器官的肿瘤常呈结节状、分叶状、囊状、浸润性包块状（蟹足状）等（图4-1）。

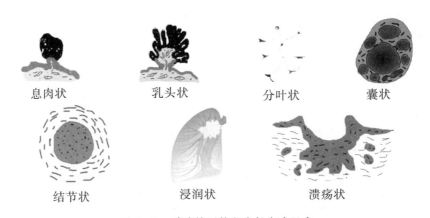

图4-1 肿瘤的形状和生长方式示意

（四）颜色

肿瘤的颜色与其组织构成、血供情况、产物的颜色及继发性改变等相关。如血管瘤多呈红色，脂肪瘤呈黄色，纤维瘤呈灰白色，黑色素瘤呈黑色。肿瘤可发生变性、出血、坏死、钙化等继发性改变，可使肿瘤原来的颜色发生变化。

（五）质地

肿瘤的质地与组织类型、实质与间质的比例及继发性改变等有关，不同肿瘤差别较大。如骨瘤质地坚硬，纤维瘤质地较韧，脂肪瘤质地软。纤维间质丰富的肿瘤，质地较硬，反之较软。继发玻璃样变性、钙化、骨化时肿瘤质地变硬，继发坏死、液化时变软。

（六）与周边组织的关系

良性肿瘤通常边界清楚，部分有完整包膜，手术容易摘除，不易复发；恶性肿瘤一般呈浸润性生长，无包膜，边界不清，手术常难以清除干净，易复发。

二、肿瘤的组织结构

几乎所有实体瘤的组织结构均分为实质和间质两部分（图4-2）。

（1）肿瘤的实质。肿瘤的实质（parenchyma of the neoplasm）由肿瘤细胞构成，它是肿瘤的特异性成分，是鉴别肿瘤组织来源，判断肿瘤分化程度，进行组织学分类及命名，确定诊断的主要依据，并决定了肿瘤的生物学行为。一种肿瘤通常只有一种实质成分，但少数肿瘤可以含两种甚至多种实质成分，如乳腺纤维腺瘤、畸胎瘤等。

（2）肿瘤的间质。肿瘤的间质（stroma of the neoplasm）一般由结缔组织、血管和淋巴管等组成，是肿瘤的非特异性成分，主要起支持和营养肿瘤实质的作用，但同时间质也是恶性肿瘤侵袭和转移的重要途径和条件。肿瘤的间质中可见数量不等的淋巴细胞和单核细胞浸润，是机体抗肿瘤免疫反应的表现。肿瘤的实质与间质之间是相互依赖和影响的。

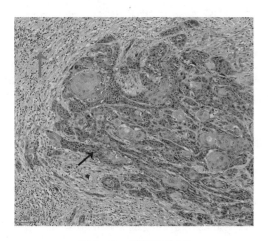

图4-2 鳞状细胞癌

黑箭头示肿瘤的实质（鳞状细胞癌巢）；红箭头示肿瘤的间质（纤维、血管及淋巴组织）

三、肿瘤的分化与异型性

肿瘤的分化（differentiation）是指肿瘤组织与其起源的正常组织在形态和功能上的相似之处，这种相似的程度即肿瘤的分化程度。例如，具有角化特点的肿瘤组织提示为鳞状细胞来源的肿瘤。相似度高，则说明其分化程度高；相似性小，则表明肿瘤分化程度低；缺乏相似之处，则称为未分化（undifferentiated）肿瘤。

通常，肿瘤的组织结构和细胞形态都与相应的正常组织有不同程度的差异，这种差异性称为异型性（atypia）。异型性是肿瘤组织出现成熟和分化障碍的表现。一般来说，差异越大，异型性越大，表示肿瘤的成熟程度和分化程度越低，其恶性程度也就越高；反之，异型性小，表示肿瘤分化程度高，恶性程度低。

恶性肿瘤细胞缺乏分化，异型性显著时称为间变（anaplasia）。具有间变特征的肿瘤称为间变性肿瘤（anaplastic tumor），此类几乎均为高度恶性的肿瘤。间变性肿瘤的瘤细胞具有明显的多形性，彼此在大小和形状上有很大的变异，往往不能确定其组织来源。

肿瘤的异型性表现为结构异型性和细胞异型性。良性肿瘤的细胞异型性一般较小，但可有不同程度的结构异型性。恶性肿瘤的细胞异型性和结构异型性都比较明显。异型性大小是病理学诊断肿瘤的良恶性，进而判断恶性肿瘤的分化程度、恶性度高低的主要组织学依据。

（一）肿瘤组织的结构异型性

肿瘤组织的结构异型性是指肿瘤组织在空间排列方式上（包括瘤细胞的极向、层次及其与间质的关系等方面）与其来源的正常组织之间存在的差异性。诊断良性肿瘤的主要依据是结构异型性，如子宫平滑肌瘤的瘤细胞与正常子宫平滑肌细胞相似，但排列方式不同，呈编织状而且致密。恶性肿瘤的结构异型性更明显，如宫颈鳞癌中可见鳞状上皮层次异常、排列紊乱、极性消失，不规则的鳞状细胞巢突破基底膜，浸润宫颈间质（图4-3）。

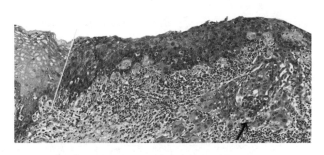

图4-3　宫颈鳞状细胞癌
黄线左侧为正常宫颈鳞状上皮，黄线右侧为肿瘤组织；黑色箭头示浸润癌成分，红色箭头示高级别鳞状上皮内病变成分。

（二）肿瘤细胞的异型性

恶性肿瘤细胞具有明显异型性，尤其是细胞核的异型性，这是恶性肿瘤病理诊断的重要依据。

1. 瘤细胞的多形性

瘤细胞多形性（pleomorphism）是指瘤细胞大小极不一致，形态多样。瘤细胞通常比相应的正常细胞大，甚至可以出现体积巨大的瘤巨细胞（tumor giant cell）。但少数肿瘤如肺的小细胞癌，瘤细胞较原始，小而一致，胞质极少。

2. 瘤细胞核的多形性

恶性肿瘤细胞核的体积增大，胞核与胞质的比例增大，正常细胞为1∶4～1∶6，而恶性肿瘤细胞可达1∶1。核大小、形状不一，可出现双核、多核、巨核或奇异形核。细胞核深染（hyperchromasia），染色质呈粗颗粒状，分布不均匀，常堆积在核膜下，使核膜增厚。核仁明显，体积大，数目也可增多。核分裂象不同程度地增多，甚至出现不对称性、多极性及顿挫型等病理性核分裂象。核的异型性及病理性核分裂象数量增多是恶性肿瘤的重要特征，对诊断恶性肿瘤具有重要的价值（图4-4），良性肿瘤细胞核分裂象少或缺乏，甚至没有病理性核分裂象。

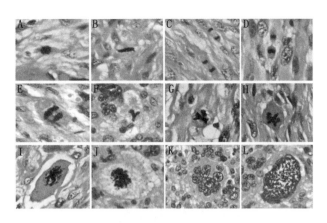

图4-4 肿瘤细胞核的异型性
A～D：正常核分裂象；E～J：病理性核分裂象；K～L：瘤巨细胞及多核瘤巨细胞

3. 肿瘤细胞胞质特点

部分肿瘤组织瘤细胞胞质内核蛋白体增多而嗜碱性增强。有些肿瘤细胞胞质内或细胞外可出现异常物质或发生代谢产物堆积，如糖原、脂质、黏液和色素等，这些物质有助于判断肿瘤组织起源。

第三节 肿瘤的命名和分类

一、肿瘤的命名原则

肿瘤的命名（nomenclature）和分类（classification）是肿瘤病理诊断的重要内容，也是制订肿瘤治疗方案和判断预后的重要依据。医护人员必须了解肿瘤病理诊断名称的含义，也负有向患者解释肿瘤病理诊断名词含义的责任及义务。

（一）肿瘤命名的一般原则

肿瘤的种类繁多，命名复杂，一般根据其组织类型和生物学行为来命名。

1. 良性肿瘤的命名

良性肿瘤在其组织或细胞分化特点之后加"瘤"字。例如，脂肪组织来源的良性肿瘤称为脂肪瘤（lipoma）；腺上皮的良性肿瘤称为腺瘤（adenoma）；平滑肌的良性肿瘤称为平滑肌瘤（leiomyoma）。有时结合一些形态特点命名，如鳞状细胞乳头状瘤、浆液性囊腺瘤、海绵状血管瘤等；有时结合功能命名，如胃泌素瘤。

2. 恶性肿瘤的命名

（1）癌（carcinoma）。向上皮组织分化的恶性肿瘤统称为癌，命名时在其上皮组织名称之后加"癌"字。如向鳞状上皮分化的恶性肿瘤称为鳞状细胞癌（squamous cell carcinoma）；向腺上皮分化的恶性肿瘤称为腺癌（adenocarcinoma）；同时具有腺癌和鳞癌两种成分的癌称为腺鳞癌（adenosquamous carcinoma）。形态或免疫表型提示为癌，但缺乏特定上皮分化特征的癌称为未分化癌。

（2）肉瘤（sarcoma）。向某种间叶组织分化的恶性肿瘤统称为肉瘤，其命名方式是在间叶组织名称之后加"肉瘤"。间叶组织包括纤维结缔组织、脂肪、肌肉、脉管、骨、软骨组织等。因此，肉瘤有纤维肉瘤、横纹肌肉瘤、骨肉瘤、脂肪肉瘤等。形态或免疫表型提示为肉瘤，但缺乏特定间叶组织分化特征的肉瘤称为未分化肉瘤。

同时具有癌和肉瘤两种成分的恶性肿瘤则称为癌肉瘤（carcinosarcoma）。近年研究表明，真正的癌肉瘤罕见，大多为肉瘤样癌（sarcoid carcinoma），即形态特征类似于肉瘤，但免疫表型或分子特征提示为癌。有时癌细胞表达部分间叶细胞免疫标记而上皮免疫标记丢失，这种情况提示癌细胞出现了上皮-间质转化。

平常所谓的癌症（cancer）则泛指所有恶性肿瘤。

（二）肿瘤命名的特殊情况

1. 结合形态特征命名

无论良性、恶性肿瘤，有时还结合其形态特点命名，如以乳头结构为主的鳞状细胞乳头状瘤；既有乳头结构又有囊状结构的乳头状囊腺瘤或乳头状囊腺癌；呈腺泡状结构的横纹肌肉瘤可称为腺泡型横纹肌肉瘤。有时直接以肿瘤细胞的形态命名，如以筛状结构为典型特征的腺样囊性癌；由透明细胞构成的透明细胞癌；主要由上皮样细胞构成的分类未明的上皮样肉瘤等。

2. 母细胞瘤

形态特征类似于发育过程中的某种幼稚组织的肿瘤称为母细胞瘤（blastoma）。其中大多数为恶性，如视网膜母细胞瘤、髓母细胞瘤、神经母细胞瘤和肾母细胞瘤等；也有良性者，如血管网状细胞瘤和脂肪母细胞瘤等；有些是交界性的，如骨母细胞瘤、软骨母细胞瘤。

3. 冠以"恶性"的肿瘤

有些恶性肿瘤直接称为"恶性……瘤"，如恶性脑膜瘤、恶性神经鞘膜瘤、恶性纤维组织细胞瘤等。

4. 以人名命名

有些恶性肿瘤以最初研究该肿瘤的学者的名字命名，如尤文氏肉瘤（Ewing's sarcoma）和霍奇金氏淋巴瘤（Hodgkin's lymphoma）。

5. 习惯沿袭

一些肿瘤虽称为"病"或"瘤"，实际上为恶性肿瘤，如白血病（leukemia）、精原细胞瘤、无性细胞瘤等。习惯上对淋巴瘤（lymphoma）、黑色素瘤（malignant melanoma）也常省去恶性二字，但其仍为恶性肿瘤。

6. 瘤病

瘤病（-omatosis）常用于描述同一肿瘤的多发状态，如脂肪瘤病、神经纤维瘤病（neurofibromatosis）；或用于在局部呈弥漫性生长的良性肿瘤，如纤维瘤病（fibromatosis）、血管瘤病（angiomatosis）。

7. 畸胎瘤

畸胎瘤（teratoma）是指性腺或胚胎剩件中的全能细胞来源的肿瘤，常发生在性腺，含有两个以上胚层的多种成分，分为良性畸胎瘤和恶性畸胎瘤。

二、肿瘤的分类

肿瘤的分类通常依据其组织、细胞类型进行划分，每一大类又按照肿瘤分化程度、异型性和对机体的影响而分为良性与恶性，常见简单的肿瘤分类见表4-2。

肿瘤的正确分类是拟定治疗方案、判断预后的重要依据，也是诊断和研究工作的基础。目前，最常用的肿瘤分类是由世界卫生组织（Word Health Organization，WHO）制定的全世界统一的肿瘤组织学分类。WHO聘请各国知名专家根据临床与基础研究的最新进展，对各系统肿瘤进行统一分类，并不断予以修订，如软组织肿瘤分类、消化系统肿瘤分类等。

为了便于统计、分析及计算机数据处理，需要对疾病进行编码。WHO国际疾病肿瘤分类（ICD-O）用一个四位数字组成的主码代表一类特定的肿瘤，同时用一个斜线和一个附加的数字放置在主码后面来代表这个肿瘤的生物学行为。在这个编码系统中，/0代表良性肿瘤，/1代表交界性或生物学行为未定或不确定的肿瘤，/2代表原位癌，/3代表恶性肿瘤。例如，8170代表肝细胞的肿瘤，肝细胞腺瘤的完整编码为8170/0，肝细胞癌的完整编码为8170/3。

WHO分类除了考虑肿瘤的形态学特点和生物学行为外，有时还需借助检测肿瘤细胞表面或细胞内特定的分子。免疫组织细胞化学方法被广泛应用于临床病理诊断，协助对肿瘤进行分类，已成为现代病理诊断中的重要工具。例如，横纹肌或平滑肌来源的肿瘤常表达结蛋白（desmin）（图4-5）；向上皮分化的肿瘤常表达细胞角蛋白（cytokeratin，CK）；淋巴造血肿瘤表达相应的淋巴细胞表面CD（cluster of differentiation）抗原；恶性黑色素瘤细胞表达HMB45（图4-6）；ki-67（图4-7）可以用来检测肿瘤细胞增殖活性，有助于评估肿瘤的生物学行为及预后等。

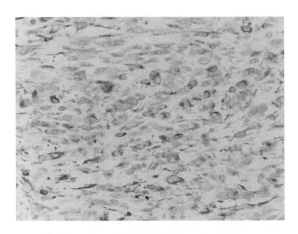

图4-5 横纹肌肉瘤desmin染色

疾病基本病理变化

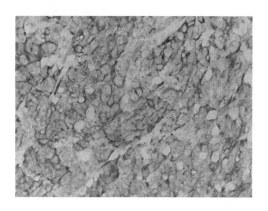

图 4-6 恶性黑色素瘤细胞 HMB45 染色

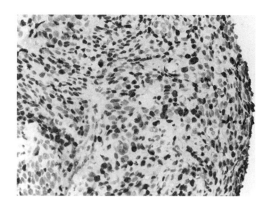

图 4-7 鳞状细胞癌 ki-67 表达

表 4-3 列举了一些常用的肿瘤诊断免疫标记，需要说明的是，免疫标记大多没有特异性，对肿瘤的诊断通常需要一组标记相互补充，同时需要有好的阴性对照和阳性对照，才能正确判读免疫组化染色结果，否则容易导致误诊或不恰当的结论。表 4-4 列举了一组常用的免疫组化标记在不同来源肿瘤中的表达情况。

肿瘤分子机制研究的日益深入为肿瘤的分子分类提供了深厚的基础，当前各器官、系统的 WHO 肿瘤分类充分考虑了肿瘤特征性的细胞遗传学和分子遗传学改变，分子病理学已成为肿瘤病理诊断、分类的重要手段之一，同时也为判断预后及肿瘤靶向药物治疗的应用提供了依据。如在神经系统肿瘤分类中分子遗传学的检测已成为分类最主要的依据之一（图 4-8）。

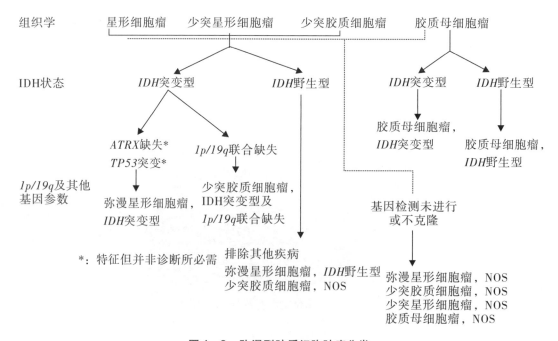

图 4-8 弥漫型胶质细胞肿瘤分类

表 4-2 肿瘤分类举例

组织来源	良性肿瘤	恶性肿瘤
一、上皮组织		
鳞状上皮	鳞状细胞乳头状瘤	鳞状细胞癌
基底细胞	—	基底细胞癌
腺上皮	腺瘤	腺癌
	乳头状腺瘤	乳头状腺癌
	囊腺瘤	囊腺癌
尿路上皮	尿路上皮乳头状瘤	尿路上皮癌
二、间叶组织		
纤维细胞	纤维瘤	纤维肉瘤
纤维组织细胞	纤维组织细胞瘤	恶性纤维组织细胞瘤
脂肪	脂肪瘤	脂肪肉瘤
平滑肌	平滑肌瘤	平滑肌肉瘤
横纹肌	横纹肌瘤	横纹肌肉瘤
血管	血管瘤	血管肉瘤
淋巴管	淋巴管瘤	淋巴管肉瘤
骨	骨瘤	骨肉瘤
软骨	软骨瘤	软骨肉瘤
间皮	—	恶性间皮瘤
三、淋巴造血组织		
淋巴细胞	—	淋巴瘤
造血细胞	—	白血病
四、神经组织		
神经纤维	神经纤维瘤	—
周围神经胶质细胞	神经鞘瘤	恶性神经鞘膜瘤
中枢神经胶质细胞	—	胶质瘤
神经细胞	节细胞瘤	神经母细胞瘤、髓母细胞瘤
脑膜组织	脑膜瘤	恶性脑膜瘤
五、其他肿瘤		
黑色素细胞	色素痣	黑色素瘤
胎盘滋养叶细胞	葡萄胎	绒毛膜上皮癌
生殖细胞	—	精原细胞瘤、无性细胞瘤、胚胎性癌
性腺或胚胎剩件中的全能细胞	成熟性畸胎瘤	未成熟性畸胎瘤、恶性畸胎瘤

表4-3 肿瘤常用免疫组化标记物

标记物	常见阳性表达的细胞、肿瘤
AFP（甲胎蛋白）	胚胎肝组织、卵黄囊、肝细胞癌、卵黄囊瘤
Calcitonin（降钙素）	甲状腺滤泡旁细胞、甲状腺髓样癌
CD3	T淋巴细胞、T细胞淋巴瘤
CD20	B淋巴细胞、B细胞淋巴瘤
CD30	活化的免疫母细胞、霍奇金淋巴瘤、胚胎性癌
CD31	内皮细胞、血管肿瘤
CD34	内皮细胞、血管肿瘤、胃肠间质瘤、部分间叶肿瘤
CD68	巨噬细胞及其衍生细胞
Chromogranin A（嗜铬粒蛋白A）	神经内分泌细胞、神经内分泌肿瘤
Cytokeratin（细胞角蛋白）	上皮细胞、间皮细胞、癌、间皮瘤
Desmin（结蛋白）	肌细胞及其相应肿瘤
EMA（上皮细胞膜抗原）	上皮细胞、癌、脑膜瘤
ER（雌激素受体）	乳腺小叶上皮、子宫内膜组织及相应肿瘤
GFAP（胶质原纤维酸性蛋白）	胶质细胞、星形细胞及其相应肿瘤
HMB45	黑色素瘤、血管平滑肌脂肪瘤
Ki-67	增殖期细胞
PLAP（胎盘碱性磷酸酶）	生殖细胞肿瘤
PSA（前列腺特异性抗原）	前列腺上皮细胞、前列腺癌
S-100	神经、脂肪、郎格汉斯细胞（Langerhans cell）及其相应肿瘤
SMA（平滑肌肌动蛋白）	平滑肌细胞、肌成纤维细胞及其相应肿瘤
SYN（突触素）	神经元、神经内分泌细胞及其相应肿瘤
Vimentin（波形纤维蛋白）	间叶细胞、间叶细胞肿瘤、部分低分化癌

表4-4 常见肿瘤免疫组化标记表达情况

肿瘤	CK	Vimentin	S-100	HMB45	Desmin	LCA	EMA
癌	+	-/+	-	-	-	-	+
肉瘤	-/+	+	-/+	-/+	+/-	-	-/+
淋巴瘤	-	+	-	-	-	+	-
黑色素瘤	-	+	+	+	-	-	-

注：+为阳性表达，-为阴性表达，+/-为以阳性表达为主，-/+为以阴性表达为主。

第四节 肿瘤的生长和扩散

良性、恶性肿瘤的生长速度和生长方式有很大差异，局部浸润和转移是恶性肿瘤最重要的两大生物学特性，也是恶性肿瘤威胁患者生命的主要原因。

一、肿瘤的生长

（一）肿瘤的生长方式

肿瘤的生长方式主要有三种，包括膨胀性生长（expansive growth）、外生性生长（exophytic growth）和浸润性生长（invasive growth）（图4-9）。

1. 膨胀性生长

实质器官的良性肿瘤多呈膨胀性生长，肿瘤生长缓慢，推挤但不侵犯周围组织，与周围组织分界清楚。肿瘤往往呈结节状、球形或分叶状，肿瘤周围可以形成完整的纤维性被膜，触诊常可以推动，手术容易完整切除，摘除后不易复发。对周围组织的影响主要是挤压，对邻近器官结构和功能的影响较小且缓慢。

2. 外生性生长

发生在体表、体腔或管道器官（如消化道）表面的肿瘤，常形成向表面突起的乳头状、息肉状、蕈状或菜花状肿物，这种生长方式称为外生性生长。良性、恶性肿瘤都可呈现外生性生长，但恶性肿瘤在外生性生长的同时，其基底部往往呈浸润性生长，有时其中央部因血液供应相对不足，造成组织坏死，形成底部高低不平、边缘隆起的恶性溃疡。

3. 浸润性生长

为大多数恶性肿瘤的生长方式。肿瘤组织侵入周围组织间隙、淋巴管和血管内，并破坏周围组织，这种现象即浸润（invasion）。恶性肿瘤通常无包膜或仅有部分包膜，与邻近组织犬齿交错，无明显界限。触诊时肿块较固定、活动度差。手术时，难以确定肿瘤边界，手术常难以切除干净，术后易复发。通常需要较大范围地将周边组织一并切除，必要时可以术中送病理快速冰冻切片检查，帮助确定是否需要扩大手术切除范围。

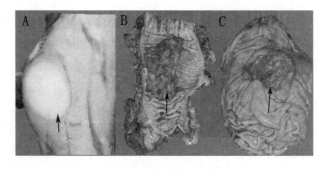

图4-9 肿瘤的生长方式

A. 平滑肌瘤（膨胀性生长），B. 隆起型肠癌（外生性生长），C. 溃疡型胃癌（浸润性生长）；箭头所示部位为肿瘤。

(二) 肿瘤生长的代谢特点

各种肿瘤的生长速度有很大差别。一般来说，良性肿瘤生长缓慢，病程可达数年甚至数十年；恶性肿瘤生长较快，特别是分化差的恶性肿瘤，短期内即可形成明显的肿块，并常发生坏死等继发改变。良性肿瘤如果短期内生长突然加快，应考虑有恶变的可能。

影响肿瘤生长速度的因素很多，主要包括生长分数、瘤细胞生成与死亡的比例等生长动力学因素；另外，肿瘤的血管生成是肿瘤能持续生长的重要因素。

1. 生长分数

肿瘤细胞的生长分数（growth fraction）是指肿瘤细胞群体中处于增殖状态的细胞比例。增殖期细胞每一次完成分裂、形成子代细胞分为 G1、S、G2 和 M 四个时期，这个过程称为一个细胞周期（cell cycle）。DNA 的复制在 S 期进行，细胞的分裂发生在 M 期。G1 期为 S 期做准备，G2 期为 M 期做准备。恶性肿瘤形成初期，细胞分裂增殖活跃，生长分数高。随着肿瘤的持续生长，有一部分肿瘤细胞进入静止期 G0 期，停止分裂繁殖，特别是在实体肿瘤血管生成之前，其生长分数下降，生长速度减慢。许多抗肿瘤的化学治疗药物是通过干扰细胞的分裂增殖起作用的，因此，生长分数高的肿瘤对化学治疗敏感；生长分数低的恶性肿瘤对化疗不敏感，此时可进行手术切除或放疗。肿瘤手术切除后，残存 G0 期的肿瘤细胞进入增殖期，增加了术后化疗杀伤肿瘤的敏感性。

2. 瘤细胞生成与死亡的比例

在肿瘤生长过程中，由于营养供应、机体抗肿瘤反应等的影响，部分瘤细胞会死亡，其死亡的形式，除缺血性坏死外均为瘤细胞的凋亡。生长分数一定时，细胞死亡数目越少，其生长速度越快。生长分数相对较高的恶性肿瘤（如急性白血病和小细胞性肺癌），瘤细胞的生成远大于丢失，其生长速度较快。

3. 肿瘤血管生成

肿瘤的增殖依赖从机体血管掠夺营养，当直径达到 1～2 mm 后，瘤体内若无新生血管生成，增长则会陷于停滞。研究显示，肿瘤具有诱导血管生成（angiogenesis）的能力，部分炎细胞（主要是巨噬细胞）及肿瘤细胞本身能产生血管生成因子（angiogenesis factor），如血管内皮细胞生长因子（vascular endothelial growth factor，VEGF）。血管生成因子与血管内皮细胞或成纤维细胞表面的血管生成因子受体结合后，可促进血管内皮细胞分裂、毛细血管出芽，诱导血管生成。近年来的实验显示，肿瘤细胞本身可形成类似血管、具有基底膜的小管状结构，可与血管交通，作为不依赖血管生成的肿瘤微循环或微环境成分，称为"血管生成拟态"（vasculogenic mimicry）。肿瘤局部血管生成因子和抗血管生成因子共同调控肿瘤血管生成，继而调控肿瘤生长速度。探讨肿瘤血管生成机制能否为肿瘤治疗提供一条新途径，是当前的重要课题。

4. 肿瘤的演进和异质性

恶性肿瘤在生长过程中变得越来越富有侵袭性的现象称为肿瘤的演进（progression），表现为生长速度加快、浸润周围组织和远处转移能力增强等。这种现象与肿瘤异质性有关。肿瘤异质性（heterogeneity）是由于肿瘤子代细胞在基因表达方面出现了变异，导致单克隆来源的肿瘤细胞在生长过程中形成在侵袭能力、生长速度、对激素的反应、对抗癌药和放疗的敏感性等方面有差异的不同"亚克隆"。此时肿瘤不再是起始时的单一克隆，而是具有异质性的细胞群体。在肿瘤演进过程中，有生长优势、侵袭力强的亚克隆优于生长力弱、侵袭力弱的亚克隆，故其得以在不利生存条件下存活。近年的研究提示，肿瘤异质性的产生可能与肿瘤干细胞的不断自我更新、分化从而产生不同亚克隆有关。由于肿瘤的演进和异质性，良性肿瘤可以恶变，恶性肿瘤的恶性程度会越来越高。

近年来，对多种肿瘤，如乳腺癌、淋巴造血肿瘤、胶质瘤等的研究显示，一个肿瘤虽然具有大量的肿瘤细胞，但其中具有启动和维持肿瘤生长和自我更新的细胞数量是极少的，这些细胞称为癌症干细胞（cancer stem cell，CSC）、肿瘤干细胞（tumor stem cell）或肿瘤启动干细胞（tumor initiating cell）。CSC被定义为肿瘤中具有自我更新能力并能产生异质性肿瘤细胞群体的细胞。肿瘤产生、发展、转移、复发的关键"种子"即是肿瘤干细胞。CSC通过自我更新、趋异性分化、高度成瘤和抵抗治疗等能力，不断演变，发展形成异质性肿瘤成分。肿瘤异质性既包括肿瘤细胞异质性，也包括肿瘤间质成分（如血管）异质性，体现于同一原发瘤的不同区域之间、转移瘤与原发瘤之间、不同转移瘤之间、治疗前肿瘤与治疗后肿瘤之间。CSC导致的肿瘤异质性是对肿瘤精准诊疗的主要挑战。目前对CSC的研究也面临着很多挑战，如CSC的起源尚没有定论，可能起源于正常干细胞的恶性转化或是前体细胞的转化，并且转化过程的机制尚不完全清楚。对肿瘤干细胞的进一步研究有助于理解肿瘤的发生发展机制及开拓肿瘤治疗新措施。

二、肿瘤的扩散

恶性肿瘤不仅可以在原发部位持续生长、累及相邻器官或组织，还能通过多种途径扩散（spread of tumor）到远处器官，破坏组织的结构和功能，这是恶性肿瘤的重要生物学特征。扩散方式包括局部浸润和远处转移。

（一）直接蔓延

恶性肿瘤细胞常沿着组织间隙、淋巴管或血管外周间隙、神经束衣侵入并破坏邻近正常器官和组织的结构及功能，这种现象称为直接蔓延（direct spread）。例如，胃贲门腺癌可向食管蔓延，反之，食管鳞癌亦可向胃贲门、胃体蔓延；晚期宫颈癌可向前、后蔓延至膀胱和直肠，导致相应器官结构及功能的破坏。

（二）转移

恶性肿瘤细胞从原发部位侵入淋巴管、血管或体腔，迁徙到其他器官或组织继续生长，并形成与原发瘤同样类型的肿瘤，这个过程称为转移（metastasis）。所形成的肿瘤称为转移瘤或继发瘤。转移瘤大小不一，单个或多个，可在同一组织或器官先后形成多个，也可在不同组织或器官先后形成。在远处组织或器官中出现瘤体意味着转移过程完成。组织脉管或外周血中查见瘤细胞并不表示转移过程完成，但提示转移风险度高。转移是恶性肿瘤的特征之一，但并非所有恶性肿瘤都会发生转移，如皮肤的基底细胞癌多在局部造成皮肤破坏，很少发生转移。

转移途径有以下三种。

（1）淋巴道转移（lymphatic metastasis）。恶性肿瘤细胞侵入淋巴管（图4-10）后，随淋巴液流动首先到达局部淋巴结（区域淋巴结）。癌（上皮组织源性恶性肿瘤）多经淋巴道转移。例如，发生在外上象限的乳腺癌常先转移到同侧腋窝淋巴结。转移的瘤细胞先聚集于淋巴结边缘窦（图4-10黑箭头），逐渐累及整个淋巴结（图4-10红箭头），受累的淋巴结增大、变硬，切面呈灰白色。瘤组织有时可脱离被膜范围而使多个相邻淋巴结融合成团。癌转移至区域淋巴结后，可继续转移到下一站的其他淋巴结，最后可经胸导管进入血流，继续发生血行转移。原发肿瘤区域淋巴结中接受淋巴引流的第一个淋巴结或第一组淋巴结，称为前哨淋巴结，通常前哨淋巴结没有

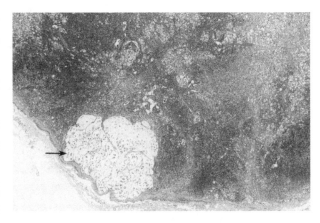

图4-10　淋巴结转移癌

癌转移，其他区域淋巴结有转移的可能性则很小。例如，乳腺癌前哨淋巴结冰冻活检没有发现癌转移，则不必进行腋窝淋巴结清扫术，避免术后发生同侧肢体淋巴水肿的并发症。有的肿瘤可以发生逆行转移或越过引流淋巴结发生跳跃式转移。

（2）血行转移（hematogeneous metastasis）。恶性肿瘤细胞侵入血管后可随血流到达远隔器官继续生长，形成转移瘤（图4-11）。肉瘤多经血行转移。有些癌间质富含薄壁血管（肾细胞癌、肝细胞癌、甲状腺滤泡癌及绒毛膜癌）也易较早发生血行转移。各种癌的晚期均可发生血行转移。肿瘤细胞多经静脉入血，亦可经淋巴管间接入血。瘤细胞与瘤体分离，黏附并降解基底膜，侵入血管。单个肿瘤细胞进入血管常被自然杀伤细胞消灭，少数瘤细胞可与血小板凝集成团，称为瘤栓（tumor embolus）。瘤栓与栓塞处的血管内皮细胞黏附，然后穿过血管内皮和基底膜，形成新的转移灶。具有高侵袭性的瘤细胞亚克隆更容易形成广泛的血行播散。

肿瘤血行转移的途径与栓子运行途径相同，即侵入体静脉的瘤细胞经右心到肺，在肺内形成转移瘤，如骨肉瘤的肺转移；

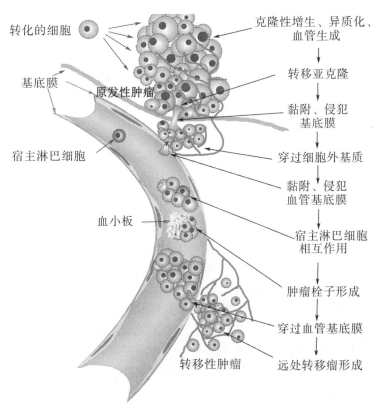

图4-11　血行转移示意

侵入门静脉系统的肿瘤细胞,首先发生肝转移,如胃、肠癌的肝转移等;原发性肺癌或肺转移性恶性肿瘤的瘤细胞可直接侵入肺静脉或经过肺内毛细血管进入肺静脉,经左心随主动脉血流到达全身,常见转移到脑、骨、肾及肾上腺等处;椎静脉丛(Batson 脊椎静脉系统)与胸、腰、骨盆静脉有吻合支,侵入胸、腰、骨盆静脉的瘤细胞,可经椎静脉丛转移到脊椎及脑,如前列腺癌的脊椎转移。

血行转移的部位除受上述原发肿瘤的部位及血循环途径的影响外,某些肿瘤表现出特殊的器官"亲和性"。例如,肺癌常转移到肾上腺和脑,甲状腺癌、肾癌、前列腺癌易转移到骨,乳腺癌易转移到肺、肝、骨和卵巢,而骨骼肌、脾脏等很少发生转移瘤。据统计,血行转移的靶器官最常见的是肺,其次是肝,再次是骨。故临床上恶性肿瘤患者应常规进行肺、肝、骨的影像学检查,判断其有无血行转移,以确定临床分期和治疗方案。

经血道播散的转移瘤的形态学特点是边界相对清楚并常多个,散在分布于器官表面近被膜处。有时由于瘤结节中央出血、坏死而下陷,可形成"癌脐"(图4-12)。

(3)种植性转移(implantation metastasis)。体腔脏器的恶性肿瘤侵及器官表面时,瘤细胞可以脱落,随体腔内液体种植在体腔内各器官的表面并侵入其下生长,形成多个转移瘤,称为种植性转移。如胃黏液癌突破浆膜后,可种植到网膜、腹膜、卵巢等处。卵巢的转移癌多由胃肠道黏液癌转移而来,表现为双侧卵巢结节性增大,镜下见富于黏液的印戒样癌细胞弥漫浸润,称为 Krukenberg 瘤。大多为种植性转移,部分也可通过淋巴道和血行转移而形成。

经体腔种植性转移常伴有体腔血性积液和脏器间粘连,是由于浆膜下淋巴管或毛细血管被瘤体压迫或瘤栓堵塞、毛细血管通透性增加,抑或肿瘤细胞破坏血管或周围组织。积液内多含有脱落的癌细胞。抽取积液行细胞学检查,是诊断恶性肿瘤的重要方法之一。有些部位的恶性肿瘤在手术中也可能造成医源性种植,应尽量避免。

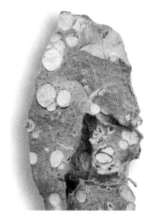

图4-12 肺转移癌
转移癌在近肺膜处形成多个大小不一的近球形癌结节(→),边界清楚。

第五节 肿瘤的分级与分期

一、肿瘤分级

恶性肿瘤的分级(grade)是用于描述肿瘤恶性程度的指标,通常根据肿瘤的分化程度、异型性及核分裂象的数目来确定,有时也要参考肿瘤的大小、坏死程度等其他指标,如胃肠间质瘤的肿瘤大小是决定其危险度的主要指标之一。分级方法有很多种,目前常用的是三级分级法:Ⅰ级为高分化(well-differentiated),恶性程度低;Ⅱ级为中分化(moderated-differentiated),中度恶性;Ⅲ级为低分化(poorly-differentiated),恶性程度高。对某些肿瘤采用低级别(分化好)和高级别(分化差)的二级分级法,如膀胱的尿路上皮癌、

疾病基本病理变化

卵巢的浆液性癌等。

二、肿瘤分期

肿瘤分期（staging）是指根据恶性肿瘤的生长范围和播散程度，确定肿瘤大致的发展阶段。肿瘤体积越大，生长范围、播散程度越广，患者预后越差。对肿瘤进行分期，需要根据原发肿瘤的大小、侵袭的深度和范围、有无局部和远处淋巴结转移、有无血源性或其他远处转移来确定。

肿瘤的分期系统有多种方案，国际上广泛使用 TNM 分期系统。

T：肿瘤原发病灶，随着肿瘤的增大依次用 T1～T4 来表示；Tis 代表原位癌。

N：区域淋巴结受累情况，无淋巴结转移时用 N0 表示，随着淋巴结受累程度和范围的扩大，依次用 N1～N3 表示。

M：远处转移（通常为血行转移）情况，无远处转移者用 M0 表示，有远处转移者用 M1 表示。

通过对 T、N、M 这三个指标的综合判断确定肿瘤的分期。图 4-13 及表 4-5 以乳腺癌为例，按照美国癌症联合会制定的 AJCC 癌症分期手册的最新分期（第八版）标准，说明 TNM 分期的方法。为简明易懂，图 4-13 及表 4-5 中只显示了该分期系统主要的指标，详细内容及其他肿瘤的 TNM 分期可参考 AJCC 癌症分期手册。

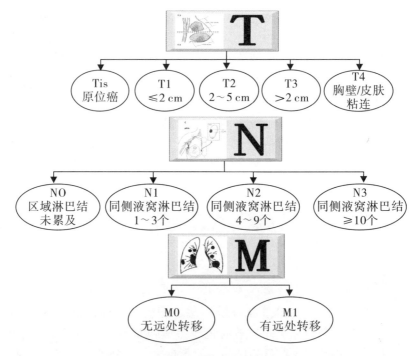

图 4-13 乳腺癌 TNM 解剖分期主要指标示意

表 4-5 乳腺癌 TNM 病理解剖分期（AJCC[8th]，2017）

分期（stage）	TNM 分组（TNM grouping）
0 期	Tis，N0，M0
ⅠA 期	T1，N0，M0
ⅠB 期	T0，N1mi，M0；T1，N1mi，M0
ⅡA 期	T0，N1，M0；T1，N1，M0；T2，N0，M0
ⅡB 期	T2，N1，M0；T3，N0，M0
ⅢA 期	T0，N2，M0；T1，N2，M0；T2，N2，M0；T3，N1～N2，M0
ⅢB 期	T4，N0，M0；T4，N1～N2，M0
ⅢC 期	任何 T，N3，M0
Ⅳ期	任何 T，任何 N，M1

肿瘤的分级和分期指标是制订治疗方案和评估预后的重要依据。医学上，常用 5 年生存率、10 年生存率等统计指标来衡量肿瘤的恶性程度和治疗效果。这些指标常和肿瘤的分级、分期具有密切的关系。分期越低，预后越好。TNM 分期也被称为解剖分期，是临床上最常用的分期系统，但与预后的关系有一定的差异，因而患者的预后及治疗也应综合考虑不同恶性肿瘤的生物学特性以及患者的全身情况等因素。有鉴于此，最新版 AJCC 乳腺癌分期（AJCC[8th]，2017）采用了一种新的分期方法：预后分期。这种分期方法综合了乳腺癌解剖分期、形态学分级及分子改变，与预后及治疗效果的关系更加密切。

第六节 肿瘤对机体的影响及临床表现

肿瘤因其良恶性、大小及发生部位不同，对机体的影响也有所不同。早期或微小肿瘤，常无明显临床表现，有时在对死者尸体进行解剖时才被发现，如子宫微小平滑肌瘤和甲状腺微小乳头状癌等。

一、良性肿瘤对机体的影响

良性肿瘤一般对机体影响较小，但因其发生部位或继发改变，有时也可引起较为严重的后果。主要表现为以下三个方面。

（1）局部压迫和阻塞。局部压迫和阻塞是良性肿瘤对机体的主要影响，影响大小主要取决于发生部位，发生在体表的肿瘤，对机体影响小，而发生在腔隙里的肿瘤则可能影响严重。如突入肠腔的腺瘤可引起肠梗阻或肠套叠；颅内良性肿瘤（如脑膜瘤、胶质细胞瘤）压迫脑组织可引起颅内压升高等相应的神经系统症状和体征。

（2）继发性改变。良性肿瘤发生继发性改变少见，但随着肿瘤生长时间的延长及体积的增大，发生继发改变的概率也增加。与外界相通的脏器腔内肿瘤易发生溃疡而引起出血和感染,如肠腺瘤、膀胱乳头状瘤和子宫黏膜下肌瘤等;甲状腺腺瘤可因囊性变而使肿瘤明显增大,压迫呼吸道,引起呼吸困难;支气管壁的良性肿瘤阻塞气道后引起分泌物潴留可导致肺内感染等。

(3) 产生激素或激素样物质。内分泌腺的良性肿瘤能引起某种激素分泌过多而对全身产生影响,例如,垂体前叶腺瘤分泌大量的生长激素,可引起儿童巨人症及成年人肢端肥大症;甲状旁腺瘤可产生过多的甲状旁腺激素,导致纤维囊性骨病;胰岛细胞瘤分泌过多的胰岛素而引起阵发性低血糖等。

二、恶性肿瘤对机体的影响

恶性肿瘤生长快,通过浸润、转移破坏器官的结构,引起功能障碍,对机体的影响严重。

(一) 局部压迫和阻塞症状

影响大小主要取决于发生部位。如食管癌可引起明显的进行性吞咽困难,胰头癌可引起阻塞性黄疸,结肠癌可引起肠梗阻。

(二) 浸润和转移

恶性肿瘤及其转移瘤的浸润性生长可造成原发部位、转移部位组织、器官的结构和功能的破坏,如骨肉瘤或骨转移瘤可引起病理性骨折,肝癌可导致肝功能障碍,肺癌脑转移后引起头痛、呕吐、脑水肿等症状。

(三) 继发性改变

肿瘤可因浸润、坏死而并发出血、穿孔、感染。出血多是引起警觉的信号。例如,肺癌的咯血,大肠癌的便血,鼻咽癌的涕血,子宫内膜癌的阴道不规则流血,宫颈癌的接触性出血,肾癌、膀胱癌的无痛性血尿等。坏死可导致自然管道的溃疡、穿孔、瘘管形成。如胃癌、结直肠癌可导致溃疡,甚至引起穿孔而导致急性腹膜炎;食管癌引发的食管气管瘘。因肿瘤进展或放、化疗引起免疫功能下降可继发感染。

(四) 顽固性疼痛

肿瘤可压迫、浸润局部神经而引起顽固性疼痛,如胃癌可引起上腹部疼痛,肝癌引起肝区疼痛。

(五) 恶病质

恶性肿瘤晚期,机体严重消瘦、无力、贫血和全身衰竭的状态称为恶病质 (cachexia),可导致患者死亡。其机制尚未完全阐明,可能是由于进食减少、出血、感染、发热或因肿瘤组织坏死所产生的毒性产物等引起机体的代谢紊乱所致。此外,顽固性疼痛影响睡眠及进食,以及肿瘤快速生长消耗大量营养物质等,也是重要因素。近期研究认为,由肿瘤或宿主产生的一些细胞因子所导致的代谢紊乱对恶病质形成的作用远大于肿瘤消耗和进食减少。

(六) 异位内分泌综合征和副肿瘤综合征

由于肿瘤的产物(如异位激素)、异常免疫反应(包括交叉免疫、自身免疫和免疫复合物沉着等)或其他不明原因,引起内分泌、神经、消化、造血、骨关节、肾脏及皮肤等系统发生病变,并出现相应临床表现,称为副肿瘤综合征 (paraneoplastic syndrome)。这些表现不是由原发肿瘤或转移瘤直接引起,而是通过产生某种物质间接引起的。其产生机制可能与瘤细胞内基因异常表达有关。

有些非内分泌腺发生的肿瘤可产生或分泌激素或激素类物质,引起内分泌紊乱而出现相应的临床症状,称为异位内分泌综合征(ectopic endocrine syndrome)。异位内分泌综合征属于副肿瘤综合征。此类肿瘤称为异位内分泌肿瘤(ectopic endocrine tumor),大多数为恶性肿瘤,以癌居多,如肺癌、胃癌、肝癌、结肠癌等,其中肺小细胞癌可分泌促肾上腺皮质激素(ACTH)引起类库欣综合征(cushing syndrome)。

认识此类肿瘤及相应综合征的意义在于,一些患者可在出现原发肿瘤的局部体征之前先表现出副肿瘤综合征,对早期发现肿瘤有一定的意义;另外,对已确诊的出现类似症状者,应注意与肿瘤转移所致表现相鉴别。

第七节 良性肿瘤与恶性肿瘤的区别

肿瘤的生物学行为对机体影响差别很大,肿瘤良恶性的鉴别、正确诊断对于临床治疗有重要的指导意义。良性肿瘤一般易于治疗、疗效好;恶性肿瘤治疗措施复杂、疗效差。如果把恶性肿瘤误诊为良性肿瘤,就会延误治疗或因治疗不彻底造成复发、转移;若把良性肿瘤误诊为恶性肿瘤,进行了不必要的损伤性治疗,就会使患者遭受身体和心理的伤害。因此,区别良性肿瘤与恶性肿瘤十分重要,其主要区别如表4-6所示。

表4-6 良性肿瘤与恶性肿瘤的区别

指标	良性肿瘤	恶性肿瘤
分化程度	分化好,异型性小	分化差,异型性大
核分裂象	无或少,一般无病理性核分裂象	易见,可见病理性核分裂象
生长速度	缓慢	较快
生长方式	膨胀性或外生性生长,前者常有包膜形成,与周围组织一般分界清楚,活动度好	浸润性或外生性生长,无包膜,与周围组织分界不清楚,活动度差
继发改变	少见	常发生出血、坏死、溃疡等
转移	一般不转移	可转移
复发	彻底切除后不复发或很少复发	手术难以彻底切除,容易复发
对机体的影响	较小,主要为局部压迫或阻塞作用;发生于重要器官时可能引起严重后果	较大,除压迫、阻塞外,还可破坏原发处和转移处的组织和器官的结构及功能;常发生坏死、出血、合并感染,甚至出现恶病质

表中所列指标，包括肿瘤形态学表现和肿瘤生物学行为。区别良性、恶性肿瘤，必须综合分析上述各项指标，单就哪一项来说都是相对的或有例外。例如，血管瘤呈局部浸润性生长，无包膜，但预后良好，为良性肿瘤；个别良性肿瘤具有复发倾向，如涎腺的多形性腺瘤切除不彻底则容易复发；皮肤的基底细胞癌，虽为恶性肿瘤，但以局部浸润为主，很少发生转移，放疗效果好。

需要强调的是，肿瘤的良性、恶性主要是指其生物学行为的良性、恶性。根据细胞形态成熟与细胞功能发展具有一致性的原则，通过组织形态来观察肿瘤的特征，来判断肿瘤的良、恶性，在多数情况下是可行的。但由于疾病本身的复杂性，影响生物学行为的因素众多，特别是目前对肿瘤分子水平的改变知之甚少，再者，样本取材的片面性、不具有代表性等技术性问题，都决定了组织学诊断、预后估计等不可能十分精确。因而，组织形态学改变必须结合临床情况、影像学资料和其他检查结果（免疫组化、特染、分子检测等）综合分析、判断，提出诊断意见。例如，甲状腺滤泡癌的瘤细胞分化较成熟，但可发生浸润和转移，仍属于恶性肿瘤。

此外，肿瘤的良、恶性也并非一成不变，某些良性肿瘤如不及时治疗，可转变为恶性肿瘤，称为恶变（malignant change），如结肠绒毛管状腺瘤可恶变为腺癌。

有些肿瘤，其形态学和生物学行为介乎于良、恶性之间，称为交界性肿瘤（borderline tumor），如卵巢交界性浆液性乳头状囊腺瘤和交界性黏液性囊腺瘤。软组织肿瘤中介于良性、恶性肿瘤之间的肿瘤常归类为中间性肿瘤。其中，部分倾向局部侵袭性、破坏性生长，易于局部复发，称为局部侵袭型，如韧带样型纤维瘤病、假肌源性血管内皮瘤；部分除了局部侵袭型生长外，还会偶尔发生转移，称为偶有转移型，如孤立性纤维性肿瘤、隆突性皮肤纤维肉瘤。此类肿瘤多有较高的恶变倾向，可逐渐向恶性发展，临床上应加强随访。

临床上还有一大类病变，其本身不是肿瘤，但其临床表现和组织形态类似肿瘤，这类病变称为瘤样病变（tumor like lesions）或假肿瘤性病变（pseudoneoplastic lesions），其本质为良性增生性病变、化生或囊性病变等，如妊娠黄体瘤、卵巢间质增生症、牙龈瘤、手术后梭形细胞结节。在临床上，一些瘤样病变需与真性肿瘤相鉴别，有时甚至容易被误认为恶性肿瘤，在鉴别诊断时要充分考虑这一类病变。

第八节 癌前病变、异型增生和原位癌

肿瘤在发生恶性转化前，部分有前驱病变，如慢性炎症、异型增生、原位癌等，这些前驱病变发展为浸润癌通常需要经历很长的时间。在此期间经过正确治疗，可以防止其进一步恶性转化，因而正确认识癌前病变、异型增生及原位癌是防止肿瘤发生、发展，进行早期诊断和治疗的重要环节。

一、癌前病变（或疾病）

癌前病变（precancerous lesion）是指本身不是恶性肿瘤，但在统计学上具有潜在癌变危险的疾病或病变，如不及时治愈，长期存在可能演变为癌。

癌前病变可分为遗传性（inherited）和获得性（acquired）。遗传性肿瘤综合征（inherited cancer syndrome）患者具有特定的染色体或基因异常，使其患某些恶性肿瘤的机会明显增加。获得性癌前病变常与感染或一些慢性炎症相关。临床上常见的癌前病变有以下几种。

（1）黏膜白斑。黏膜白斑（leukoplakia）常发生在口腔、外阴、宫颈、食管等处黏膜。主要病理改变是黏膜表面的鳞状上皮过度增生和过度角化，并出现一定的异型性。大体观察为白色斑块，故称白斑。长期不愈有可能转变为鳞状细胞癌。

（2）乳腺导管上皮非典型增生。乳腺导管上皮非典型增生（atypical ductal hyperplasia，ADH）常见于 40 岁左右的妇女，局限于乳腺终末导管 – 小叶单位的导管增生性病变，病变范围通常小于等于 2 个终末导管或病变组织横切面范围小于 2 mm。该病变患者患浸润性乳腺癌的风险较普通女性增加 4～5 倍。

（3）大肠腺瘤。大肠腺瘤（adenoma of large intestines）较常见，单发或多发，类型较多，均可发生癌变。绒毛状腺瘤比管状腺瘤癌变机会更大。多发者常有家族史，即家族性腺瘤性息肉病（familial adenomatous polyposis，FAP）（图 4 – 14），属于遗传性病变，几乎均会发生癌变。

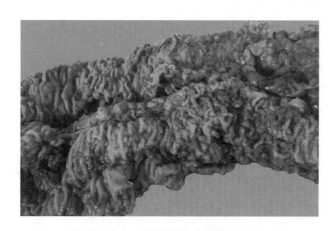

图 4 – 14　家族性腺瘤性息肉病

（4）慢性萎缩性胃炎及胃溃疡。患慢性萎缩性胃炎（chronic atrophic gastritis and gastric ulcer）时，胃黏膜腺上皮可出现肠上皮化生，与胃癌的发生有一定关系。患慢性胃溃疡时，溃疡边缘的黏膜因受刺激而不断增生，可以发生癌变，癌变率大约为 1%。幽门螺旋杆菌（Helicobacter pylori，HP）的感染与慢性萎缩性胃炎、胃溃疡、胃腺癌相关，并且与胃的黏膜相关淋巴组织边缘区 B 细胞淋巴瘤（mucosa-associated lymphoid tissue，MALT）的发生有关。

（5）慢性溃疡性结肠炎。慢性溃疡性结肠炎（chronic ulcerative colitis）为肠道的特征性炎症性疾病，在溃疡反复发生和黏膜增生的基础上可进展为结肠腺癌，癌变率约 25%。

（6）皮肤慢性溃疡。经久不愈的皮肤溃疡（chronic ulcer of skin）和瘘管，特别是小腿的慢性溃疡，带来的长期的慢性刺激，表面鳞状上皮反复损伤修复，可能发生非典型性增生，可进一步发生癌变。

（7）肝硬化。慢性病毒性肝炎（特别是 HBV、HCV 感染）所致的肝硬化（cirrhosis of the liver）及肝细胞结节状再生，可发展为肝细胞癌。

必须注意的是，癌的形成是一个长期、复杂、逐渐演进的过程，并非所有癌前病变都必然转变为癌，大多数的癌并未发现明确的癌前病变。

二、异型增生

异型增生（dysplasia）是指部分上皮细胞增生并出现一定程度的异型性，但还不足以诊断为癌。可发生于被覆上皮（如鳞状上皮、尿路上皮）和腺上皮（如子宫内膜腺上皮、胃肠道黏膜内腺上皮）。异型增生的上皮具有细胞和结构异型性，镜下可见增生的细胞大小不一，形态多样，核大深染，核浆比高，核分裂象增多，细胞排列乱，极向消失。上皮异型增生是癌前病变的镜下组织形态学改变，但并非总会发展为癌。当致病因素祛除后，某些未累及上皮全层的异型增生可能会消退。

以往常把非典型增生（atypical hyperplasia）与异型增生作为同义词使用。非典型增生包括反应性非典型增生（炎症刺激、损伤修复所致）和肿瘤性非典型增生，故近年来学术界倾向用异型增生来描述与肿瘤形成相关的病变。

三、原位癌

原位癌（carcinoma in situ，CIS）指异型增生的细胞已累及上皮的全层，但尚未突破基底膜而向下浸润生长者，有时也叫上皮内癌（intraepithelial carcinoma）。原位癌常见于鳞状上皮，如子宫颈、阴道、食管及皮肤；也见于发生了鳞状化生的黏膜表面，如鳞化的支气管黏膜上皮；膀胱等处的尿路上皮也可发生。此外，当乳腺导管上皮发生癌变而未突破基底膜向间质浸润时，为乳腺导管原位癌或导管内癌。原位癌病变局限在上皮内，是具有侵袭能力前的一种状态，如能及时发现、恰当治疗，可防止其突破基底膜发展为浸润性癌（invasive carcinoma）。

上皮内瘤变（intraepithelial neoplasia）是指上皮从异型增生到原位癌这一连续异型增生的过程。广泛应用于对宫颈、前列腺、胃肠道等上皮病变的描述，曾使用三级分类法。根据临床治疗经验总结反馈，目前多采用两级分类法。如胃肠道黏膜上皮内瘤变分为低级别上皮内瘤变（包括轻度异型增生和中度异型增生）和高级别上皮内瘤变（重度异型增生和原位癌）。旧分类中宫颈上皮内瘤变（cervical intraepithelial neoplasia，CIN）分为Ⅰ、Ⅱ、Ⅲ级，CINⅠ级对应于轻度异型增生，CINⅡ级即对应于中度异型增生，CINⅢ级则包括重度异型增生和原位癌。新近分类中将宫颈上皮内癌变重新命名为低级别鳞状上皮内病变（low-grade squamous intraepithelial lesion，LSIL）（对应旧分类中的 CINⅠ级）和高级别鳞状上皮内病变（high-grade squamous intraepithelial lesion，HSIL）（包括旧分类中的 CINⅡ和Ⅲ级）。

第九节 常见肿瘤举例

一、上皮性肿瘤

上皮组织包括被覆上皮和腺上皮,由此发生的肿瘤最为常见。上皮组织的恶性肿瘤(癌)对人体的危害最大。

(一)上皮组织良性肿瘤

1. 乳头状瘤

乳头状瘤(papilloma)是指由被覆上皮如鳞状上皮或尿路上皮发生的良性肿瘤。肿瘤向体表或体腔呈外生性生长,形成许多乳头状或指样突起,外观呈现菜花状或绒毛状。肿瘤的根部常有细蒂与正常组织相连(图4-15)。镜下,每一乳头表面覆盖增生的鳞状上皮或者尿路上皮,乳头中央则由具有血管的分支状结缔组织间质构成其轴心。鳞状细胞乳头状瘤常见于外阴、鼻腔、咽喉、口腔等处,其发生可能与人类乳头状瘤病毒感染有关。外耳道、阴茎等处的鳞状细胞乳头状瘤易发生恶变而形成鳞状细胞癌。尿路上皮乳头状瘤可见于膀胱、输尿管和肾盂。膀胱的尿路上皮乳头状瘤更易恶变。

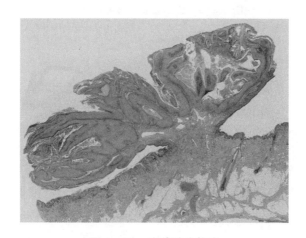

图4-15 皮肤乳头状瘤

2. 腺瘤

腺瘤(adenoma)是指由腺上皮发生的良性肿瘤,多见于乳腺、甲状腺、卵巢、涎腺、肠道等。腺瘤的腺体形态与正常腺体相似,且可具有一定的分泌功能,但排列方式等不同。腺瘤根据发生部位不同,其形态特点、组成成分均不相同,发生于黏膜的腺瘤通常为息肉状,发生于腺器官的通常为结节状,具体可以分为管状腺瘤、绒毛状腺瘤、囊腺瘤、纤维腺瘤、多形性腺瘤等类型。它们与周围组织分界清楚,有包膜。

(1)管状腺瘤(tubular adenoma)与绒毛状腺瘤(villous adenoma)多见于直肠和结肠黏膜,呈息肉状,又称腺瘤性息肉,常有蒂与黏膜相连(图4-16),但有些腺瘤是广基的，有些则肉眼观是平坦的。镜下腺体多呈分化较好的小管状结构，即管状腺瘤。有时部分腺瘤细胞周围纤维血管增生呈绒毛状结构或指状结构，称为绒毛状腺瘤。绒毛状与管状结构混合存在的腺瘤则称为绒毛状 - 管状腺瘤。结肠多发性腺瘤性息肉常呈家族聚集性，癌变率高，且癌变发生时间早，发生癌变时患者较年轻。腺瘤体积较大，具有更广泛的绒毛状结构，伴有高级别上皮内肿瘤/异型增生瘤变的腺瘤，更容易发展为癌。

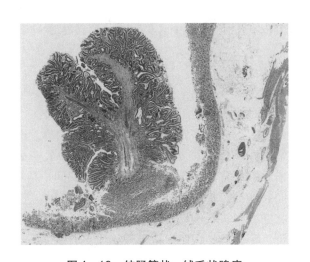

图 4 - 16　结肠管状 - 绒毛状腺瘤

镜下见增生的腺体排列紊乱，呈管状、绒毛状结构，息肉状向肠腔内突出。

（2）纤维腺瘤（fibroadenoma）。纤维腺瘤常发生于女性乳腺，是乳腺最常见的良性肿瘤。肿瘤呈结节状，境界清楚，包膜完整，切面灰白色。镜下可见乳腺导管上皮增生，纤维间质增生明显并可伴有黏液样变性，并常挤压导管。

（3）囊腺瘤（cystadenoma）。腺器官的腺瘤内无导管形成，其腺体分泌物淤积，腺腔逐渐扩大并互相融合，肉眼上可见到大小不等的囊腔，即称为囊腺瘤。囊腺瘤常发生于卵巢，偶见于甲状腺及胰腺。卵巢囊腺瘤主要有两种类型：一种腺上皮分泌较清亮的浆液，常为单房，故称为浆液性囊腺瘤（serous cystadenoma）；另一种腺上皮分泌黏液，常为多房性，囊壁光滑，称为黏液性囊腺瘤（mucinous cystadenoma）。部分浆液性囊腺瘤的上皮可向腔内呈乳头状生长，此时囊内壁可见细小、密集的乳头簇，此种类型较易发生恶变，转化为浆液性囊腺癌（serous cystadenocarcinoma），应高度注意。

（4）多形性腺瘤（pleomorphic adenoma）。多形性腺瘤由腺上皮细胞、肌上皮细胞团、黏液样及软骨样组织等多种成分混合而成。常发生于涎腺，特别是腮腺，曾称之为混合瘤（mixed tumor）。多形性腺瘤是由涎腺闰管储备细胞发生的，其既向上皮分化，又向肌上皮细胞分化，肌上皮细胞可进一步形成黏液或软骨样组织，从而构成多形性的结构特点，但就肿瘤起源而言仍为一个胚层来源的肿瘤。本瘤生长缓慢，但包膜常不完整，且包膜易被侵犯，切除后可复发，少数可以发生恶变。

（二）上皮组织恶性肿瘤

上皮组织起源的恶性肿瘤称为癌，是临床最常见的一类恶性肿瘤，多见于 40 岁以上的人群。近年来癌的发病有年轻化趋势。发生在皮肤、黏膜表面者常呈息肉状、蕈伞状或菜花状，表面常有坏死及溃疡形成，底部有浸润，与周围组织分界不清；发生在实性器官内的常呈不规则的结节状并呈蟹足状或树根状向周围组织浸润。切面常为灰白色，质地较硬，较干燥。镜下，癌细胞可形成巢状（癌巢）、腺管状或条索状排列，与间质分界一般较清楚。但低分化或未分化癌的癌细胞在间质内弥漫浸润，与间质分界不清。网状纤维染色可见网状纤维出现于癌巢周围，而不见于癌细胞之间；免疫组织化学检查癌细胞表达上皮性标记如细胞角蛋白（cytokeratin，CK）、上皮膜抗原（epithelial membrane antigen，EMA）等。癌的转移，在早期一般为淋巴道转移，到晚期则发生血行转移。借助以上特征可以将其与间叶组织来源的恶性肿瘤即肉瘤相鉴别。

1. **鳞状细胞癌**

鳞状细胞癌（squamous cell carcinoma）简称鳞癌，常发生在鳞状上皮被覆的部位，如皮肤、口腔、唇、子宫颈、食管、喉、阴茎等处，也可发生在出现鳞状上皮化生的部位，如支气管、肾盂等处。肉眼上，鳞癌外观常呈菜花状，并多伴有溃疡形成。镜下，癌组织向深层浸润性生长，高分化鳞癌的癌细胞呈团状分布，形成癌巢。癌巢的中央可见层状或团状角化物，称为角化珠（keratin pearl）或癌珠（图4-17）。癌细胞间可见细胞间桥，细胞异型性较小。分化较差的鳞癌无角化珠形成，细胞间桥少或无，细胞异型性明显并有较多的核分裂象。

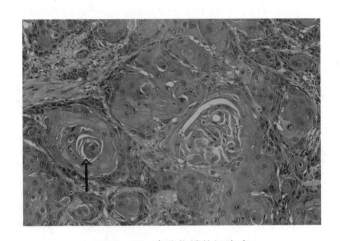

图4-17　高分化鳞状细胞癌

癌细胞呈巢状浸润性生长，癌巢内可见同心圆状的角化珠（箭头所示）。

2. **基底细胞癌**

基底细胞癌（basal cell carcinoma）由表皮原始上皮芽或基底细胞发生，多见于老年人头面部，如眼睑、颊及鼻翼等处，分为浅表型、结节溃疡型、纤维上皮瘤型等。镜下，癌巢是由基底样的癌细胞构成，细胞核大、胞浆少，呈大小不一的集合状，周边细胞呈栅栏状排列（图4-18）。此癌生长缓慢，表面多形成溃疡，并可浸润破坏深层组织，但几乎不转移，临床上呈低度恶性进程，对放射治疗较敏感。

疾病基本病理变化

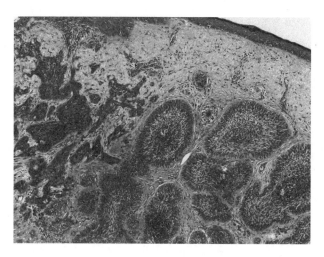

图4-18 基底细胞癌

3. 尿路上皮癌

尿路上皮癌（urothelial carcinoma）曾称移行细胞癌（transitional cell carcinoma），发生于膀胱、肾盂、输尿管等处尿路上皮，常呈乳头状，也有部分为非乳头状，分为低级别和高级别尿路上皮癌。级别越高，恶性程度越高，越容易复发和深部浸润。镜下，癌细胞似尿路上皮，层次增多，排列紊乱，有不同程度的异型性。临床上常以无痛性血尿起病。

4. 腺癌

腺癌（adenocarcinoma）是腺上皮发生的恶性肿瘤，多见于胃、肠、肺、乳腺、甲状腺、胆囊、子宫体、卵巢等处。癌细胞形成大小不等、形状不一、排列不规则的腺样结构，细胞常排列成多层，核分裂象多见（图4-19）。根据其形态结构和分化程度，可分为管状腺癌、乳头状腺癌、黏液腺癌等。当腺癌伴有大量乳头状结构时称为乳头状腺癌；腺腔高度扩张呈囊状的腺癌称为囊腺癌（cystadenocarcinoma）；伴乳头状生长的囊腺癌称为乳头状囊腺癌；以分泌大量黏液为主

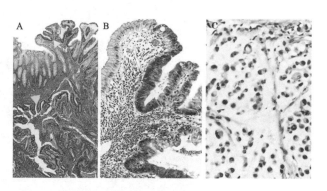

图4-19 结肠腺癌

A. 癌细胞形成腺管结构，与正常组织相比（红色三角形），癌细胞异型性明显，并侵犯黏膜下组织（绿色三角形），局部可见高级别上皮内瘤变区域（黄色三角形）；B. 为图A黄色三角形高倍视野，正常与瘤变组织异型性对比；C. 印戒细胞癌成分。

的腺癌，称为黏液腺癌。肉眼观，癌组织呈灰白色半透明如胶冻样，又称为胶样癌（colloid carcinoma）。黏液可聚积在癌细胞内，将核挤向一侧，使该细胞呈印戒状，称为印戒细胞。印戒细胞大于50%时称为印戒细胞癌（signet-ring cell carcinoma）（图4-19），可以呈弥漫性浸润。黏液也可堆积在腺腔内，并常因腺体的崩解而形成黏液湖，癌细胞单个散在或呈腺泡状漂浮在其中，包括印戒细胞。胃肠道的黏液腺癌和印戒细胞癌均属于低分化腺癌，易早期发生广泛浸润和转移。

二、间叶组织肿瘤

间叶组织肿瘤类型很多,包括纤维组织、脂肪组织、平滑肌、横纹肌、血管和淋巴管、骨组织等来源的肿瘤。习惯上将外周神经组织来源的肿瘤也归入间叶组织肿瘤。骨肿瘤以外的间叶组织肿瘤又称为软组织肿瘤。大部分间叶组织肿瘤为良性,恶性间叶组织肿瘤占人类所有恶性肿瘤不到1%。

(一) 间叶组织良性肿瘤

1. 脂肪瘤

脂肪瘤(lipoma)多见于成年人,是最常见的间叶组织肿瘤,常发生于肩、颈、背及四肢近端的皮下组织。外观为分叶状,有包膜、质地柔软,切面淡黄色,有油腻感。肿瘤大小不一,常为单发性,亦可为多发性(脂肪瘤病,lipomatosis)。镜下由分化成熟的脂肪细胞构成,似正常的脂肪组织,但可见包膜及纤维间隔,使其呈不规则分叶状。一般无明显症状,极少恶变,手术易切除。

2. 脉管瘤

脉管瘤分为血管瘤及淋巴管瘤两类,其中以血管瘤最常见。血管瘤和脉管畸形为一组常见的病变,统称为脉管性疾病。国际血管瘤和脉管畸形研究学会(International Society for Study of Vascular Anomalies,ISSVA)的分类具有前瞻性和实用性,已经在脉管性疾病领域被长期、广泛使用,最新版本为2018版。

(1)血管瘤(hemangioma)。血管瘤多为先天性,故以婴幼儿血管瘤为主,可随身体发育而长大,成年后即停止发展,部分较小者可自然消退。血管瘤可发生于皮肤、黏膜、肌肉、内脏器官(如肝脏、脾脏)等。肉眼上无包膜,呈浸润性生长,界限不清。皮肤或黏膜的血管瘤可呈突起的鲜红色肿块,或扁平的暗红色、紫红色斑块,部分类型压之可褪色。内脏器官的血管瘤多呈结节状。组织形态上可以分为由增生的毛细血管构成的毛细血管瘤、由扩张的血窦构成的海绵状血管瘤及由不规则的厚壁血管为主构成的动静脉血管瘤(图4-20)等类型。

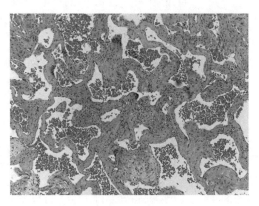

图4-20 血管瘤
管壁厚薄不一,管腔扩张淤血。

(2) 淋巴管瘤（lymphangioma）。淋巴管瘤临床上分为局限性、海绵状和囊性三型。由增生的淋巴管构成，内含淋巴液，腔内壁衬覆一层排列稀疏的内皮细胞。淋巴管可呈囊性扩大并互相融合，也称为囊状水瘤（cystic hygroma）。多见于儿童颈部。

3. 平滑肌瘤

平滑肌瘤（leiomyoma）最多见于子宫，单发或多发。肉眼观呈结节状，边界清楚。镜下观，瘤组织由形态比较一致的梭形细胞构成，瘤细胞互相编织呈束状或栅栏状排列，核呈长杆状，两端钝圆，类似平滑肌细胞，一般核分裂象罕见。

4. 软骨瘤

软骨瘤（chondroma）是一种成良性软骨性肿瘤。有两种类型：自骨膜发生并向外突起者，称外生性软骨瘤或骨膜软骨瘤（periosteal chondroma）；自手足短骨和四肢长骨等骨干的骨髓腔内发生者，称为内生性软骨瘤（enchondroma）。肉眼切面呈淡蓝色或银白色，半透明，可伴有钙化或囊性变。镜下见瘤组织由成熟透明软骨组成，由疏松的纤维血管间质包绕、分割呈不规则分叶状。发生于躯干骨（盆骨、胸骨、肋骨、椎骨）及四肢长骨近心端的软骨瘤易恶变；发生在指（趾）骨的软骨瘤极少恶变。

5. 纤维瘤

纤维瘤（fibroma）是指向成纤维细胞/肌成纤维细胞分化的一种良性肿瘤和瘤样病变，当前被具体细分为很多类型，如项型纤维瘤、腱鞘纤维瘤等。真性纤维瘤少见，需排除其他纤维组织瘤样增生的病变。可见于体表或黏膜，亦可见于特定器官，如口腔、卵巢、心脏等。

(二) 间叶组织恶性肿瘤

间叶组织的恶性肿瘤统称肉瘤。肉瘤比癌少见，部分类型的肉瘤多发生于儿童或青少年，如胚胎性横纹肌肉瘤；但有些类型的肉瘤则主要发生于中老年人，如脂肪肉瘤。肉眼观察，肉瘤体积一般较大，呈结节状或分叶状，由于其生长迅速，除浸润性生长外，也可挤压周围组织形成假包膜。切面多呈灰红色，质地柔软、细腻、湿润，呈鱼肉状，并易发生出血、坏死、囊性变等继发改变。镜下，肉瘤细胞大多弥漫分布，不形成细胞巢，与间质分界不清。网状纤维染色可见肉瘤细胞间存在纤细的网状纤维。肿瘤间质结缔组织少，但血管丰富，故肉瘤易先发生血行转移。免疫组织化学染色显示肉瘤细胞表达间叶组织标记，如波形蛋白（vimentin）。

肉瘤在组织来源、发病率、形态特点、生物学行为等方面与癌都有所差异，总结如表4-7所示。

表4-7 癌与肉瘤的区别

指标	癌	肉瘤
组织来源	上皮组织	间叶组织
发病率	较高，约为肉瘤的9倍，多见于40岁以上成人	较低，部分类型好发于儿童或青少年，部分类型见于中老年人
大体特点	色灰白、质硬、较干燥	色灰红、质软、湿润、鱼肉状

续表 4-7

指标	癌	肉瘤
组织学特点	多形成癌巢，实质与间质分界清楚，巢周纤维组织常有增生	肉瘤细胞多弥漫分布，实质与间质分界不清，间质内血管丰富，纤维组织少
网状纤维	见于癌巢周围，癌细胞间多无网状纤维	肉瘤细胞间多有网状纤维
转移	早期多经淋巴道转移	易经血行转移
免疫组化	表达上皮标记如 CK、EMA	表达间叶组织标记如 vimentin

常见的肉瘤有以下几种。

（1）脂肪肉瘤。脂肪肉瘤（liposarcoma）是成人多见的肉瘤之一，极少见于青少年。其常发生在大腿及腹膜后等深部软组织，极少从皮下脂肪组织发生，与脂肪瘤的分布特征相反。肉眼观，肿瘤呈结节状或分叶状，表面常有一层假包膜（图4-21A），切面黄色有油腻感，有时亦可呈鱼肉状或黏液样外观。镜下，肿瘤细胞大小形态各异，以出现脂肪母细胞为特点，细胞可以呈星形、梭形、小圆形或明显多形性，胞浆内含有数量不等、大小不一的脂质空泡，也可见成熟的脂肪细胞（图4-21B）。根据分化程度的不同，可以分为高分化脂肪肉瘤、黏液样脂肪肉瘤、多形性脂肪肉瘤、去分化脂肪肉瘤等。新分类中高分化脂肪肉瘤（well differentiated liposarcoma）也叫非典型脂肪瘤性肿瘤（atypical lipomatous tumor），属于中间型软组织肿瘤。

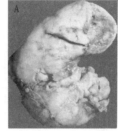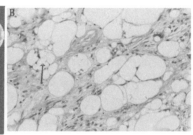

图4-21 腹膜后高分化脂肪肉瘤

A. 高分化脂肪肉瘤大体标本，肿瘤外有部分假包膜；B. 肿瘤主要由高分化的脂肪细胞构成，可见脂肪母细胞（箭头所示）。

（2）横纹肌肉瘤。横纹肌肉瘤（rhabdomyosarcoma）是儿童中发病率仅次于白血病的第二常见的恶性肿瘤。以10岁以下婴幼儿和儿童多见，成人少见。儿童好发于鼻腔、眼眶、泌尿生殖道等腔道器官，成人主要见于头颈部及腹膜后，偶尔可见于四肢。肿瘤由不同分化阶段的横纹肌母细胞组成。分化较好者瘤细胞胞浆内可见纵纹和横纹（图4-22）。根据瘤细胞的分化程度、排列结构和大体特点，可分为胚胎性横纹肌肉瘤（包括葡萄状肉瘤）、腺泡状横纹肌肉瘤、多形性

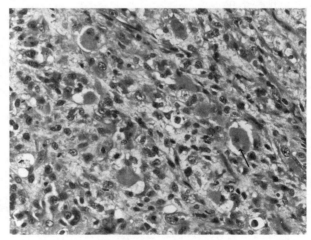

图4-22 横纹肌肉瘤

异型细胞弥漫分布，其间可见有横纹、胞浆红染的瘤细胞。

横纹肌肉瘤、梭形细胞横纹肌肉瘤（又称硬化性横纹肌肉瘤）。各型横纹肌肉瘤恶性程度均很高，生长迅速，均易早期血行转移；如不及时治疗，预后极差，约90%以上5年内死亡。

（3）平滑肌肉瘤。平滑肌肉瘤（leiomyosarcoma）较多见于子宫，也见于腹膜后、肠系膜、大网膜及皮下软组织。软组织平滑肌肉瘤患者多见于中老年人。肉瘤细胞多呈梭形，有轻重不等的异型性。肿瘤大小、凝固性坏死、核分裂象的多少对平滑肌肉瘤的诊断及判定其恶性程度有重要意义。不同部位的平滑肌肉瘤其判断标准不同。恶性程度高者手术后易复发，可经血行转移至肺、肝及其他器官。

（4）纤维肉瘤。纤维肉瘤（fibrosarcoma）是向成纤维细胞分化的恶性肿瘤。根据其发生的年龄、形态特点、原因不同，分为成人型纤维肉瘤（adult fibrosarcoma）、黏液纤维肉瘤（myxofibrosarcoma）、低级别纤维黏液样肉瘤（low grade fibromyxoid sarcoma）、硬化性上皮样纤维肉瘤（sclerosing epithelioid fibrosarcoma）等。其中，黏液纤维肉瘤是老年人最常见的肉瘤之一，细胞异型性较大；低级别纤维黏液样肉瘤好发于青少年，细胞异型性较小。成人型纤维肉瘤好发于30～60岁成年人，由具有异型性的梭形成纤维细胞样细胞构成，交织成束状、鱼骨状，细胞间有多少不等的胶原纤维，该型少见，需排除其他梭形细胞恶性肿瘤。另外，婴儿型纤维肉瘤（infantile fibrosarcoma）组织学表现与成人型纤维肉瘤相似，但自然病程与纤维瘤病相似，以局部侵袭为主，偶尔转移，属于中间性纤维母细胞性肿瘤（偶见转移型）。

（5）血管肉瘤。血管肉瘤（angiosarcoma）是一种不同程度重演了正常血管内皮细胞形态、免疫表型和功能特点（血管形成）的恶性间叶性肿瘤。多数病例发生于皮肤（特别是头面部皮肤）和浅表软组织，部分发生在乳腺、肝脏、脾脏、肺、骨等实性器官，少数发生于心脏、大血管、周围神经和黏膜。皮肤部位的血管肉瘤多隆起于皮肤表面，呈结节状或丘疹状，暗红色，极易坏死、出血，表面溃疡形成，半数以上病例可见卫星结节，切面可见微囊或呈海绵状。镜下，分化较好者瘤组织内管腔明显，大小不一，形状不规则，排列紊乱，被覆管腔的肿瘤性内皮细胞有不同程度的增生并有一定异型性，核增大、深染、可见核分裂象；分化差者瘤细胞有明显的异型性、上皮样、梭形或多边形，常呈团片状增生，管腔不明显或仅呈裂隙状（图4-23）。肿瘤的部位、大小、分化程度对预后有很大影响，一般恶性程度都较高，常见局部淋巴结、肺、肝、脾的转移。

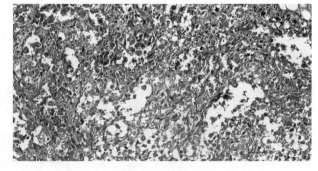

图4-23　血管肉瘤

（6）骨肉瘤。骨肉瘤（osteosarcoma）是向骨母细胞分化的肿瘤，是最常见的、非造血系统的、骨原发性的恶性肿瘤。常见于20岁以下的青少年。好发于四肢长骨的干骺端，尤其是股骨远端、胫骨、腓骨和肱骨近端。肉眼观肿瘤切面呈灰白色鱼肉状，常见出血坏死，侵犯破坏骨皮质并扩展到周围组织（图4-24A）。肿瘤表面的骨外膜常被瘤组织掀起，上下两端可见骨皮质和掀起的骨外膜之间形成三角形隆起，在 X 射线片上称为 Codman 三角。此外，在此区域形成与骨表面垂直的放射状反应性新生骨小梁，使其 X 射线片上表现为日光放射状阴影，该阴影与 Codman 三角在 X 射线片上对骨肉瘤的诊断具有特异性。镜下见瘤细胞由明显异型性的梭形或多边形肉瘤细胞组成，瘤细胞可直接形成肿瘤性骨样基质，这是病理诊断骨肉瘤的最重要的组织学依据（图 4 - 24B）。骨肉瘤内还可产生不等量的软骨和/或纤维组织。骨肉瘤是高度恶性肿瘤，呈局部快速浸润生长和迅速的全身性血道扩散，常在发现时已经血行转移至肺。

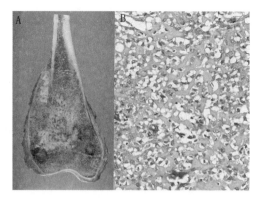

图 4 - 24 骨肉瘤
A. 肿瘤破坏骨皮质，出血、浸润周围组织；
B. 镜下见异型性明显的瘤细胞和肿瘤性骨样组织。

（7）软骨肉瘤。软骨肉瘤（chondrosarcoma）是向软骨细胞或单纯向软骨分化的恶性间叶性肿瘤。原发性软骨肉瘤从开始即具有恶性特征，好发于成人和老年人，40～70 岁人群多见。最常见的发生部位是骨盆（髂骨为最常累及的部位），其后依次为股骨近端、肱骨近端、股骨远端和肋骨。有部分软骨肉瘤继发于软骨瘤或骨软骨瘤。肉眼观，肿瘤呈灰白色半透明、分叶状肿块，有时可见黏液样变性、囊性变、钙化及骨化（图 4 - 25A）。镜下见由异型的软骨细胞及软骨基质构成，形成不规则分叶状，基质常黏液样变性，软骨细胞核大深染，核仁明显，核分裂象多见，出现双核、巨核、多核瘤巨细胞，可见髓内浸润、骨皮质破坏、骨外软组织侵犯的表现（图 4 - 25B）。常依据其核的异型性、细胞密度、有无坏死等指标将其分为 1～3 级，3 级预后最差。新版 WHO（2013）软骨肿瘤分类，将软骨肉瘤 1 级又称为非典型软骨性肿瘤，并将其生物学行为归类为中间性（偶见转移型）。

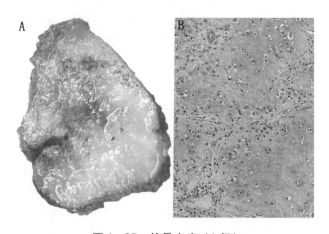

图 4 - 25 软骨肉瘤（1 级）
A. 肋骨软骨肉瘤大体切面；B. 软骨肉瘤镜下表现，由轻度异型的软骨细胞及软骨基质构成，呈分叶状。

三、其他肿瘤

(一) 神经外胚叶源性肿瘤

神经外胚叶源性肿瘤在胚胎第三周时三胚层胚盘形成,外胚层在脊索和邻近间充质的诱导下形成神经板,这一部分外胚层称为神经外胚叶,进而形成神经管和神经嵴。神经管发育成脑、脊髓、视网膜上皮等;神经嵴细胞则成为多潜能干细胞并广泛迁移,形成神经节、皮肤的黑色素细胞、弥散的内分泌组织、头面部大部分结缔组织等。因此,神经外胚叶起源的肿瘤种类繁多,包括中枢神经系统肿瘤(40%为胶质瘤)、周围神经系统肿瘤(以神经鞘瘤和神经纤维瘤多见)、能分泌多肽激素及胺的胺前体摄取和脱羧(amine precursor uptake decarboxylation,APUD)系统来源的肿瘤、视网膜母细胞瘤、色素痣和黑色素瘤等。

1. 视网膜母细胞瘤

视网膜母细胞瘤(retinoblastoma)是来源于视网膜胚基的恶性肿瘤,分为家族性(常染色体显性遗传,发病年龄小,双侧多见,约占40%)和散发性(发病较晚,单侧多见,约占60%)。其大部分发生于3岁以内的婴幼儿,7%在出生时即已存在。肉眼观肿瘤为灰白色或黄色的结节状肿物,切面有明显的出血及坏死,并可见钙化。最初在视网膜上生长,以后向内长入玻璃体,或向外长入脉络膜,或内外生混合性生长。镜下见肿瘤由幼稚的小圆形细胞构成,核圆形、深染、核分裂象多见,有的瘤细胞围绕一空腔做放射状排列,腔缘呈嗜酸性环状,形成Flexner-Wintersteiner菊形团,常见坏死及钙化。Rb基因的纯合型丢失见于所有的视网膜母细胞瘤。视神经受累、广泛脉络膜侵犯、眼外蔓延是预后不良的表现,偶见自发性消退。

2. 色素痣与黑色素瘤

(1) 皮肤色素痣(pigmented nevus)。普通获得性黑色素细胞痣(acquired melanocytic nevus)是人类最常见的黑色素细胞肿瘤。来源于表皮基底层的黑色素细胞,为良性错构性增生性病变,但有的可恶变为恶性黑色素瘤。组织学上,痣主要有三种类型,分别代表良性痣发育过程的不同

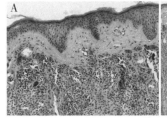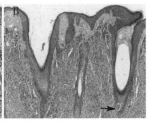

图4-26 皮肤色素痣

A. 皮内痣,痣细胞位于真皮内;B. 混合痣,痣细胞位于交界处和真皮内(箭头所示为交界痣成分)。

阶段。根据其在皮肤组织内发生部位的不同,可分为三种类型:①交界痣,是痣细胞增生的早期阶段,在表皮和真皮的交界处形成多个互相分离的痣细胞巢,此型较易恶变;②混合痣,既有交界痣成分,又可在真皮内看到单个或巢状痣细胞成分(图4-26B);③皮内痣,不再有交界痣成分,痣细胞局限于真皮内,呈巢状或条索状排列,常伴有不同程度的组织学老化现象(图4-26A)。对称性生长和最终发生退化(成熟现象)是良性黑色素细胞增生的特点。色素痣的色素加深、颜色不均匀分布、体积增大、形态不规则、不对称、生长加快或破溃、出血等可能是恶变的征兆。

(2) 黑色素瘤(melanoma)又称恶性黑色素瘤,是一种能产生黑色素的高度恶性肿

瘤。其大多见于中老年人,发生于皮肤者以足底、外阴及肛门周围多见。近年来,面颈部、女性下肢等部位亦较多见。此瘤也可发生于黏膜和内脏器官。一般发生于内脏黏膜的黑色素瘤预后比发生在皮肤的预后差,发生于躯干部的比四肢差。可以一开始即为恶性即原发性恶性黑色素瘤,也可由交界痣、富于细胞性蓝痣等恶变而来。

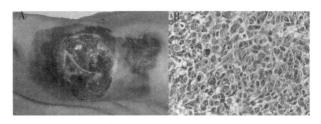

图 4-27 皮肤恶性黑色素瘤

A. 皮肤恶性黑色素瘤大体表现;B. 皮肤恶性黑色素瘤镜下 HE 图。

有多种类型如结缔组织增生性、结节性、恶性雀样痣等,各亚型临床及组织学特点、流行病学特征均不同。肉眼观肿瘤突出或稍突出于皮肤表面,多呈黑色,与周围组织界限不清(图 4-27A)。镜下黑色素瘤的组织结构呈多样性,可呈巢状、条索状或腺泡样排列;瘤细胞可呈多边形或梭形,核大,常有粗大的嗜酸性核仁,胞浆内可有黑色素颗粒,部分无黑色素颗粒(图 4-27B)。免疫组织化学染色 Melan-A 和 S-100 蛋白阳性有助于诊断。通常黑色素瘤为高度恶性肿瘤,预后与临床病理类型、浸润深度、分期等相关,多数较差,晚期可有淋巴道转移及血行转移,致死性高。NRAS 和 BRAF(V600E)的突变与恶性黑色素瘤的发生发展相关,有一定的靶向治疗意义。

(二)畸胎瘤

畸胎瘤(teratoma)为来源于性腺或胚胎剩件中的全能细胞的肿瘤,通常含有两个以上胚层的多种组织成分,排列结构紊乱。根据其组织分化成熟程度的不同,分为成熟性畸胎瘤(良性畸胎瘤)和未成熟性畸胎瘤(恶性畸胎瘤)。外观可分为囊性和实性两种,实性者多为恶性。畸胎瘤常发生于卵巢和睾丸,偶尔可见于纵隔、骶尾部、腹膜后、松果体等部位。

卵巢成熟性囊性畸胎瘤占所有卵巢肿瘤的 27%～44%,好发于育龄期的妇女,但年龄跨度大。大体上表现为卵圆形的囊性包块,囊内含皮脂和毛发,有时可见由脂肪、牙齿和骨骼构成的突向囊内的结节即 Rokitansky 头节(图 4-28A)。组织学上通常可见两个胚层以上的成熟组织成分构成,常见皮肤及其附件、脂肪、肌肉、气管及肠黏膜、骨、软骨、甲状腺和脑组织等(图 4-28B)。

未成熟性畸胎瘤主要发生于 20 岁以前的患者,由数量不等的未成熟胚胎组织构成,多为神经外胚层菊形团或原始神经管,混合以不同比例的成熟组织。

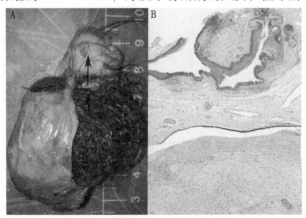

图 4-28 卵巢成熟性囊性畸胎瘤

A. 卵巢畸胎瘤大体标本,包膜完整,囊内可见毛发、皮脂及头节(箭头);B. 镜下可见组织被覆鳞状上皮,上皮下见皮脂腺、毛囊及脑组织等。

第十节 肿瘤发生的分子基础

肿瘤的形成是细胞生长与增殖调控发生了严重紊乱的结果,是一个多阶段、多步骤的发展过程。在此过程中会发生多种细胞遗传学、分子遗传学改变,涉及多种基因及其表达产物的异常,导致细胞增殖失控和分化异常。因此,从本质上讲,肿瘤是一种基因病,涉及十分复杂的发病机制。目前认为,人类肿瘤共有十种生物学能力或特征,这些特征包括维持增殖信号、避免生长抑制、抵抗细胞死亡、抵抗细胞永生化、诱导血管生成、激活侵袭和转移、出现基因组的不稳定性和突变、出现免疫逃逸和细胞能量代谢异常,以及促进肿瘤炎症。尽管过去的十年里,肿瘤分子机制研究取得了巨大的进步,但肿瘤的发病机制目前仍未完全阐明,需要进一步的探索。本节就当前的研究成果对肿瘤发生的分子基础进行简单的阐述。

一、细胞生长与增殖的调控

(一) 细胞生长与增殖的信号转导过程

细胞生长与增殖受到许多调节因子的控制。细胞外的分子信号称为配体 (ligand),包括激素、生长因子、细胞因子、神经递质及其他小分子化合物等生物活性分子。细胞膜上或细胞内存在能识别生物活性分子并与之结合的成分,称之为受体 (receptor)。受体能把识别和接收的信号正确无误地放大并传递到细胞内部,引起细胞内特定的信号转导分子 (transducer) 有序地相互作用,进而引起特定的生物学效应 (如细胞分裂)。将细胞外信息传递到细胞内的过程即信号转导,它由特定的信号通路 (signaling pathway) 构成,即特定的外源性信号和有序的相互作用分子的多酶级联反应过程。

配体是第一信使,与受体结合;第二信使是配体和受体结合之后激活的胞内的信号转导分子,比如环磷腺苷 (cAMP)、环磷鸟苷 (cGMP) 以及钙离子等等,有助于信号向胞内进行传递,其主要的作用就是活化蛋白激酶 (kinase)。通过改变蛋白质磷酸化,从而引起第三信使即转录因子 (transcription factor) 的激活,进而促进特定基因的转录,包括调节细胞周期的基因。

Ras 蛋白是调节细胞生长和增殖信号通路的重要信号转导分子。它定位于细胞膜内侧,为小 GTP 结合蛋白,通过 GTP 与 GDP 的相互转化来调节信号通路的传递。Ras 的直接效应因子为 Raf-1,其将 Ras 和丝裂原激活的蛋白激酶 (mitogen activated protein kinase,MAPK) 信号通路联系起来。MAPK 信号通路是 Ras 下游的一个主要通路,其主导促有丝分裂和抗凋亡信号,在人恶性肿瘤细胞的生长和预后中扮演重要角色。MAPK 主要有四个亚家族,分别是细胞外信号调节激酶 (extracellular-signalregulated protein kinase,ERK)、p38 丝裂原活化蛋白激酶 (p38 MAPK)、c-Jun 氨基末端激酶 (JNK)、细胞外信号调节激酶 5 (ERK5)。这几种 MAPK 亚家族参与的信号转导通路司职不同的功能,如 ERK 调控细胞生长和分化,JNK 和 p38 MAPK 信号通路在炎症和细胞凋亡等应激反应中发挥重要作用。

Ras 信号通路构成一个复杂的网络（图 4-29）。简单地说，在生长因子刺激下，通过一系列受体、转接蛋白的作用，GTP 取代 GDP 与 Ras 结合，Ras 被激活，同时具有 GTPase 活性；而当 GTP 被水解成 GDP 后，Ras 失活，恢复至无活性状态。这一 GTPase 活性受 GTPase 激活蛋白（GTPase activating protein，GAP）控制。Ras 蛋白被激活后，产生一系列级联放大反应。首先，它招募细胞质内称之为 Raf1 的丝氨酸/苏氨酸蛋白激酶至细胞膜上；之后，Raf 激酶磷酸化 MEK（MAP kinases/ERK kinases），再由 MEK 激活 ERK1/2；最后，ERK 被激活后，转至细胞核内并直接激活转录因子，如 c-jun、c-fos、c-myc 等，进而促进细胞周期基因的转录，调控细胞的生长和分化。

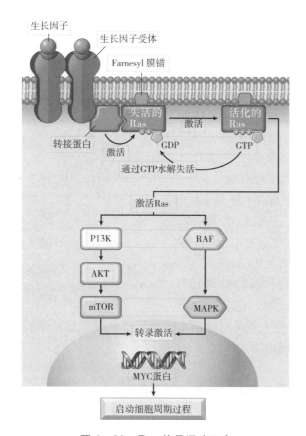

图 4-29 Ras 信号通路示意

图片来源：*Robbins Basic Pathology*（10th edition）。

（二）细胞周期的调控

细胞周期的进行依靠细胞周期蛋白（cyclins）和周期蛋白依赖性激酶（cyclin-dependent kinase，CDK）复合物的推动。cyclin 的量呈细胞周期依赖性升降，在细胞周期的不同时期表达不同类型的周期蛋白。CDK 与 cyclins 结合才具有激酶的活性，可将特定蛋白磷酸化，促进细胞周期运行。

RB 蛋白在细胞周期 G1-S 检查点中发挥着重要的作用（图 4-30）。在生长因子的刺激下，cyclin D 表达，并与 CDK4 结合，使下游的 RB 蛋白从低磷酸化状态转变为高磷酸化状态；RB 释放转录因子 E2F，促进许多基因的转录，如编码 cyclin E、cyclin A 和 CDK1 的基因。这是细胞从 G1 期进入 S 期的一个重要调控点。G1-S 期，cyclin E 与 CDK2 结合，促进细胞通过细胞周期检查点进入 S 期。S 期主要的 CDK 激酶为 cyclin A-CDK2，它的活化为 DNA 复制所必需。G2/M 期的转化和 CDK1-cyclin B 激酶密切相关。CDK1-cyclin B 激酶活性呈周期性变化，在 G2 期晚期阶段达到最大值并持续到 M 期的中期阶段。CDK1-cyclin B 激酶使底物蛋白磷酸化，从而启动细胞从 G2 期进入 M 期的相关事件：如将组蛋白 H1 磷酸化导致染色体凝缩，核纤层蛋白磷酸化使核膜解体，p60c-src 磷酸化使细胞骨架重排（纺锤体装配），核仁蛋白磷酸化使核仁解体。

周期蛋白依赖性激酶抑制因子（CDK inhibitor, CDKI）是对 CDK 激酶起负性调控作用的蛋白质，已发现多种 CKI，如 INK4 家族和 CIP/KIP 家族。INK4 家族 p16 蛋白能特异性抑制 CDK4-cyclin D1、CDK6-cyclin D1，进而使 RB 蛋白从高磷酸化状态转变为低磷酸化状态，并与转录因子 E2F 家族成员结合在一起，阻止其转录激活作用，抑制细胞周期转换。

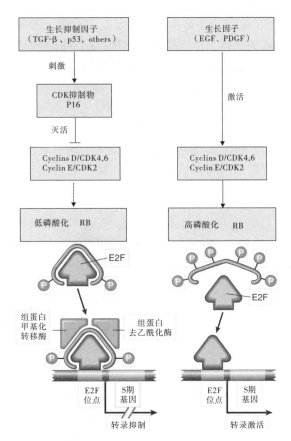

图 4-30　RB 在调节细胞周期 G1-S 检查点中的作用
图片来源：*Robbins Basic Pathology*（10th edition）。

二、肿瘤发生的分子机制

（一）癌基因的活化刺激细胞持续生长

1. 原癌基因、癌基因

1910 年，Rous 等人从鸡肉瘤滤液中发现了第一个反转录病毒，能在体外实验中引起细胞恶性转化，这类反转录病毒基因组中含有的某些 RNA 序列，为导致细胞恶性转化所必须，称为病毒癌基因（viral oncogene, *v-onc*）。进一步用分子杂交的方法证实了宿主细胞内也存在与该病毒癌基因相似的同源 DNA 序列，称为细胞癌基因（cellular oncogene, *c-onc*）。由于细胞癌基因在正常细胞中以非激活的形式存在，不表达或有限制地表达，故又称为原癌基因（proto-oncogene）。原癌基因是细胞生长和分化的生理调节基因，可在多种致癌因素的作用下通过突变、扩增、染色体重排等方式激活成为癌基因（oncogene）。癌基因则具有异常的促进细胞增生的能力，能导致正常细胞发生癌变。

人类第一个被发现的癌基因是人膀胱癌细胞内的 *K-RAS* 基因，目前已发现的癌基因有

100多种。原癌基因编码的蛋白质包括细胞生长因子、生长因子受体、信号转导蛋白，以及核调节蛋白等，是机体生命活动所必需的，对正常细胞增生、分化和发育十分重要。而癌基因编码的蛋白质即癌蛋白（oncoprotein），与原癌基因的正常产物在表达数量或蛋白结构上不同，可通过以下方式影响靶细胞：① 生长因子增加；② 生长因子受体增加；③ 产生突变的信号转导蛋白；④ 产生与DNA结合的转录因子等。癌蛋白通过改变正常靶细胞的生长与代谢，持续刺激细胞自主生长，促使细胞逐步转化为肿瘤，详见表4-8。

表4-8 常见的原癌基因及其激活方式和相关的人类肿瘤

分类	原癌基因	活化机制	相关人类肿瘤
生长因子			
PDGF-β链	PDGFB（SIS）	过度表达	星形细胞瘤、骨肉瘤
FGF	FGF3	扩增	膀胱癌、胃癌、乳腺癌、黑色素瘤
TGF-α	TGF-α	过度表达	星形细胞瘤、肝细胞癌
HGF	HGF	过度表达	肝细胞癌、甲状腺癌
生长因子受体			
EGF受体家族	ERBB2（Her2）	扩增	乳腺癌、卵巢癌、肺腺癌和胃腺癌
	ERBB1（EGFR）	过度表达	肺癌、胶质瘤
FMS样酪氨酸激酶3	FLT3	点突变	白血病
PDGF受体	PDGFRB	过度表达、易位	白血病、胶质瘤
促神经因子受体	RET	点突变	家族性甲状腺髓样癌、多发性内分泌肿瘤2A和2B
KIT受体	KIT	点突变	胃肠道间质瘤、精原细胞瘤、白血病
ALK受体	ALK	易位、融合基因、点突变	肺腺癌、某些淋巴瘤、神经母细胞瘤
信号转导蛋白			
GTP结合蛋白	K-RAS	点突变	肺、结肠癌、胰腺癌
	H-RAS	点突变	膀胱和肾脏肿瘤
	N-RAS	点突变	黑色素瘤、造血系统肿瘤
非受体型酪氨酸激酶	ABL	t(9;22)(q34;q11)易位	慢性粒细胞白血病、急性淋巴细胞白血病
RAS信号转导蛋白/激酶	BRAF	点突变	黑色素瘤、结肠癌、甲状腺乳头状癌、白血病

续表 4-8

分类	原癌基因	活化机制	相关人类肿瘤
WNT 信号转导蛋白	β-catenin	点突变或过表达	肝母细胞瘤、肝细胞癌
转录因子			
MYC 基因	c-MYC	t（8；14）（q24；q32）易位	Burkitt 淋巴瘤
	N-MYC	扩增	神经母细胞瘤
	L-MYC	扩增	小细胞肺癌
细胞周期调节蛋白			
Cyclin D	CCND1	t（11；14）（q13；q32）易位	套细胞淋巴瘤
		扩增	食管癌、乳腺癌
周期素依赖激酶4	CDK4	扩增或点突变	胶质母细胞瘤、黑色素瘤、肉瘤

2. 原癌基因的激活

原癌基因在某些化学、物理或生物因素的刺激下，结构、数量等发生改变而被激活，进而可能促使细胞发生恶性转化。激活方式有以下几种。

（1）点突变（point mutation）。点突变十分常见，如促进细胞生长的信号转导蛋白编码基因 RAS 原癌基因第 1 外显子的第 12 号密码子发生单个碱基置换，从 GGC 突变为 GTC，相应编码的 12 号氨基酸从甘氨酸变为缬氨酸，产生的异常蛋白不能将 GTP 水解为 GDP，因此，GTP 一直处于活性状态。这种突变的 RAS 蛋白不受上游信号的控制，持续促进细胞增殖。上皮生长因子受体（epidermal growth factor receptor，EGFR）为酪氨酸激酶受体，属于 HER2 家族成员。突变的 EGFR 不易被灭活，促进肿瘤细胞生长、增殖和转移等生物学行为。这类患者可以从 EGFR - 酪氨酸激酶抑制剂（TKI）治疗中获益，目前已有第三代靶向药物。

（2）基因扩增（gene amplication）。基因扩增即基因的拷贝数增加，特定基因过度复制，导致特定基因的表达产物异常增多、过量表达（over expression）而加速细胞增殖。在细胞遗传学上表现为染色体出现双微小体和同源染色区。例如，乳腺癌中 HER2 (c-erbB2) 基因的扩增，其编码蛋白属于表皮生长因子受体（EGFR）家族。25%～30% 的神经母细胞瘤中可出现转录因子 N-MYC 基因扩增，提示预后不良。

（3）染色体重排（chromosomal rearrangement）。染色体重排包括染色体易位（chromosomal translocation）和倒转（chromosomal inversion）。染色体易位主要发现于淋巴瘤和白血病等淋巴造血系统肿瘤及某些软组织肿瘤。近年来发现，少数实体瘤如前列腺癌、肾细胞癌、肺癌等也存在染色体易位。染色体易位造成原癌基因激活的方式包括两种情况：①原癌基因因染色体易位被置于很强的启动子控制之下，与活性很高的启动子连接而被激活，转录增加，过度表达。例如，人伯基特淋巴瘤（Burkitt lymphoma）细胞中的染色体易位 [t（8；14）（q24；q32）]，使位于 8 号染色体上的 C-MYC 基因易位到 14 号染色体上免疫球蛋白重链基因 IGH 的调节区，导致转录因子 *C-MYC* 过度表达（图 4-31）。② 易位使两段原本无关的 DNA 序列拼接在一起而产生具有致癌能力的融合蛋白。例如，慢性粒细胞白血病的基因组中，*ABL* 基因可从 9 号染色体易位到 22 号染色体的 *BCR* 基因旁，组成一个含 *BCR* 基因调节区和 *ABL* 基因酪氨酸激酶活性区的融合基因或嵌合基因（fusion gene/chimeric gene），表达一个结构、功能均改变的 BCR-ABL 融合蛋白，使酪氨酸激酶具有持续活性，导致细胞转化（图 4-31）。抑制 BCR-ABL 等酪氨酸激酶的药物伊马替尼（imatinib，商品名为格列卫 Gleevec）已用于慢性粒细胞白血病的治疗。检测染色体的形态异常已成为某些肿瘤必不可少的分子诊断指标。

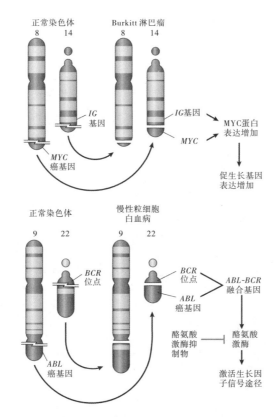

图 4-31　Burkitt 淋巴瘤及慢性粒细胞白血病的染色体易位示意

图片来源：*Robbins Basic Pathology*（10th edition）。

引起癌基因表达与功能异常的其他机制还包括肿瘤细胞的自分泌、染色体数目增多等。综上，不同的癌基因有不同的激活方式，一种癌基因可以有几种激活方式，一种肿瘤常常有多种癌基因的表达增强。癌基因对细胞的作用是显性的。同一基因座上的一对基因，只要其中一个发生突变，尽管另一个仍然正常，那个突变的基因就可使其蛋白质产物超表达或活性改变而成为致癌蛋白。

（二）肿瘤抑制基因的失活导致细胞对生长抑制信号不敏感

肿瘤抑制基因（tumor suppressor gene，简称"抑癌基因"）是在细胞生长、增殖调控中起负性调节作用的重要基因，其功能的丧失可使细胞增殖失控而导致肿瘤的发生。和癌基因相比，抑癌基因数量相对有限，具有更普遍的作用。抑癌基因失活主要是通过等位基因的两次突变或缺失（纯合子）而实现的，即在同一基因座上一对基因都丢失或失活后方能显示；也有部分抑癌基因是通过启动子甲基化的方式导致其功能失活。表4-9列举了一些常见的抑癌基因和相关的人类肿瘤。

表4-9 常见的抑癌基因和相关的人类肿瘤

亚细胞定位	基因	功能	与体细胞突变相关的肿瘤	与遗传型突变相关的肿瘤
细胞表面	TGF-β	生长抑制	结肠癌	—
	E-cadherin	细胞黏附	胃癌	家族性胃癌
细胞质	APC	抑制 WNT 信号转导	结肠癌、胃癌、胰腺癌、恶性黑色素瘤	家族性腺瘤性息肉病、结肠癌
	PTEN	细胞骨架蛋白和磷脂酶	子宫内膜癌、胶质母细胞瘤、前列腺癌、乳腺癌等	多发性错构瘤综合征（Cowden syndrome）、Lhermitte-Duclos 病和 Bannayan-Zonana 综合征
细胞质膜表面	NF-1	间接抑制 RAS	神经母细胞瘤	Ⅰ型神经纤维瘤病、恶性外周神经鞘瘤
细胞核内	p53	调节细胞周期和转录，监测 DNA 损伤诱导的凋亡	大多数人类肿瘤	Li-Fraumeni 综合征、多发性癌和肉瘤
	RB	调节细胞周期，阻止 G1 期向 S 期转变	视网膜母细胞瘤、骨肉瘤、乳腺癌、结肠癌、肺癌	家族性视网膜母细胞瘤、骨肉瘤
	p16	周期素依赖性激酶抑制物（CKI）抑制 CDK4/cyclin D 或 CDK6/cyclin D，阻止 G1 期向 S 期转变	胰腺癌、食管癌、乳腺癌、恶性黑色素瘤	家族性恶性黑色素瘤
	WT-1	WT-1 核转录	肾母细胞瘤	家族性肾母细胞瘤
	BRCA-1	DNA 修复	—	女性家族性乳腺癌和卵巢癌
	BRCA-2	DNA 修复	—	男性和女性乳腺癌
	VHL	调节 HIF	肾细胞癌	遗传性肾细胞癌、小脑血管母细胞瘤等

下面根据抑癌基因的功能特点，对其中一些重要的抑癌基因加以简单讨论。

1. 细胞周期调节物

（1）*RB* 基因。*RB* 基因是随着对儿童视网膜母细胞瘤的研究而被发现的，是人们认识到的第一个抑癌基因。*RB* 基因定位于 13q14，*RB* 基因的纯合型丢失见于所有视网膜母细胞瘤，后续又发现乳腺癌、膀胱癌、肺癌、前列腺癌、骨肉瘤等许多肿瘤均表现出 *RB* 基因的缺失或失活。将 *RB* 正常基因（野生型 *RB* 基因）导入体外培养的几种肿瘤细胞系的实验证明：*RB* 基因可以完全抑制视网膜母细胞瘤的致瘤性，证实了 *RB* 基因的抑癌功能；但它只能部分抑制前列腺癌、膀胱癌、乳腺癌细胞的致瘤性，说明这些肿瘤的发生还有其他基因的改变。家族性视网膜母细胞瘤患儿所有体细胞都继承了一个有缺陷的 *RB* 基因拷贝，当另一个正常的基因拷贝发生失活即可形成肿瘤，因而患儿一般发病年龄小、双侧多发。散发性视网膜母细胞瘤需要两个正常的 *RB* 等位基因都发生体细胞突变失活才能导致肿瘤形成，所以概率小、发病较晚、单侧多。

RB 蛋白调控细胞周期过程的具体作用机制见上述细胞周期的调控。

（2）*TP53* 基因。*TP53* 基因定位于 17p13，是研究最多的、迄今发现的与人类肿瘤相关性最高的基因。正常细胞中 p53 蛋白半衰期仅为 20 分钟，所以 p53 保持在很低的体内浓度。这是由于 *MDM2* 基因产物 MDM2 蛋白作为 p53 泛素连接酶，与 p53 结合，引发泛素蛋白（ubiquitin）介导的酶解反应，促进 p53 的降解。当细胞受到电离辐射导致 DNA 损伤后，p53 蛋白通过 ATM（ataxia-telangiectasia mutated）和 ATR（ataxia-telangiectasia and Rad3 related）蛋白激酶使 p53 蛋白磷酸化，与 MDM2 解离，从而阻断 MDM2 介导的 p53 降解。活化的 p53 与 DNA 结合，上调其下游基因——依赖 p53 的 CDK 抑制剂 *P21* 的转录，后者阻止 RB 磷酸化，保持 RB 活性，使细胞停滞在 G1 期，阻止 DNA 合成。同时，p53 诱导 DNA 修复基因 *GADD45*（growth arrest and DNA damage 45）的转录，使 DNA 的损伤得以修复。如果修复成功，p53 则活化 *MDM2* 基因，两者结合，抑制 p53 功能，解除 p53 介导的 G1 期细胞停滞，允许 DNA 修复成功的细胞进入 S 期。如果修复不成功，则 p53 激活 BAX 蛋白和 IGF，对抗凋亡抑制蛋白 BCL-2 而诱导细胞发生凋亡，防止损伤的 DNA 传递给子代细胞。因此，正常的野生型 p53 蛋白又被称为"分子警察"或"基因组守卫者"。

p53 蛋白失活的形式有基因突变、缺失、基因重排和甲基化等多种。当 *TP53* 基因发生缺失或突变等改变时，其表达产物可失去正常的结构和功能，在 DNA 损伤时不能通过 p53 的介导发生 G1 期停滞，DNA 损伤不能修复，细胞持续增殖，DNA 异常可传递给子代细胞，在其他因素的共同作用下，最终导致细胞肿瘤性转化（图 4-32）。

50% 的人类肿瘤可检测到 *TP53* 基因的突变，尤其在结肠癌、肺癌、乳腺癌、胰腺癌、膀胱癌等更为多见。突变是最为常见的方式，一般是一个等位基因错义突变，另一个等位基因最终丢失。如利弗劳梅尼综合征（Li-Fraumeni syndrome）患者通过遗传获得一个突变的 *TP53* 基因，在 50 多岁时发生另一等位基因的第二次突变，这些人发生恶性肿瘤的概率高于 *TP53* 基因正常的人群 25 倍，主要发生肉瘤、乳腺癌、白血病等。一些 DNA 肿瘤病毒蛋白如 HPV 的 E6，可与 p53 蛋白结合，使 p53 蛋白失活。另外，在 3% 的人类肉瘤中存在 *MDM2* 基因扩增，从而导致 p53 蛋白功能明显下降。

疾病基本病理变化

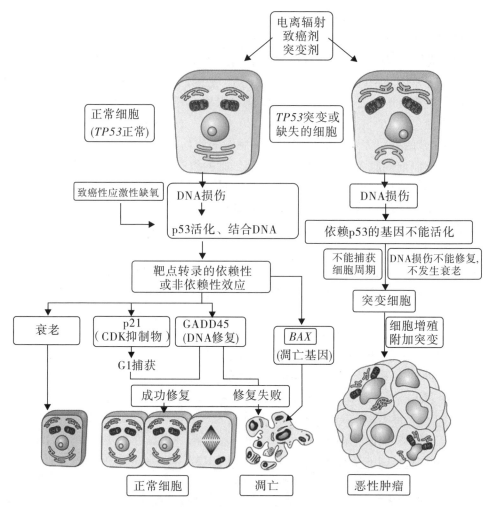

图4-32 p53功能及其突变在肿瘤形成中的作用
图片来源：Robbins Basic Pathology（10th edition）。

（3）*BRCA-1*、*BRCA-2* 基因。*BRCA-1*、*BRCA-2* 基因分别位于17q21和13q12.3，调控细胞周期蛋白和CDK，其产物存在于细胞核和胞质，两者相互结合后又与参与DNA修复的Rad51蛋白结合，共同参与肿瘤监视和基因损伤的修复。在家族性乳腺癌综合征中，有*BRCA-1*或*BRCA-2*的胚系突变者，患乳腺癌和卵巢癌的风险分别是50%~85%和10%~45%，且发病年龄早，20~30岁即可发生乳腺癌。

2. 信号转导调节物

（1）*APC*（adenomatous polyposis coli）基因。*APC*基因即腺瘤性结肠息肉基因，主要与结肠癌的发生有关。*APC*基因定位于5q21，其产物APC蛋白位于胞质。APC蛋白有多个功能区，寡聚区至少保留171个氨基酸用于结合，发挥显性抑制作用；armadillo重复区是最保守区域，与IQGAP1、PP2A、Asef和KAP3结合，刺激细胞迁移和黏附；15/20残基重复区和SAMP重复区通过降解β-catenin，负调节Wnt信号途径；基础区和C末端区与微管结合，直接或间接与 EB1 作用，稳定微管和着丝粒，促进染色体聚集。总之，APC 在细胞迁移、黏附、增殖、分化和染色体聚集等过程均发挥作用。

Wnt 信号途径与胃肠道细胞分化与增殖密切相关。APC 主要作用于 Wnt 通路中的 β 连环蛋白（β-catenin），是 β-catenin 的负性调节因子，抑制 β-catenin/T 细胞因子（TCF）依赖的转录，作用机制包括为 β-catenin 降解提供场所，促进 Axin 多聚体化和稳定以增加 β-catenin 降解，减少核 β-catenin 水平，阻滞核内 β-catenin 与 TCF 相互作用，阻止核内 β-catenin 参与 C-MYC 的激活。C 末端结合蛋白介导 Wnt 靶基因抑制。APC 失活致 β-catenin/TCF 转录活性增强，进而上调下游靶基因转录，如 *CYCLIN D1* 和 *MYC*，两者作用均为驱动细胞增生，促进肿瘤形成（图 4-33）。

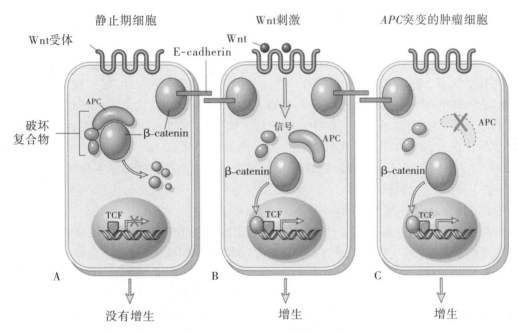

图 4-33　APC 在调节 β-catenin 的稳定性和功能中的作用

图片来源：*Robbins Basic Pathology*（10th edition）。

APC 基因突变致肿瘤抑制功能丢失是结直肠癌开始的关键。*APC* 基因可在胚系和体系水平出现异常调节。*APC* 胚系突变致家族性腺瘤息肉病（FAP），体系突变见于 80% 以上的散发结直肠癌患者。超过 90% 的 *APC* 突变为终止密码子提前，产生截短蛋白。FAP 和结直肠癌标本中可检测到稳定表达的 C 末端截短 APC 蛋白，该截短 APC 蛋白缺少与微管、EB1 和 β-catenin 的结合区域，诱导染色体不稳定，促进增殖，抑制分化，APC 截短后的蛋白有助于结肠肿瘤发生。

（2）*PTEN*（phosphatase and tensin homologue deleted on chromatosome 10）基因。*PTEN* 基因定位于 10q23.3，编码的 PTEN 蛋白主要位于胞浆内，具有磷酸酯酶活性，可通过拮抗酪氨酸激酶等磷酸化酶的活性，抑制肿瘤的发生发展。PTEN 通过磷酸酯酶活性使其底物 PIP3 去磷酸化而失活，抑制细胞周期进展和诱导 G1 期阻滞及细胞凋亡。PTEN 是 PI3K

的主要拮抗剂，为PI3K/PTEN/Akt信号转导途径重要的负调节因子。PTEN的失活在多种肿瘤（如前列腺癌、肺癌）中都会导致RTK/PI3K/Akt信号的过度激活，从而驱动肿瘤的发生。后来的研究发现，PTEN蛋白可以通过多个机制进入细胞核内，核内PTEN可以与多种蛋白质或mRNA剪接体相互作用，影响基因组稳定性等，发挥肿瘤抑制作用。PTEN的亚细胞定位对于其正常的细胞功能和作为肿瘤抑制因子的作用至关重要。PTEN在细胞核和细胞质之间的平衡被破坏，定位错误可能导致细胞的恶性生长。PTEN失活的方式有转录前的突变、缺失、甲基化等，以突变为主，也包括转录水平和转录后的调控。目前已发现多种肿瘤（如乳腺癌、前列腺癌及脑胶质母细胞瘤）中有 *PTEN* 的体细胞突变。2019年11月4日，陈国强教授课题组报道了肿瘤抑制蛋白PTEN翻译变异体PTENα/β呈现促肿瘤效应的表观遗传调控机制，揭示 *PTEN* 基因在肿瘤中可能是一把双刃剑，为针对PTEN的肿瘤治疗方案提供了新的思考。

（3）*NF-1*（neurofibromatosis-1）基因。定位于17q11.2，编码神经纤维瘤蛋白（neurofibromin），其突变失活导致神经纤维瘤病1型。RAS为"小GTP结合蛋白"，在生长因子活化其受体后，结合GTP而被激活，并活化MAPK信号通路，引起细胞增生。同时，RAS具有GTP酶活性，可以水解结合在自身上的GTP为GDP，恢复其无活性状态。这一GTP酶活性受GTP酶激活蛋白（GAP）的控制。*NF-1* 基因与GTP酶活化蛋白（GAP）的GTP酶活化部位存在广泛的结构同源性，可促进RAS的GTP酶活性，使RAS失去活性。突变的 *NF-1* 基因丧失这种功能，使RAS活性增强，导致不适当的细胞生长和肿瘤形成。

（三）抗细胞凋亡

肿瘤的生长取决于细胞增殖和细胞死亡的比例。因此，调节细胞凋亡的基因及其产物在某些肿瘤的发生中也起着重要作用。如BCL家族中的BCL2、BCL-XL、BCL-W、MCL-1，A1蛋白都是凋亡抑制因子，可以抑制凋亡；而BAX和BAK蛋白则是凋亡触发蛋白，嵌在线粒体外膜中，可以促进细胞凋亡。抗凋亡家族成员BCL2等通过与两个前凋亡触发蛋白（BAX和BAK）结合，对其起抑制作用；组蛋白BH3调节BCL2/BCL-XL和BAX/BAK在细胞内的平衡，在促凋亡信号作用下，BH3可以中和BCL2/BCL-XL蛋白的抗凋亡作用，活化BAX/BAK蛋白，BAX和BAK破坏线粒体外膜的完整性，从而导致前凋亡信号蛋白（主要为细胞色素C）释放到胞质中。细胞色素C进而活化Caspase 9，进入细胞凋亡程序（图4-34）。正常细胞内存在DNA修复调节基因，当多种因素引起轻微的DNA损伤时，可通过DNA修复机制对其进行及时修复。当DNA损伤严重，不能修复时，则诱导凋亡而祛除受损细胞，有效防止其转化为恶性细胞；凋亡基因失活或抗凋亡基因功能增强，则可使细胞逃避凋亡，持续生长，形成肿瘤。如前所述，野生型p53蛋白可以诱导BAX/BAK的合成，对抗BCL2的凋亡抑制功能，促使细胞进入凋亡程序。而抑癌基因 *p53* 功能的缺失，可以增强抗凋亡因子BCL2的功能，使癌细胞避免死亡（图4-34）。如85%的滤泡性淋巴瘤存在［t（14；18）（q32；q21）］染色体易位，使14号染色体的 *IGH* 基因和18号染色体的 *BCL2* 基因的转录活性位点拼接，引起BCL2蛋白的过表达，使B淋巴细胞逃逸凋亡，进而发展为淋巴瘤。

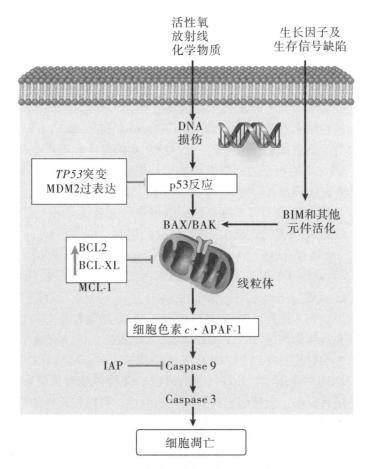

图 4-34 凋亡的内在途径和主要机制

图片来源：*Robbins Basic Pathology*（10th edition）。

（四）基因组不稳定性

许多外源性因素可以引起 DNA 损伤，如紫外线、电离辐射、烷化剂、氧化剂等。另外，DNA 还可以由于自身复制过程中出现的错误和碱基的自发改变而出现异常。DNA 轻微损伤后可通过 DNA 修复机制完成修复，维持基因组稳定性。DNA 修复调节机制对维持机体基因组的稳定性非常重要，包括碱基切除修复（base excision repair，BER）、核苷酸切除修复（nucleotide excision repair，NER）、双链断裂修复（double strand break repair）和 DNA 错配修复（mismatch repair，MMR）。当 DNA 修复机制有异常时，这些 DNA 损伤被保留下来，使基因组不稳定，这也与肿瘤的发生有一定关系。例如，着色性干皮病是一种先天性遗传性疾病，由于患者皮肤细胞中缺乏紫外线特异性核酸内切酶，对由紫外线引起的 DNA 损伤不能修复，所以患者对日光照射和紫外线特别敏感，皮肤癌的发生率极高，且发病年龄轻。

目前已知的人类 DNA 错配修复基因有 *MSH2*、*MLH1*、*MLH6* 和 *PMS2* 基因等，它们作为一个复合体来修正 DNA 复制过程中发生的碱基错配。当以上基因发生任何突变时，都可以引起基因组的微卫星不稳定性（microsatellite instability，MSI）。微卫星序列是一些短而重复的 DNA 序列，一般由 1～6 个核苷酸组成，串联重复排列，常见类型为双碱基 CA/GA/GT 或单碱基 A/T 等。微卫星序列可以位于基因的重要非编码区，也可以位于基因的编码区，多态性分布于整个基因组，个体差异大。微卫星不稳定性是指在 DNA 复制时插入或缺失突变引起的微卫星序列长度改变的现象，常由错配修复功能缺陷引起。由于 MSI 而引起的基因改变在肿瘤的发生和进展中也起重要作用。林奇综合征（Lynch syndrome），亦称遗传性非息肉病性结直肠癌（hereditary nonpolyposis colorectal cancer，HNPCC），是一种具家族遗传倾向的常染色体显性遗传病，由 MMR 基因发生胚系突变所致，占所有结直肠癌的 3%～5%，最突出的特点之一是携带者本人或家族成员可发生结直肠癌及其他多种 Lynch 综合征相关肿瘤（卵巢癌、子宫内膜癌等）。MSI 是 Lynch 综合征的特征性分子，90% 以上 Lynch 综合征表现出 MSI。散发性结直肠癌中也存在 10%～15% 的 MSI，常由 MLH1 启动子区域高 DNA 甲基化造成 MMR 功能缺陷引起。

（五）端粒、端粒酶和肿瘤细胞无限增殖能力/细胞永生化

端粒（telomere）是位于真核生物染色体末端的 DNA 重复序列，由短串联重复序列（TTAGGG）n 组成，又称 G-rich 序列，长度约为 10～15 kb，其长度随着细胞的每一次复制、分裂而逐渐缩短。正常细胞复制到一定次数后，缩短的端粒使得染色体相互融合而导致细胞死亡，故端粒被称为细胞的"生命计时器"。端粒酶（telomerase）是一种核糖核蛋白聚合酶，通过添加端粒重复序列 TTAGGG 来维持端粒末端。端粒酶主要由一种蛋白质成分（TERT）和一种 RNA 成分（TERC）组成，TERC 是合成端粒重复序列的模板，TERT 是催化延长端粒的逆转录酶。生殖细胞具有端粒酶活性，可以使缩短的端粒长度恢复。但大多数体细胞没有端粒酶活性，只能在复制 50～60 次后归于死亡。现有研究表明，绝大多数人类恶性肿瘤细胞都含有较高的端粒酶活性，从而使端粒不缩短，而具有无限增殖、细胞永生化的能力。大多数癌细胞通过激活端粒酶来维持端粒长度；另一小部分肿瘤细胞则通过端粒延长替代机制（alternative lengthening of telomere，ALT）来维持端粒的长度。端粒酶的活性常在恶性肿瘤的早期就出现，提示其可以作为诊断肿瘤的指标之一，并且与一些肿瘤的恶性程度和预后相关。因此，抑制端粒酶也成了治疗癌症的一个新思路。近年来，端粒酶抑制剂就作为一种潜在的抗肿瘤药物得到了广泛的研究。

TERT 作为端粒酶的核心成分，其启动子具有肿瘤特异性，在肿瘤治疗中扮演重要角色。且研究发现 TERT 不仅在端粒的延伸中发挥作用，还参与了其他癌症的活动。当 TERT 表达量升高和被重新激活，可出现癌症的标志性活动，如线粒体活性增强、WNT/β-catenin 信号途径放大、参与调节癌基因 MYC 介导的肿瘤。靶向抑制 TERT，特别是通过抑制 TERT 启动子或突变启动子介导的转录，可能是一种更有效的治疗肿瘤的策略。

（六）表观遗传学改变与肿瘤

表观遗传学（epigenetics）是指基因的 DNA 碱基序列不发生改变的情况下，基因如表达水平与功能发生改变，并产生可遗传的表型。它在 3～4 个层面调控基因表达：DNA 甲基化、组蛋白修饰、非编码 RNA 调控等。通过这些调节模式，影响基因转录和/或表达，从而参与调控机体的生长、发育、衰老及病理过程。任何一个层面异常，都将影响染色质结构和基因表达，导致复杂综合征、多因素疾病及癌症。

DNA 甲基化（DNA methylation）是在真核生物体内普遍存在的一种重要的表观遗传基

因内源性修饰形式，由 DNA 甲基转移酶（Dnmt, DNA methyltransferase）催化，S－腺苷甲硫氨酸（SAM, S-adenosine methionine）作为甲基供体，将甲基转移到胞嘧啶的 5 位碳原子上，生成 4－甲基胞嘧啶（4-mC）。在脊椎动物中，CpG 二核苷酸是 DNA 甲基化发生的主要位点。人类的 CpG 以两种形式存在：一种是在基因组非编码区分散存在的富含 CpG 的重复序列，通常处于高甲基化状态，对维持染色体稳定性很重要；另一种是在关键基因的启动子区域 CpG 结构高度聚集的 CpG 岛。正常情况下，非活化的 X 染色体、印迹基因等的启动子区域的 CpG 岛为甲基化状态，而看家基因的 CpG 岛则是去甲基化状态。DNA 甲基化后核苷酸顺序未变，但基因表达受影响，与维持染色体的结构、胚胎发育与衰老等有着密切的关系。DNA 甲基化对基因的表达大多起抑制作用，其抑制活性是多方面的作用共同导致的，既有甲基化对转录激活因子直接的排斥作用，也包含甲基化结合蛋白所介导的对基因表达的抑制活性。在细胞分化的过程中，基因的甲基化状态将遗传给后代细胞。

现在的研究认为，DNA 异常甲基化与肿瘤密切相关。肿瘤的 DNA 甲基化改变表现为抑癌基因与修复基因的启动子区 CpG 岛高甲基化（hypermethylation）、基因组总体水平甲基化程度的降低。抑癌基因与修复基因的甲基化导致抑癌基因沉默与修复基因失活，造成肿瘤抑制功能的丧失与基因损伤增加；而总体的低甲基化使反转录转座子活化，进而使染色体不稳定性增加，易于发生转位、缺失等改变。肿瘤基因组中广泛低甲基化的程度和肿瘤的恶性程度密切相关。抑癌基因 *p16* 基因 5′-CpG 岛高甲基化已被证实，并且与多种肿瘤（肺癌、甲状腺癌等）中 *p16* 的转录抑制有密切的关系。实验中也可以观察到某些癌基因的低甲基化（hypomethylation），如 *H-RAS* 和 *C-MYC*，提示其可能被激活。

组蛋白（histone）是真核生物染色体的基本结构蛋白，组蛋白与带负电荷的双螺旋 DNA 组装成核小体。因氨基酸成分和分子量不同，组蛋白主要分成五类：一个连接组蛋白 H1，四个核心组蛋白 H2A，H2B，H3 和 H4。除 H1 外，其他四种组蛋白均分别以二聚体形式相结合，形成核小体核心。DNA 便缠绕在核小体的核心上。而 H1 则与核小体间的 DNA 结合。组蛋白修饰（histone modification）是指组蛋白在相关酶作用下，其部分氨基酸发生甲基化、乙酰化、磷酸化、腺苷酸化、泛素化、ADP 核糖基化等翻译后的修饰过程。组蛋白 H3 是被修饰最多的组蛋白。

组蛋白修饰能够引起核小体结构的变化，导致染色质重塑，影响各类转录因子与 DNA 的结合，进而影响基因的转录。组蛋白修饰异常是发生肿瘤的重要环节，如组蛋白去乙酰化酶（HDAC）在前列腺癌和胃癌中常常过度表达。靶向组蛋白去乙酰化的药物——HDAC 抑制剂已成为抗肿瘤治疗热点。多种靶向药物已被推出，如 2009 年美国新基公司推出的用于治疗 T 细胞淋巴瘤的 Istodax（药名：罗米地辛，romidepsin），2015 年瑞士诺华公司推出的治疗多发性骨髓瘤的 Farydak（药名：帕比司他，panobinostat，LBH589）等。

非编码 RNA（non-coding RNA）是指不编码蛋白质的 RNA，其中包括核小 RNA（small nuclear RNA, snRNA）、核仁小 RNA（small nucleolar RNA, snoRNA）、微小 RNA（microRNA）、环状 RNA（circular RNA, circRNA）及长链非编码 RNA（long non-coding RNA, lncRNA）等。它们在细菌、真菌和哺乳动物等许多生物体的重要生命活动中发挥着极广泛的调控作用。近年来的研究表明，非编码 RNA 既可作为癌基因，也可作为抑癌基因，对肿瘤的发生、发展产生重大的影响，有望成为肿瘤诊断的标志物和肿瘤治疗的新靶点。

（七）持续的诱导血管生成

和正常组织一样，肿瘤需要营养和氧气的供给，以及排出代谢废物。肿瘤相关新生血管负责为肿瘤细胞输送营养和氧气。在伤口修复及成年女性生殖周期，血管生成暂时性启动，修复伤口或子宫内膜；而在肿瘤进展过程中，"血管生成开关"几乎总是被激活，并持续开启，导致正常静止的血管持续生出新的血管以支持不断扩大的肿瘤生长。

促进肿瘤血管生成的因子主要有：血管内皮细胞生长因子（vascular endothelial growth factor，VEGF）、碱性成纤维细胞生长因子（basic fibroblast growth factor，bFGF）、血小板源性生长因子（platelet-derived growth factor，PDGF）、胎盘生长因子（placenta growth factor，PLGF）、表皮生长因子（epidermal growth factor，EGF）、转化生长因子-β（transforming growth factor-β，TGF-β）等。在肿瘤团块内部缺氧环境下，缺氧诱导因子-1（HIF-1）的二聚蛋白复合体得以保持稳定，并激活内皮细胞，促进众多导致血管生成的基因表达，特别是 VEGF 和 bFGF，这些因子可与相应的受体结合，激活下游信号通路以调控肿瘤生成新的血管。分泌到肿瘤周围微环境中的因子会激活肿瘤相关巨噬细胞（tumor-associated macrophage，TAM），产生 VEGF 和 MMP 等血管生成因子，促进血管生成。

肿瘤微环境内的许多其他类型细胞也可能与血管生成有关。中性粒细胞可通过多种机制促进肿瘤血管生成，如释放 MMP，从而触发 VEGF 和其他血管生成因子的释放。同样，其他类型免疫细胞（如 B 细胞和 T 细胞）会分泌 VEGF-A、bFGF、MMP9 和白介素-17（IL-17），进而间接影响血管生成。脂肪细胞会释放大量细胞因子、趋化因子和激素（统称为脂肪因子），它们中的许多都属于促血管生成因子。这些肿瘤周围的炎症细胞有助于触发以前静止的组织中的血管生成，支持与肿瘤生长相关的血管生成的进展，并使局部浸润更加容易。此外，它们还有助于脉管系统抵御针对内皮细胞信号的靶向药物的作用。

贝伐单抗（bevacizumab，商品名 Avastin）为重组人源性靶向 VEGF 的单克隆抗体，能够准确靶向 VEGF，进而直接、快速地阻止肿瘤血管生成。

内源性抗血管生成因子主要有：血小板应答蛋白-1（thrombospondin-1，TSP-1）、血管抑素（angiostain）、内皮抑素（endostain）、金属蛋白酶组织抑制物（tissue inhibitor of metalloproteinase，TIMP）及干扰素-α（interferon-α，IFN-α）等。内源性血管生成抑制剂在组织重构和伤口修复时作为调节短暂血管生成的生理调节剂；在初始肿瘤形成时则成为阻止血管生成的内源性屏障。

（八）肿瘤微环境（诱发炎症）

肿瘤的发生和发展不仅仅是肿瘤细胞和其基因发生改变的结果，更是组织内微环境失衡的反映。肿瘤微环境（tumor micro-environment，TME）是由肿瘤细胞、常驻和招募的宿主细胞（如成纤维细胞、淋巴细胞、肿瘤相关巨噬细胞），以及上述细胞的分泌产物（如细胞因子和趋化因子）和细胞外基质（ECM）中的非细胞成分组成。这些微环境因素相互关联，在肿瘤的发生发展过程中共同发挥作用。肿瘤微环境具有多种特殊的理化环境，如低氧、低 pH、高间质液压（interstitial fluid pressure，IFP）、血管高渗透等，这些特征对肿瘤自身存活、增殖并转移有着重要作用。肿瘤微环境常伴有慢性炎症，各炎症细胞及各种基质细胞可以释放各种生长因子促进血管生成、释放蛋白酶降解黏附分子、祛除生长屏障，通过上皮间质转化促进肿瘤浸润和转移、逃避机体免疫监视和免疫攻击。因此，肿瘤微环境不仅在肿瘤细胞增殖、免疫反应、血管生成、肿瘤复发与转移等肿瘤发展过程中的多个阶段和过程中起着至关重要的作用，在癌症治疗期间的机体调节过程中也扮演着重要的角色。

（九）浸润和转移能力的获得

浸润和转移是恶性肿瘤最主要的生物学特征，是引起患者最终死亡的主要原因。从原发灶向周围浸润及迁移到远处器官继续生长是一个主动的复杂过程，由一系列严格的步骤构成，机制十分复杂，与细胞黏附分子（CAMs）改变、细胞外基质（ECM）降解、上皮-间质转化（epithelial-mesenchymal transition，EMT）、高侵袭性肿瘤亚克隆形成、逃避免疫打击、肿瘤血管形成相关。

以癌细胞为例，其局部浸润的过程可以分为如下步骤：① 癌细胞彼此分离（detachment）。肿瘤细胞间的附着减弱，使肿瘤细胞脱离与周围细胞的联系。细胞黏附因子是介导细胞和细胞、细胞和细胞外基质间黏附和相互作用的跨糖蛋白，有助于细胞黏附在一起，阻止细胞移动。CAMs有许多种类，可分别为钙黏蛋白家族（cadherins）、整合素家族（integrins）、选择素家族、免疫球蛋白超家族、透明质酸受体类（如CD44）等。胃癌、部分乳腺癌等癌细胞表面存在E-cadherin表达降低，而E-cadherin和胞质中β-连环蛋白（β-catenin）结合成复合物，与细胞骨架连接，维持细胞间的黏附。若其复合物被破坏，则也会造成癌细胞的分离，促进癌细胞的迁移。② 癌细胞与基底膜的附着增强（attachment）。上皮细胞和基底膜的附着和极向维持是通过上皮细胞膜表面的黏附分子（integrin家族为主）受体与其配体（如层粘连蛋白laminin，LN）介导的。基底膜为特殊的薄层细胞外基质，由Ⅳ胶原、LN、硫酸软骨素等构成。恶性肿瘤细胞表面有更多可与LN结合的受体，为恶性细胞黏附于基底膜创造了条件，并可以促进癌细胞与血小板聚集形成瘤栓。如人浸润性乳腺癌细胞膜表面特异性结合LN的能力比正常乳腺组织高50倍，LN还可以诱导蛋白水解酶（特别是Ⅳ型胶原酶）的表达分泌，导致基底膜的破坏。③ 细胞外基质ECM的降解。肿瘤细胞本身分泌或诱导间质细胞分泌蛋白水解酶［如基质金属蛋白酶MMP、尿激酶型纤溶酶原激活物系统（urokinase-type plasminogen activator system，u-PAs）］等，能降解细胞外基质成分，使基底膜和间质结缔组织局部被破坏，有利于癌细胞穿过。降解产物还具有化学趋化性、血管生成和促进生长的作用。④ 癌细胞移出（migration）基底膜。癌细胞以阿米巴运动的方式通过基底膜缺损处移出，并进一步溶解间质结缔组织。这一过程由多个受体和信号转导，如癌细胞产生的自分泌移动因子（autocrine motility factor）、基质成分的降解产物、某些生长因子（胰岛素样生长因子Ⅰ和Ⅱ），均对癌细胞有化学趋化性。瘤细胞在间质中移动到达血管壁或淋巴管壁时，又以类似的方式穿过血管或淋巴管基底膜进入血管或淋巴管内，从而进入循环系统。

进入循环系统中的肿瘤细胞，并非都能迁徙到其他器官形成新的转移灶。大多数单个存在的肿瘤细胞会被机体免疫系统中的自然杀伤细胞（NK细胞）所杀灭。内皮细胞的损伤及肿瘤细胞可以激活血小板，血小板表面有大量黏附分子，使血小板既能与损伤的内皮细胞黏附，又能与肿瘤细胞黏附。肿瘤细胞和血小板聚集形成瘤栓，使肿瘤细胞逃避免疫系统的杀伤，进而随血流运行至相应的靶器官。瘤栓在靶器官的微脉管处滞留，与血管内皮细胞黏附，再重复前述机制穿过血管内皮细胞和基底膜，进入靶器官内定植并继续增殖，形成新的转移灶。高侵袭性的瘤细胞亚克隆更容易形成广泛的血行转移。正常 T 细胞表面的黏附分子 CD44 可以通过识别毛细血管后静脉内皮上的透明质酸而回到特定的淋巴组织，即归巢现象。癌细胞 CD44 高表达、转移抑制基因 NM23 表达降低与某些肿瘤的侵袭转移有关。

肿瘤向远处转移的部位和器官分布是有选择性而非随机的，除受原发肿瘤类型和血液循环途径影响外，还表现出对某些肿瘤相对特殊的亲和性。例如，肺癌容易转移到肾上腺和脑；甲状腺癌、肾癌、前列腺癌容易转移到骨；乳腺癌容易转移到肺、肝、骨、卵巢和肾上腺等。目前有三种理论来解释这种嗜器官现象：① 这些器官的血管内皮细胞上的配体能特异性识别并结合循环中癌细胞表面的黏附分子。② 这些器官产生某些化学趋化物质，吸引特定的癌细胞。③ 负选择的结果，即某些组织或器官的环境不适合肿瘤的生长，如组织中有酶抑制物，不利于肿瘤的形成。横纹肌组织经常收缩不利于瘤细胞停留且肌内乳酸含量过高，不利于肿瘤生长。

上皮间质转化（EMT）是指具有极性的上皮细胞转换成具有活动能力、能够在细胞基质间自由移动的间质细胞的过程，它以上皮细胞极性的丧失及间质特性的获得为重要特征。这种表型的转换使肿瘤细胞摆脱细胞间连接而表现得更具侵袭性、迁徙能力更强。EMT 的发生是一个动态、多步骤的过程，涉及多个信号转导通路和复杂的分子机制，目前其具体机制尚未完全阐明，可能与钙依赖性黏附蛋白（如 E-cadherin）、生长因子（如转化生长因子 TGF-β、胰岛素样生长因子 IGF）等有关。其中，E-cadherin 被视为 EMT 的主要调控者，若 E-cadherin 表达下降，上皮细胞之间会失去正常极性，发生黏附缺失，从而从上皮表型转变为间质表型，即发生了 EMT。瘤细胞 E-cadherin 的表达的下调是 EMT 发生的限速步骤和标志性事件。Twist 和 Snail 是两个重要的转录因子，可以抑制 E-cadherin 的转录、下调 E-cadherin 的表达，从而诱导 EMT，促进肿瘤的转移。

（十）免疫监视的逃避

肿瘤免疫学（tumor immunology）是近年来的研究热点。肿瘤免疫是研究肿瘤抗原、机体免疫功能与肿瘤发生发展和转归的相互关系，机体对肿瘤免疫应答和肿瘤细胞逃逸免疫效应的机制，以及肿瘤的免疫诊断和免疫防治的科学。

肿瘤抗原包括肿瘤特异性抗原（tumor specific antigen，TSA）和肿瘤相关抗原（tumor-associated antigen，TAA）。TSA 是只存在于某种肿瘤细胞而不存在于正常细胞的新抗原，为肿瘤细胞特有，具有个体特异性，如理化因素或病毒诱发的肿瘤抗原属于此类。同一种化学致癌剂或物理辐射诱发的肿瘤，在不同种系、同种系的不同个体，甚至是同一个体的不同部位，其抗原性各异，即由理化因素诱发者，具有各自独特的抗原性；同一种病毒诱发的不同类型肿瘤可表达相同的抗原，即由病毒诱发者，具有共同的抗原性。人类大多数无明确诱因的自发性肿瘤也存在 TSA。TAA 是指非肿瘤细胞所特有的、正常细胞和其他组织上也存在的抗原，只是其含量在细胞癌变时明显增高。此类抗原只表现出量的变化而无严格肿瘤特异性，以胚胎抗原和分化抗原两大类为主。胚胎抗原是在胚胎发育阶段由胚胎组织产生的正常成分，在胚胎后期减少，出生后分化成熟组织中不表达或仅存极微量，当有细胞癌变时，此类抗原可重新合成，如甲胎蛋白（AFP）、癌胚抗原（CEA），为胚胎组织与肿瘤组织所共有。分化抗原是特定组织正常分化到一定阶段所特有的标志，不能刺激抗肿瘤的免疫应答，可作为肿瘤起源的诊断性标志，如前列腺特异性抗原 PSA、黑色素细胞标记 Melan-A 等。另外，肿瘤相关抗原还可用于疾病的病情监测，甚至成为肿瘤分子治疗的靶点，例如，用于非霍奇金 B 细胞性淋巴瘤治疗的利妥昔单抗注射液（rituximab injection，商品名：美罗华，MabThera）即为针对瘤细胞表面 CD20 受体的单克隆抗体，通过与瘤细胞 CD20 结合，使其被溶解破坏。

机体的免疫系统能通过多种途径消除肿瘤细胞或抑制其增长，其中细胞免疫是机体主要的肿瘤免疫应答方式。NK 细胞是早期抗肿瘤的重要免疫细胞，处于抗肿瘤的第一道防线，可非特异直接杀伤肿瘤细胞。细胞毒性 T 淋巴细胞（cytotoxic T lymphocyte，CTL，CD8+）具有特异性杀伤肿瘤细胞活性，通过细胞表面的 T 细胞受体识别与 MHC 分子组成复合物的肿瘤特异性抗原，在 CD4+ T 细胞辅助下，释放一些酶（穿孔素、颗粒酶）直接杀伤肿瘤细胞。T 细胞产生的 γ 干扰素可以激活巨噬细胞，而巨噬细胞可通过抗体依赖性细胞介导的细胞毒作用（ADCC）或产生肿瘤坏死因子 TNF-α 等参与杀伤肿瘤细胞。

免疫缺陷患者或接受免疫抑制剂治疗的患者，免疫功能低下，恶性肿瘤的发病率明显增高。这提示正常机体存在免疫监视（immunosurveillance）机制，可在一定程度上清除肿瘤细胞，但是其作用有限。肿瘤细胞能逃避宿主免疫系统的攻击，或是通过某种机制使机体不能产生有效的抗肿瘤免疫应答。肿瘤的免疫逃逸机制十分复杂，涉及肿瘤细胞本身、肿瘤微环境和宿主免疫系统等多个方面。

肿瘤细胞本身免疫逃逸的可能机制：①肿瘤细胞的抗原缺失和抗原调变。肿瘤细胞表达的抗原与正常细胞抗原差别很小，表现为弱抗原性，无法诱发机体抗肿瘤免疫应答；抗原调变是指由于宿主免疫系统攻击肿瘤细胞，致使其表面抗原表位减少或丢失，从而避免杀伤，如癌胚抗原从肿瘤细胞上脱落进入血液而使免疫活性细胞无法识别。②由于肿瘤细胞的迅速生长，超越了机体抗肿瘤免疫效应的发生，致使宿主不能有效地清除大量生长的肿瘤细胞，也称为肿瘤细胞的"漏逸"（sneaking through）。③肿瘤细胞表面的组织相容性抗原 MHC Ⅰ 类分子表达低下，肿瘤细胞内抗原需经胞内加工处理并与 MHC Ⅰ 类分子结合后，才能被提呈至肿瘤细胞表面，并被 CD8+ CTL 识别。通常情况下，肿瘤细胞 MHC Ⅰ 类分子表达低下或不表达，致使肿瘤细胞内抗原无法提呈。④肿瘤细胞导致的免疫抑制。肿瘤细胞可通过分泌 TGF-β、白细胞介素 10（IL-10）等多种免疫抑制因子，抑制机体抗原提呈细胞（包括树突状细胞）、T 细胞和固有免疫细胞（包括 NK 细胞）的功能，导致宿主处于免疫功能低下状态或免疫抑制状态。某些肿瘤细胞表面可表达 FasL 和抑制性分子，诱导肿瘤特异性 T 细胞凋亡和抑制 T 细胞的活化与增殖。⑤肿瘤细胞缺乏协同刺激信号。尽管肿瘤细胞可表达肿瘤抗原，具有一定的免疫源性（可提供 T 细胞活化第一信号），但其很少表达 B7 等协同刺激分子，不能为 T 细胞活化提供足够的第二信号，也就无法有效诱导免疫应答。⑥肿瘤细胞的凋亡抵抗作用。肿瘤细胞可高表达多种抗凋亡分子（如 Bcl-2），不表达或弱表达 Fas 等凋亡诱导分子，从而抵抗凋亡的诱导，逃避 CTL 的杀伤效应。⑦肿瘤细胞表达抑制性配体以抑制免疫细胞功能。正常情况下，抑制性受体或免疫检查点的存在避免了机体过度免疫应答而导致的损伤，但是肿瘤细胞却通过表达相应配体与其结合，激活免疫细胞内抑制性通路或抑制性免疫检查点，抑制免疫细胞活性或介导免疫细胞凋亡，从而逃脱免疫系统的监视。细胞毒 T 淋巴相关抗原 4（cytotoxic T lymphocyte-associated antigen-4，CTLA-4）和程序性死亡受体 1（programmed death 1，PD-1）是最受关注的抑制性免疫检查点，存在于免疫细胞表面。肿瘤细胞通过表达程序性死亡配体-1（programmed death-ligand 1，PD-L1）分子，与 APC、NK 和 $CD8^+$ T 细胞表面的 PD-1 结合，抑制抗原的提呈和效应细胞的攻击。

肿瘤微环境（tumor microenvironment，TME）中的局部免疫抑制似乎是肿瘤免疫逃逸的主要原因，对肿瘤转移也有促进作用。免疫抑制性 TME 的建立，部分是通过招募免疫抑制细胞和肿瘤细胞源性免疫抑制细胞因子作为效应物以抑制免疫反应来实现的，如血管内皮生长因子、半乳糖凝集素、调节性 T 细胞（regulatory T cell，Tr cell）、髓系抑制性细胞（myeloid-derived suppressor cell，MDSC）等。

与宿主免疫系统有关的因素：宿主处于免疫功能低下或免疫耐受的状态；宿主抗原提呈细胞功能低下或缺陷；宿主体内存在一定量的免疫抑制因子。这些都有助于肿瘤逃避宿主免疫系统的攻击。

嵌合抗原受体 T 细胞免疫疗法（chimeric antigen receptor T-cell immunotherapy，CAR-T）使用个体自身的嵌合抗原受体修饰的 T 细胞来对抗恶性肿瘤，在血液肿瘤和部分实体瘤中都有着不可小觑的作用。近年来，以 PD-1/PD-L1 免疫检查点抑制剂为代表的免疫疗法正逐渐改变着肿瘤的治疗格局。纳武单抗（Nivolumab）是经美国食品及药物管理局（FDA）批准的第一个 PD-L1 靶向免疫检查点药物，2015 年批准用于晚期黑色素瘤和鳞状非小细胞肺癌（non small cell lung cancer，NSCLC）治疗。发现"负性免疫调节治疗癌症的疗法"的免疫学家詹姆斯·艾利森（James P. Alison）和本庶佑（Tasuku Honjo）也因此获得 2018 年诺贝尔生理学或医学奖。

(十一) 肿瘤的代谢重编程

肿瘤的种种生物学特性，都与物质、能量的代谢息息相关。为了满足快速增殖对于物质、能量及氧化还原能力的需求，肿瘤细胞对其代谢通路进行改建，不同于正常细胞的代谢模式，我们称这种代谢的改变为"代谢重编程"（metabolic reprogramming）。癌症中代谢重编程途径的经典实例是瓦尔堡效应（Warburg effect）或称为有氧糖酵解（1924 年，由德国生理学家 Otto Warburg 发现），其特点是即便在氧气充足的情况下，肿瘤细胞仍利用大量的葡萄糖通过糖酵解产生乳酸，而氧化磷酸化（OXPHOS）速率较低。近十年来，Warburg 效应以及细胞能量代谢再次被关注，研究认为，肿瘤细胞可以从糖酵解中受益：①糖酵解产生的 ATP 有利于肿瘤生长。②糖酵解的中间产物 6-磷酸葡萄糖与丙酮酸可以合成脂肪酸、核酸，调节细胞代谢和生物大分子合成，有助于肿瘤细胞的迅速生长。③糖酵解酶己糖激酶（hexokinase，HK）拮抗细胞凋亡。④糖酵解产物使肿瘤周围微环境酸化，这种酸化的微环境不利于正常细胞生长，但有利于肿瘤细胞的浸润和转移。

磷酸戊糖途径（pentose phosphate pathway，PPP）高度活跃，谷氨酰胺分解代谢活跃，脂肪酸从头合成及 β-氧化反应活跃等也是肿瘤细胞中变化显著的代谢通路。肿瘤细胞通过以上途径，精妙地平衡细胞能量供应和合成代谢，以利于生物大分子合成，实现细胞倍增。

肿瘤代谢重编程发生的分子机制非常复杂，肿瘤微环境改变、癌基因激活、抑癌基因失活，以及相关信号通路的异常活化等都能够协同调控肿瘤细胞的生长信号、营养供给和代谢方式，造成细胞及机体代谢平衡稳态的打破，引起代谢重编程的发生。如低氧诱导因子（hypoxia inducible factor）HIF-1 与 C-MYC 协同作用，促进一系列酵解途径关键代谢酶的基因表达。K-RAS 通过调节 ERK/MAPK 信号通路，促进 ROS 生成，进而促进谷氨酰胺进入 TCA 循环；瘤细胞可产生生长因子，持续刺激 PI3K/AKT/mTOR 信号通路，诱导 HIF-1 表达，促进糖酵解的发生和合成代谢增强。

2019 年诺贝尔生理学或医学奖获得者威廉·乔治·凯林（William G. Kaelin, Jr.）、彼得·约翰·拉特克利夫（Peter J. Ratcliffe）、格雷格·伦纳德·塞门扎（Gregg. L. Semenza）革命性地发现，细胞在分子水平上对氧气的感知和适应主要是通过对低氧诱导因子 HIF 水平的调控实现的。这一发现为氧气水平影响细胞代谢和生理功能的研究奠定了基础，也为对抗癌症、贫血及其他多种疾病铺平了道路。如前所述，HIF-1 与肿瘤的代谢、增殖、生存和转移，以及肿瘤血管生成都息息相关。

肿瘤中还存在代谢酶自身的突变，导致其不能正常执行催化功能，甚至产生新的酶活性。异柠檬酸脱氢酶（isocitrate dehydrogenase，IDH）是参与细胞能量代谢的三羧酸循环中的限速酶，催化异柠檬酸氧化脱羧生成 α-酮戊二酸（α-Ketoglutarate，α-KG）及 CO_2。在脑胶质瘤和髓性白血病中都可发现 IDH1/2 的突变，导致其正常功能缺失，并将 α-KG 转化为致癌代谢物 2-羟基戊二酸（2-HG）。2-HG 在突变的肿瘤细胞中累积，导致细胞表观遗传调控异常（如 DNA 或组蛋白过甲基化）。

另外，转录因子直接作用或通过调控原癌基因，促进糖酵解中多个代谢酶和葡萄糖等转运受体的转录，以及改变代谢酶的不同剪接形式在肿瘤中的表达，从而促进糖酵解过程。非编码 RNA 对代谢酶、肿瘤代谢的重要蛋白/通路的调控异常。磷酸化、乙酰化和泛素化等翻译后修饰通过调节代谢酶或代谢调控蛋白的活性、亚细胞定位、稳定性、自噬等多种机制，来促进细胞代谢流的改变。

总之，代谢重编程使细胞内外特定代谢物的水平或种类发生变化，这一变化通过影响基因表达、细胞状态以及肿瘤微环境来促进肿瘤生长。靶向细胞代谢酶的抗肿瘤治疗，可以抑制糖酵解等过程，影响生物大分子的合成代谢速率，从而抑制肿瘤的增殖。

（十二）多步骤癌变的分子基础

流行病学、分子遗传学、化学致癌物的动物模型及分子遗传学的研究均证明，肿瘤的发生是一个长期的多因素影响、多基因参与、多步骤发展的复杂过程（multi-step process）。细胞发生完全的恶性转化，通常需要多个基因的改变，包括数个癌基因的激活和/或抑癌基因的失活、凋亡调节基因及 DNA 修复基因的改变。不同阶段往往有不同的基因改变。如在结直肠癌发生发展过程中，从低级别上皮内瘤变到高级别上皮内瘤变，乃至进一步发展为癌及向远处转移，几个不同的阶段有不同的基因水平改变协同作用，具体如图 4-35 所示。大多数肿瘤基因的多步骤改变十分复杂，具体过程并不明确。

疾病基本病理变化

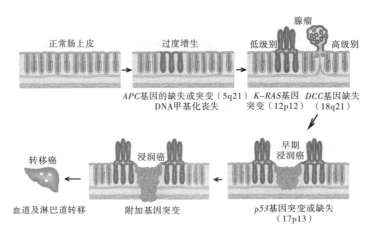

图4-35 结肠癌发生多基因多步骤过程示意

以上简单介绍了肿瘤发生的分子基础，认为肿瘤具有十大特征，理论上可以通过相关通路的抑制物阻断肿瘤的生长、浸润、转移等过程，从而达到治疗的目的（图4-36）。发生机制可以归纳如下：致瘤因素引起基因损伤，激活原癌基因和/或灭活抑癌基因，这其中可能有表观遗传学调控包括DNA甲基化、组蛋白修饰及非编码RNA起作用，还涉及凋亡调节基因和/或DNA修复基因的功能紊乱、端粒酶激活，并诱导新生血管和特有的肿瘤微环境形成及逃避机体免疫监视，使细胞出现多克隆性增殖，在进一步基因损伤的基础上，转化为克隆性增殖，通过多阶段的演进过程，形成具有不同生物学特性的亚克隆（异质化），获得浸润和转移的能力。

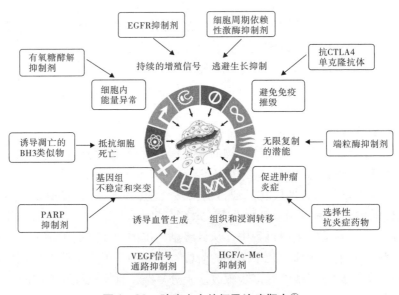

图4-36 肿瘤十大特征及治疗靶点①

---

① HANAHAN D, WEIBERG R A: The hallmarks of cancer: the next generation. Cell, 144: 646, 2011.

第十一节 肿瘤的病因学

肿瘤的病因学（etiology）和发生机制（oncogenesis）一直是肿瘤研究的热点。引起肿瘤的因素很多，包括环境因素等外连因素和遗传、免疫、激素异常等内在因素，称为致瘤因素。有些肿瘤致瘤因素明确，有些则难以明确，需要结合临床、流行病学、实验研究等综合分析。机体一般在较长时间受到致瘤因素刺激后才能引起肿瘤，但一旦发生恶性转化，即使撤除刺激因素，肿瘤仍会持续生长。习惯上，把引起恶性肿瘤的致瘤因子称为致癌物（carcinogen）。致癌物起启动（initiation）作用（或称激发作用），引起癌症的初始变化。某些本身无致癌性的物质可以增加致癌物的致癌性，称为促癌物（promoter），如巴豆油、激素、酚等。促癌物起促发（promotion）作用。恶性肿瘤的发生常常需要经过起始和促发两个阶段。

环境和遗传性致癌因素是引起基因改变的始动环节，两者可以协同或序贯的方式引起细胞非致死性的 DNA 损伤，从而激活原癌基因或/和灭活肿瘤抑制基因，引起附加凋亡调节基因、DNA 修复基因及细胞周期调控基因等的改变，继而导致表达水平的异常，使靶细胞发生转化（transformation）。

一、环境致癌因素及机制

（一）化学致癌因素

对动物有肯定或可疑致癌作用的化学致癌物种类很多，其中有些可能与人类癌症密切相关。大多数致癌物需经体内（主要在肝脏）代谢活化后才能致癌，称为间接致癌物。其代谢活化产物称为终末致癌物。少数化学致癌物不需在体内进行代谢转化即可直接致癌，称为直接致癌物。所有化学致癌物都具有亲电子结构基团，能与大分子（如 DNA）的亲核基团共价结合，导致其分子结构改变（如 DNA 突变），即多数致癌物为致突变剂（mutagen）。化学致癌物起着启动作用，引起癌症的始发变化。

1. 间接作用的化学致癌物

（1）多环芳烃。致癌性特别强的有 3,4-苯并芘、1,2,5,6-双苯并蒽等。3,4-苯并芘是煤焦油的主要致癌成分，可由有机物的燃烧产生，来自工厂排出的煤烟、废气、沥青及烟草点燃后的烟雾中，与肺癌等肿瘤的发病有关。某些烟熏、烧烤的肉、鱼等食品内也含有多环芳烃，可能与胃癌的发生有关。多环芳烃在肝脏经细胞色素 P450 系统氧化成环氧化物（终末致癌物），进而与 DNA 分子以共价键结合，引起其突变。

（2）芳香胺类与氨基偶氮染料。致癌的芳香胺类有乙萘胺、联苯胺、4-氨基联苯等，与印染工人和橡胶工人的膀胱癌发生率高有关。芳香胺的活化由肝内细胞色素 P450 系统使其 N 端羟化而形成羟胺衍生物，然后与葡萄糖醛酸结合形成葡萄糖苷酸，进而经泌尿道排出，在膀胱内因水解而释放出活化的羟胺，导致膀胱癌的发生。氨基偶氮染料有奶油黄（二甲基氨基偶氮燃料，可将人工奶油染成黄色）和猩红，均在肝内代谢，可能导致肝细胞癌的发生。

（3）亚硝胺类。亚硝胺类致癌性强，致癌谱广，可诱发食管癌、胃肠道癌、肝癌等。亚硝酸盐与来自食物的二级胺在胃内合成亚硝胺，从而致癌。亚硝酸盐在变质的蔬菜和食物中含量高，也可由细菌分解硝酸盐产生，还可作为肉和鱼类食品保存剂与着色剂进入人体。河南省林县食管癌高发，与食物中亚硝酸盐含量过高有关。

（4）真菌毒素。真菌毒素中研究最多的是黄曲霉素（aflatoxin）。黄曲霉素广泛存在于霉变食品中，尤以霉变的花生、玉米及谷类含量最多，其中，黄曲霉素 B1 致癌性最强。黄曲霉素在肝内代谢为环氧化物，从而使肿瘤抑制基因 *TP53* 点突变，诱发肝细胞癌。乙肝病毒 HBV 感染引起肝细胞的损伤和再生，为黄曲霉素的致突变作用提供了条件。乙肝病毒 HBV 感染与黄曲霉素 B1 之间的协同作用可能是我国肝癌高发地区的主要致癌因素。

2. 直接作用的化学致癌物

直接作用的化学致癌物少见，一般致癌作用较弱，致癌时间长。

（1）烷化剂与酰化剂。抗癌药物中的环磷酰胺、氮芥、亚硝基脲等在长时间应用后可诱发其他恶性肿瘤（如粒细胞性白血病），应谨慎使用。因环磷酰胺既有抗肿瘤作用，又是很强的免疫抑制剂，某些类风湿性关节炎、韦氏（Wegener）肉芽肿患者，使用烷化剂治疗后，其恶性肿瘤发生率远高于正常人。

（2）其他直接致癌物。某些金属元素也可致癌，如铬可致肺癌，镉可致前列腺癌，镍可致鼻咽癌和肺癌等。一些非金属元素和有机化合物也有致癌性，如砷可致皮肤癌，氯乙烯可致塑料工人的肝血管肉瘤，苯致白血病等。

化学致癌大多与环境污染和职业因素有关。因此，环境污染的治理有效的职业防护对于减少癌症的发病极其重要。

（二）物理致癌因素

已证实的物理致癌因素主要是电离辐射（X 射线，γ 射线，亚原子微粒如质子、中子、α 粒子的辐射）。长期接触 X 射线而无必要防护措施的放射线工作者，易发生皮肤癌和白血病；开采放射性物质（钴、铀、锶、镭、氡等）的矿工易患肺癌。日本长崎、广岛两地受第二次世界大战原子弹爆炸影响幸存的居民，经长期观察（4～8 年），慢性粒细胞白血病、甲状腺癌、乳腺癌、肺癌的发生率明显较高。

紫外线过度照射者，易引起皮肤的鳞癌、基底细胞癌和黑色素瘤。紫外线可以使 DNA 中相邻的两个嘧啶形成二聚体，引起 DNA 分子复制错误。着色性干皮病患者（常染色体隐性遗传）由于先天性缺乏修复 DNA 所需的酶，不能修复紫外线所致的 DNA 损伤，皮肤癌的发病率很高。

（三）生物致癌因素

生物致癌因素主要为病毒，凡能引起肿瘤或体外能使细胞恶性转化的病毒均称为致瘤病毒。其中1/3 为 DNA 病毒，2/3 为 RNA 病毒。幽门螺杆菌（helicobacter pylori，HP）感染与胃癌、胃黏膜相关淋巴瘤（MALT）的发生也有一定关系。

1. DNA 致瘤病毒

DNA 病毒感染细胞后会出现两种不同的后果：① 如果病毒基因组未能整合到宿主的基因组中，则病毒的复制不会被干扰，病毒大量复制最终导致受感染细胞死亡，不导致肿瘤发生；② 如果病毒的基因组整合到宿主的 DNA 中，并且作为细胞的基因加以表达，则引起宿主细胞的转化，从而可能引起恶性肿瘤的发生。整合后的病毒不能继续复制，宿主细胞处于潜伏感染状态。

与人类肿瘤发生密切相关的 DNA 病毒有以下三种。

（1）人类乳头状瘤病毒（human papilloma virus，HPV）。人类乳头状瘤病毒有多种亚型，其中 HPV6、11 型与生殖道、口咽部的乳头状瘤有关，其病毒基因组并未整合到宿主 DNA 中；HPV16、18 型与子宫颈和肛门生殖器区域的鳞癌、部分口腔癌、喉癌相关，其病毒基因组均已整合到宿主细胞 DNA 中，且断点总在 HPV 基因组的 E1/2 开放阅读框内。*E2* 基因具有抑制病毒早期基因区 *E6* 和 *E7* 基因转录的功能。*E2* 基因中断，而导致 E6 和 E7 蛋白过度表达，E6 蛋白易与 RB 结合，E7 蛋白易与 p53 蛋白结合并使 RB、p53 蛋白降解失活，干扰宿主细胞的凋亡及细胞周期的抑制，是宫颈癌发生的始动因子，如同时又伴有微生物的感染、激素影响等其他危险因素的协同作用，则更容易导致宫颈癌的发生。

（2）Epstein-Barr 病毒（EBV）。Burkitt 淋巴瘤、鼻咽癌与 EBV 感染有明确的关系。另外，某些霍奇金淋巴瘤和免疫抑制患者的 B 细胞淋巴瘤、某些外周 T 细胞淋巴瘤和鼻 NK/T 细胞淋巴瘤等也与之有关。EBV 主要感染人口咽部上皮细胞和 B 淋巴细胞。EBV 将其潜伏膜蛋白基因 *LMP-1* 整合到人宿主基因中，表达的 LMP-1 蛋白起到癌蛋白的作用，活化 NF-κB 和 JAK/STAT 信号通路而促进细胞增殖，活化 Bcl2 蛋白来抑制细胞凋亡。EBV 能使受感染的 B 细胞发生多克隆性增生，在此基础上出现一些附加的突变，如染色体易位导致的 *C-MYC* 突变及进一步的 *N-RAS* 突变，发展为单克隆性增殖，形成淋巴瘤。

（3）乙型肝炎病毒（hepatitis B virus，HBV）。慢性 HBV 感染与肝细胞癌的发生关系密切。全世界范围内，80% 的肝细胞癌与 HBV、HCV（RNA 病毒）的感染有关。HBV 引起肝细胞癌的发生是间接的、多因素的作用。可能与 HBV 导致慢性肝细胞损伤、不断再生及其编码的 HBX 蛋白活化几种转录因子和信号通路有关。

2. RNA 致瘤病毒

RNA 致瘤病毒为逆转录病毒，包括急性转化病毒和慢性转化病毒。急性转化病毒含病毒癌基因，感染细胞后，在逆转录合成酶作用下以病毒 RNA 为模板合成 DNA 片段，整合入宿主 DNA 中，导致宿主细胞的转化。慢性转化病毒本身不含病毒癌基因，但有较强的启动子（促进基因），插入宿主原癌基因附近，使正常或突变的原癌基因激活并过表达，继而引起细胞恶性转化。

成人 T 细胞白血病/淋巴瘤病毒 1（human T-cell leukemia/lymphoma virus，HTLV-1）是与人类肿瘤关系密切的 RNA 病毒，主要引起发生在日本和加勒比海的成人 T 细胞白血病/淋巴瘤（ALT）。HTLV-1 靶细胞为 $CD4^+$ 的辅助 T 淋巴细胞，其既不含病毒癌基因，也不会插入到宿主原癌基因附近，其转化活性与基因产物对病毒的复制非常重要，可激活几种宿主基因的转录，如 c-FOS、IL-2 及其受体的编码基因、GM-CSF（粒细胞-巨噬细胞集落刺激因子），这些基因能引起 T 细胞增生和分化，还可以灭活细胞周期抑制者 p16INK4a 等引起细胞周期的改变。

二、肿瘤发生的内在因素

机体的内在因素在肿瘤的发生和发展中也有着重要作用，包括宿主对肿瘤的反应和肿瘤对宿主的影响。

不同肿瘤可能有不同的遗传方式，但真正直接遗传的只是少数不常见的肿瘤。在大多数肿瘤的发生中，遗传因素的作用只表现为对致癌因素的易感性或倾向性。

（一）常染色体显性遗传的遗传性肿瘤综合征

常染色体显性遗传的遗传性肿瘤综合征包括视网膜母细胞瘤、肾母细胞瘤、肾上腺或神经节的神经母细胞瘤等（表4-10）。一些癌前病变如结肠多发性腺瘤性息肉病及神经纤维瘤病Ⅰ型和Ⅱ型等也表现这种遗传方式。这类肿瘤都属单基因遗传，主要表现为遗传性肿瘤抑制基因（如 *RB*、*TP53*、*APC*）的突变或缺失，其发生还需第二次突变。如遗传性视网膜母细胞瘤患者从父母处遗传了一个异常的 *RB* 等位基因，当另一 *RB* 等位基因也发生突变等异常时，就会发生视网膜母细胞瘤。该类肿瘤特点为发病年龄小，肿瘤呈多发，常累及双侧。

（二）染色体隐性遗传的遗传性肿瘤综合征

染色体隐性遗传的遗传性肿瘤综合征均表现为遗传性 DNA 修复基因缺陷，加上环境因素的协同作用，易发生恶性肿瘤。如前述着色性干皮病患者经紫外线照射易患皮肤基底细胞癌、鳞癌或黑色素瘤；布卢姆（Bloom）综合征（先天性毛细血管扩张性红斑及生长发育障碍）易发生白血病及其他恶性肿瘤；毛细血管扩张性共济失调症患者多发生急性白血病和淋巴瘤。另外，利-弗劳梅尼（Li-Fraumeni）综合征患者易发生肉瘤、白血病、乳腺癌等，与 *TP53* 基因相关。

肿瘤有家族聚集倾向，如乳腺癌、鼻咽癌、胃肠癌等，可能与多基因遗传有关。另外，有些肿瘤的发生有明显的种族、地域差异，如鼻咽癌多见于我国南方，乳腺癌在白种人中发病率更高。不同肿瘤其好发年龄及性别也有一定差异。例如，神经母细胞瘤、肾母细胞瘤等好发于儿童；大部分癌则发生于中老年人；肺癌在男性的发病率多于女性；甲状腺乳头状癌、乳腺癌则好发于女性。另外，乳腺癌、子宫内膜腺癌等可能与雌激素过多有一定关系。

表4-10　遗传性肿瘤举例

疾病	受累基因	染色体定位	相关肿瘤
家族性腺瘤性息肉病	*APC*	5q21	结直肠癌
毛细血管扩张性共济失调症	*ATM*	11q12	淋巴瘤、白血病
Bloom 综合征	*BLM*	15q26.1	白血病、实体肿瘤
家族性乳腺癌	*BRCA1*	17q21	乳腺癌、卵巢癌
家族性乳腺癌	*BRCA2*	13q12	乳腺癌
范可尼（Fanconi）贫血	*FACC*，*FACA*	9q22.3，16q24.3	白血病
遗传性非息肉病性结直肠癌	*MSH2* 等	2p16	结直肠癌
神经纤维瘤病Ⅰ型	*NF1*	17q12	神经纤维瘤、恶性外周神经鞘瘤
利-弗劳梅尼综合征	*TP53*	17p12-13	肉瘤、乳腺癌、脑肿瘤、白血病

续表 4-10

疾病	受累基因	染色体定位	相关肿瘤
家族性视网膜母细胞瘤	*RB*	13q14.3	视网膜母细胞瘤、骨肉瘤
希佩尔-林道（von Hippel-Lindau）综合征（视网膜血管瘤病）	*VHL*	3p25	肾细胞癌、小脑血管母细胞瘤
维尔姆斯（Wilms）瘤（肾母细胞瘤）	*WT1*	11p13	Wilms 瘤
着色性干皮病	*XPA*，*XPB*	9q34，2q21	皮肤癌

小结

  肿瘤是细胞异常增殖形成的新生物，常常在局部形成肿块。肿瘤种类繁多，形态特点、临床表现及生物行为复杂多样。通常分为良性肿瘤及恶性肿瘤两大类：良性肿瘤生长缓慢，无侵袭能力或侵袭能力弱，一般不发生远处转移，对人体危害小；恶性肿瘤生长迅速，侵袭能力强，可发生局部浸润及远处转移（血行、淋巴道及种植性转移），对人体危害大。根据组织来源，又可分为上皮源性的（癌）及间叶源性的（肉瘤）。部分生物学行为介于良、恶性肿瘤之间的称为中间型或交界性肿瘤。具有发展为恶性肿瘤潜能的疾病或病变称为癌前病变或癌前疾病。

  肿瘤的异型性是指肿瘤与其起源的正常组织的差异程度，分为组织结构的异型性及细胞的异型性，是肿瘤诊断及分型的重要依据。肿瘤的分化是指肿瘤组织在形态及功能上与其起源正常组织器官的相似度。通常分化好的肿瘤异型性小、恶性程度低，而分化差的肿瘤异型性大，恶性程度高。恶性肿瘤的分级是判断其恶性程度的指标，而分期是对其生长发展的阶段、范围的描述。肿瘤组织的病理类型、病理分级及分期是临床制订治疗方案和评估预后的重要依据。

  肿瘤的发生是细胞生长与增殖调控发生严重紊乱的结果，通常是在环境致瘤因素（化学、物理、生物）等外因，及遗传、免疫、激素异常等内在因素的影响下机体细胞异常克隆性增殖而形成。肿瘤的形成是一个多阶段、多步骤的发展过程，涉及多种基因的异常，包括原癌基因的激活、肿瘤抑制基因的失活、凋亡基因表达异常、DNA 损伤修复基因功能紊乱、端粒酶激活、表观遗传相关基因及非编码 RNA 的异常等。目前认为人类肿瘤共有 10 种生物学能力或特征，这些特征包括维持增殖信号、避免生长抑制、抵抗细胞死亡、细胞永生化、诱导血管生成、激活侵袭和转移、基因组的不稳定性和突变、免疫逃逸、细胞能量代谢异常以及促进肿瘤炎症等。肿瘤的生长、浸润及转移能力取决于多种因素，包括细胞增殖和死亡的平衡、肿瘤血管的形成、肿瘤细胞的异质性、肿瘤的演进、肿瘤干细胞特性、上皮间质转化及机体对肿瘤免疫反应等。

（黄幼生）

单项选择题

1. 肿瘤的扩散包括_____。
   A. 淋巴转移和种植性转移　　　　B. 淋巴转移和血行转移
   C. 血行转移和种植转移　　　　　D. 直接蔓延和转移
   E. 直接蔓延和扩散

2. 血行转移性癌最常受累的器官是_____。
   A. 肺、骨　　　B. 肺、肾　　　C. 肺、肝　　　D. 肝、脑
   E. 骨、肾

3. 下列哪项不是真性肿瘤？_____。
   A. 白血病　　　B. 纤维瘤　　　C. 室壁瘤　　　D. 乳头状瘤
   E. 脂肪瘤

4. 下列哪组肿瘤与化生有关？_____。
   A. 肺鳞癌、肠型胃癌　　　　　　B. 甲状腺髓样癌、白血病
   C. 血管瘤、恶性黑色素瘤　　　　D. 肾母细胞瘤、乳腺纤维腺瘤
   E. 畸胎瘤、胆管细胞型肝癌

5. 淋巴结转移性肿瘤首先出现于_____。
   A. 副皮质区　　B. 中央窦　　　C. 淋巴滤泡生发中心　　D. 边缘窦
   E. 被膜

6. 下列除哪一项外，其余均属于癌前病变？_____。
   A. 黏膜白斑　　B. 肝硬化　　　C. 结肠多发性息肉　　　D. 慢性肾炎
   E. 乳腺普通型导管增生

7. 下列哪一项不符合皮肤基底细胞癌？_____。
   A. 好发于面部　　　　　　　　　B. 多见于老年人
   C. 发生缓慢，不形成溃疡　　　　D. 对放射治疗敏感
   E. 少发生转移

8. 骨肉瘤的主要诊断依据是_____。
   A. 好发于青少年　　　　　　　　B. 血行转移
   C. 发生于长骨骨干　　　　　　　D. 异型细胞直接形成肿瘤性骨质
   E. 可发生病理性骨折

9. 与病毒感染关系最不密切的肿瘤是_____。
   A. 伯基特（Burkitt）淋巴瘤　　　B. 肝细胞癌
   C. 宫颈癌　　　　　　　　　　　D. 乳腺癌
   E. 鼻咽癌

10. 交界性肿瘤是指_____。
    A. 发生于表皮与真皮交界处的肿瘤　　B. 癌前病变
    C. 同时具有癌和肉瘤结构的肿瘤　　　D. 界于良性和恶性肿瘤之间的肿瘤
    E. 以上都不是

11. 良性肿瘤对机体的影响取决于_____。
A. 肿瘤生长时间的长短　　　　　　B. 肿瘤的大小
C. 肿瘤组织的来源　　　　　　　　D. 肿瘤发生的部位
E. 肿瘤出现继发性变化

12. 下列哪个是良性肿瘤？_____。
A. 神经纤维瘤　　　　　　　　　　B. 霍奇金淋巴瘤
C. 尤文氏瘤　　　　　　　　　　　D. 精原细胞瘤
E. 黑色素瘤

13. 肿瘤的实质是_____。
A. 肿瘤的纤维成分　　　　　　　　B. 肿块形成
C. 肿瘤细胞的总称　　　　　　　　D. 恶性对人体危害大
E. 对肿瘤起支持营养作用

14. 镜下容易见到角化珠的肿瘤是_____。
A. 低分化基底细胞癌　　　　　　　B. 高分化鳞癌
C. 腺癌　　　　　　　　　　　　　D. 移行细胞癌
E. 未分化癌

15. 确定肿瘤的诊断、组织来源和性质的最可靠的方法是_____。
A. 组织病理学检查　　B. 超声波检查　　C. CT 检查　　D. MRI 检查
E. 血液检查

16. 下列哪个基因是迄今研究与各种肿瘤相关度最高的肿瘤抑制基因？_____。
A. *RAS*　　　　B. *ERB B2*　　　　C. *RB*　　　　D. *TP53*
E. *C-MYC*

17. 肿瘤的生长速度主要取决于_____。
A. 组织来源　　　　　　　　　　　B. 瘤细胞的分化成熟程度
C. 机体抵抗力　　　　　　　　　　D. 是否用药
E. 血管是否丰富

18. 肿瘤组织分化越高_____。
A. 恶性程度越低　　B. 恶性程度越高　　C. 转移越早　　D. 预后差
E. 异型性越大

19. 在下列良性肿瘤中，哪一种呈浸润性生长？_____。
A. 神经母细胞瘤　　B. 平滑肌瘤　　C. 毛细血管瘤　　D. 脂肪瘤
E. 结肠腺癌

20. 由来自三个胚层的各种类型的组织混杂在一起构成的肿瘤称为_____。
A. 畸胎瘤　　　B. 腺瘤　　　C. 癌肉瘤　　　D. 混合性中胚叶瘤
E. 纤维腺瘤

21. 肿瘤在细胞形态和组织结构上与其发源的正常组织的差异称为_____。
A. 间变　　　B. 化生　　　C. 多形性　　　D. 异型性
E. 非典型增生

22. 下列哪一项不是良性肿瘤的特点？_____。
    A. 有包膜　　　　B. 呈膨胀性生长　　C. 缓慢生长　　　D. 良好分化
    E. 血管侵袭

23. 恶性肿瘤分级的主要根据是_____。
    A. 肿瘤的大小　　　　　　　　　　B. 肿瘤的分化程度高低
    C. 瘤细胞的形态不一　　　　　　　D. 肿瘤细胞质的染色深浅
    E. 肿瘤有无淋巴道转移

24. 关于恶性肿瘤的特点，下列哪项是错误的？_____。
    A. 分化差，异型性大　　　　　　　B. 核分裂多见，无病理性核分裂
    C. 生长快，常伴继发改变　　　　　D. 多呈浸润性生长，无包膜
    E. 可转移，易复发

25. 下列哪一项不是恶性肿瘤？_____。
    A. 神经母细胞瘤　　　　　　　　　B. 肾母细胞瘤
    C. 髓母细胞瘤　　　　　　　　　　D. 骨母细胞瘤
    E. 视网膜母细胞瘤

26. 恶性肿瘤的主要生长方式为_____。
    A. 内生性生长　　　　　　　　　　B. 浸润性生长
    C. 膨胀性生长　　　　　　　　　　D. 内翻性生长
    E. 外生性生长

27. 肿瘤细胞分化程度高是指_____。
    A. 肿瘤周围有较多的淋巴细胞浸润　B. 不容易引起器官的阻塞和破坏
    C. 高度恶性的肿瘤　　　　　　　　D. 有较大的异型性
    E. 与对应正常组织相似

28. 区别癌与肉瘤的主要依据是_____。
    A. 浸润性生长、无包膜　　　　　　B. 异型性明显，有核分裂象
    C. 通过血行转移　　　　　　　　　D. 组织分化方向
    E. 肿瘤体积巨大

29. 决定肿瘤性质的主要依据是_____。
    A. 肿瘤的间质成分　B. 肿瘤的实质成分　C. 组织结构情况　　D. 肿瘤生长方式
    E. 以上都不是

30. 下列有关肿瘤生长的描述哪项正确？_____。
    A. 多数恶性肿瘤细胞倍增时间比正常细胞短
    B. 细胞恶性转化初期，生长分数很低
    C. 高生长分数的肿瘤，对化疗敏感
    D. 恶性肿瘤生长迅速主要是由肿瘤细胞倍增时间缩短引起的
    E. 高度恶性淋巴瘤对化疗不敏感

31. 下列关于癌基因的说法正确的是_____。
    A. 癌基因只存在于病毒中

B. 带有癌基因一定患癌

C. 癌基因是正常细胞内原癌基因发生异常后形成的

D. 在正常细胞中，原癌基因是由癌基因变化而来

E. 以上说法都不对

32. 诊断转移瘤的主要理论依据是_____。

A. 恶性瘤细胞侵入小静脉　　　　B. 恶性瘤细胞侵入毛细血管

C. 血中发现肿瘤细胞　　　　　　D. 瘤细胞栓塞远隔器官

E. 在远隔部位形成与原发瘤相同的肿瘤

33. 原位癌的概念是_____。

A. 镜下才见到的微小癌

B. 没有转移的早期癌

C. 上皮组织轻度不典型增生，并累及全层1/3

D. 上皮组织中度不典型增生，并累及全层2/3

E. 上皮组织重度不典型增生，并累及全层但未突破基底膜

34. 下列有关肿瘤的概念哪项是错误的？_____。

A. 肿瘤是局部组织细胞在基因水平上失去对其生长的正常调控

B. 肿瘤是克隆性异常增生而形成的新生物

C. 恶性肿瘤细胞分化程度高

D. 肿瘤细胞在不同程度上失去了分化成熟的能力

E. 新生物常形成局部肿块

35. 下列哪一项不符合肿瘤性增生的特性？_____。

A. 细胞生长旺盛

B. 增生过程中致病因素继续存在

C. 与机体不协调

D. 不断地丧失分化成熟的能力

E. 相对无止境性生长

36. 良性肿瘤的异型性主要表现在_____。

A. 瘤细胞核的多形性　　　　　　B. 肿瘤组织结构紊乱

C. 瘤细胞的多形性　　　　　　　D. 核浆比明显增大

E. 核分裂象多见

37. 下列有关影响肿瘤发生发展内在因素的描述哪项错误？_____。

A. 从遗传的角度讲，肿瘤是基因病

B. 瘤细胞的单克隆性扩增形成肿瘤

C. DNA改变的主要靶基因是原癌基因和肿瘤抑制基因

D. 肿瘤发生是长期多基因突变积累的过程

E. 机体免疫监视功能在防止肿瘤发生上不起重要作用

38. Krukenberg瘤是发生在哪个部位的转移癌？_____。

A. 直肠　　　　B. 胃　　　　C. 卵巢　　　　D. 乳腺　　　　E. 肾

39. 男，65岁，胸痛、咳嗽、咯血3个月，颈部淋巴结肿大，取一淋巴结做病理切片检查，结果显示淋巴结内见成团的异型细胞，并有病理性核分裂象和角化珠形成，应诊断为_____。

    A. 淋巴结结核   B. 淋巴结慢性炎症

    C. 淋巴结转移性腺癌   D. 恶性淋巴瘤

    E. 淋巴结转移性鳞癌

40. 关于肿瘤的发生发展，下列哪项叙述是错误的？_____。

    A. 肿瘤是一种基因病   B. 多种因素起作用

    C. 常为多阶段演进过程   D. 单个基因改变即可引起细胞恶性转化

    E. 机体免疫监视功能丧失

41. 肿瘤血管生成因子中最常见的能诱导血管生成作用的是_____。

    A. 转化生长因子（TGF-α）

    B. 肿瘤坏死因子（TNF-α）

    C. 血小板衍生的内皮细胞生长因子（PD-ECGF）

    D. 血管内皮细胞生长因子（VEGF）

    E. 纤维母细胞生长因子（FGF）

42. 肿瘤的演进是指_____。

    A. 肿瘤的直接蔓延

    B. 肿瘤的生长速度

    C. 肿瘤在生长过程中变得越来越有侵袭性的现象

    D. 肿瘤的转移现象

    E. 肿瘤的直接蔓延现象

43. 肿瘤的异质性与下述哪一项无关？_____。

    A. 肿瘤细胞不同亚克隆在侵袭能力方面的差异

    B. 肿瘤细胞不同亚克隆在细胞形态方面的差异

    C. 肿瘤细胞不同亚克隆在生长速度方面的差异

    D. 肿瘤细胞不同亚克隆在化疗敏感性方面的差异

    E. 肿瘤细胞不同亚克隆在激素反应方面的差异

44. 物理致癌因素不包括下列哪一项？_____。

    A. X射线   B. 氮芥   C. 放射性同位素   D. γ射线

    E. 粒子

45. 典型的恶性肿瘤自然生长史可以分成几个阶段，其中描述正确的是_____。

    A. 转化细胞的克隆性增生→局部浸润→远处转移

    B. 细胞的恶性转化→局部浸润→远处转移

    C. 细胞的恶性转化→转化细胞的克隆性增生→局部浸润→远处转移

    D. 转化细胞的克隆性增生→细胞的恶性转化→局部浸润→远处转移

    E. 转化细胞的克隆性增生→远处转移→局部浸润

46. 女性，20岁，发现右乳肿物近一年，肿物逐渐长大，直径约为3cm，界清，活动。行肿物切除，发现肿物包膜完整。请问，此种肿物可能是_____。
A. 良性肿瘤　　　　B. 炎症　　　　C. 水肿　　　　D. 出血
E. 分泌物淤积

参考答案

1 – 5　DCCAD　　　　6 – 10　DCDDD
11 – 15　DACBA　　　16 – 20　DEACA
21 – 25　DEBBD　　　26 – 30　BEDBC
31 – 35　CEECB　　　36 – 40　BECED
41 – 46　DCBBCA

（黄幼生）

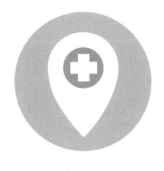

第五章　环境和营养性疾病

疾病基本病理变化

本章讨论环境有害因素和营养因素对人体健康的影响。

环境有害因素也是环境卫生学讨论的内容。环境卫生学侧重研究有害因素种类、强度、分布等，而环境病理学则侧重研究有害因素对人体造成的损伤。

营养性疾病与营养学研究内容有交叉。营养学专注营养在体内的吸收、代谢，而营养性疾病聚焦营养失衡对人体造成的损害。

不良嗜好被纳入本章讨论，因为这是不当摄入而造成的机体损害。

第一节 环境污染

环境污染（environmental pollution）是指人类在其社会活动和日常生活中直接或间接地向环境排放超过自然界自净能力的化学物质或能量，造成大气、水、噪声及放射性污染，对人类的生态系统、生存与发展带来不利的影响。

职业暴露（occupational exposure）是指人类由于职业关系而暴露在危险因素中，从而有可能损害自身健康或危及生命的一种情况。

一、环境污染的分类

（一）按环境要素分

环境因素分类包括大气污染、水体污染、土壤污染、噪声污染、农药污染、辐射污染、热污染。

（二）按人类活动分

人类活动造成的污染包括工业环境污染、城市环境污染、农业环境污染。

（三）按造成环境污染的物质性质来源分

按造成环境污染的物质性质可分为化学污染、生物污染、物理污染（噪声污染、放射性污染、电磁波污染等）。

（四）按造成环境污染的物质性状来分

按造成环境污染的物质性状可分为固体废物污染、液体废物污染。

二、常见环境污染及其造成的人体损伤

（一）空气污染

空气污染（air pollution）指空气中污染物的浓度达到或超过了空气自净能力，破坏生态系统，影响人类正常生存。常见污染物为化学性或物理性。根据被污染空气的分布，可分为室外和室内空气污染。

1. 室外空气污染

2017年10月27日，世界卫生组织国际癌症研究机构公布致癌物清单（初步整理参考），将室外空气污染列在一类致癌物清单中。

（1）臭氧（ozone）。是汽车的排放物二氧化氮（nitrogen dioxide）在含有碳氢化合物的空气中经阳光照射后而产生的一种强力氧化剂，亦被称为光化学反应（photochemical reaction）的污染物。臭氧化学性质高度不稳定，容易与细胞膜表面的不饱和脂肪酸发生反应，生成过多的自由基而发挥毒性作用，导致炎性介质的释放，引起呼吸道的炎症。

（2）微粒（particulates）。微粒又称烟尘（soot），产生于煤、汽油和柴油燃烧过程。其中的小微粒被人体吸入后易停留于肺泡，被巨噬细胞和中性粒细胞吞噬并导致它们受损或死亡，释放炎性介质，引起炎症。PM10（particulate matter 10）和PM2.5（particulate matter 2.5）分别是指大气中直径≤10 μm和≤2.5 μm的颗粒物。10 μm直径的颗粒物通常沉积在上呼吸道，2 μm以下的颗粒物可深入细支气管和肺泡，引起肺部疾病。PM2.5极易吸附多环芳烃等有机污染物和重金属，使致癌、致畸、致突变的概率明显升高。PM2.5浓度每增加10 μg/m³，总死亡风险上升4%，因心肺疾病带来的死亡风险上升6%，肺癌带来的死亡风险上升8%。直径较大的烟尘会被阻留在鼻腔、气道、支气管黏膜并被排出。即使吸入肺内的烟尘，其大部分也可通过支气管自净系统——黏液纤毛流被排到体外。短期暴露在高浓度柴油燃烧后的空气中，柴油燃烧所产生的细小微粒可刺激眼、喉和肺，引起哮喘发作，导致心肌缺血。

（3）酸性气溶胶（acid aerosol）。排放到大气中的硫和二氧化氮被氧化后生成硫酸和硝酸，可溶解于水或者吸附在微粒表面，形成酸性气溶胶。酸性气溶胶可刺激呼吸道上皮，改变黏膜纤毛上皮细胞的自净功能，加重哮喘病患者的呼吸功能障碍。

（4）一氧化碳（carbon monoxide）。室外一氧化碳主要来自含碳物质燃烧不完全。如汽车尾气、某些工业制造过程中化石燃料的燃烧、森林火灾中释放的萜烯化合物及其他生物体的燃烧。燃烧时，供氧条件越差，一氧化碳含量越高。一氧化碳是一种无色无味的气体，被吸入后，它与血红蛋白的亲和力比氧与血红蛋白的亲和力高200～300倍，通过竞争结合，形成碳氧血红蛋白，使血红蛋白丧失携氧能力和作用，造成组织窒息，尤其对大脑皮质的影响最为严重。

2. 室内空气污染

室内空气污染是有害的化学性因子、物理性因子和/或生物性因子在室内空气中已达到对人体身心健康产生直接或间接、近期或远期，或者潜在有害影响程度的状况。如来自烟草燃烧的烟雾、宠物的毛发皮屑、灰尘、真菌孢子和细菌、煤气炉和煤燃烧产生的废气等。世界卫生组织国际癌症研究机构公布的致癌物清单（初步整理参考）中，家用燃料燃烧的室内排放在2A类致癌物清单中。

室内装饰材料及家具的污染是目前造成室内空气污染的主要原因。各种具有污染的材料会挥发出300多种挥发性的有机化合物，包括甲醛、氨、苯、甲苯、二甲苯及放射性气体氡等。

（1）一氧化碳。室内一氧化碳主要源于人群吸烟、取暖设备和厨房用火。取暖和天然气热水器使用不当可造成急性一氧化碳中毒（即煤气中毒）。在密闭室内燃放煤气造成一氧化碳中毒是自杀死亡的常见手段。急性一氧化碳中毒时，由于大量碳氧血红蛋白形成，使全身皮肤和黏膜呈特殊的樱桃红色，其他器官出现水肿、出血和变性等缺氧改变。

（2）甲醛（formaldehyde）。甲醛是高度可溶性和挥发性的化学物。甲醛已被世界卫生组织确定为一类致癌物。甲醛浓度在1 mg/L时，即可引起眼和上呼吸道的刺激感或加重已有的哮喘症状。

(3) 木材烟雾（wood smoke）。用燃木炉子取暖是木材烟雾造成室内空气污染的原因，木材燃烧的烟雾中含有的各种氧化氮、含碳微粒可刺激呼吸道，是肺部感染的原因，所含的多环碳氢化合物是危险的致癌物。

(4) 燃料燃烧。煤和液化石油气的燃烧产物都会产生以 NO_2、CO、多环芳烃为主的颗粒物，煤燃烧还产生大量 SO_2。

(5) 氡（radon）。氡是由铀衰变而来的放射性气体，广泛分布于土壤中。居室中的氡气污染十分普遍，尤其是地下室。氡气被吸入后，在肺部继续衰变产生 α 射线，可致肺癌。

（二）水质污染

由于人类活动改变了天然水的性质和成分，影响水的使用价值或危害人类健康，称为水污染。表现为原水感官性状、无机污染物、有机污染物、微生物、放射性五大类指标异常。

1. 水污染的四种类型

(1) 生理性污染。生理性污染指污染物排入天然水体后引起的嗅觉、味觉、外观、透明度等方面的恶化。

(2) 物理性污染。物理性污染指污染物进入水体后改变了水的物理特性。如热、放射性物质、油、泡沫等造成的污染。

(3) 化学性污染。化学性污染指污染物排入水体后改变了水的化学特征。如酸、碱、盐、有毒物质、农药等造成的污染。

(4) 生物学污染。生物学污染指病原微生物排入水体，直接或间接地传染各种疾病。

2. 水污染的危害

(1) 危害环境。水污染导致生物的减少或灭绝，造成各类环境资源的价值降低，破坏生态平衡。

(2) 影响生产。被污染的水用于工业生产或农业灌溉，导致产品质量降低、减产。

(3) 危害人体健康。饮用污染水，会引起急性或慢性中毒、癌变、传染病等，污染的水引起感官恶化，人的情绪受到不良影响。

（三）土壤污染

土壤是指陆地表面具有肥力、能够生长植物的疏松表层，其厚度在 2 m 左右。

人为活动产生的污染物进入土壤并积累到一定程度，引起土壤质量恶化，进而造成农作物中某些指标超过国家标准的现象，称为土壤污染。

1. 土壤污染物及其来源

土壤污染物大致可分为无机污染物和有机污染物两大类。无机污染物主要包括汞、镉、铅、砷、过量的氮、磷、氧化物、硫化物等。有机污染物主要包括有机农药、酚类、氰化物、石油、合成洗涤剂、3,4-苯并芘，以及由城市污水、污泥及厩肥带来的有害微生物等。

(1) 化学污染物。化学污染物包括无机污染物和有机污染物。前者如汞、镉、铅、砷等重金属，过量的氮、磷类植物营养元素，以及氧化物和硫化物等；后者如各种化学农药、石油及其裂解产物，以及其他各类有机合成产物等。

（2）物理污染物。物理污染物包括来自工厂、矿山的固体废弃物，如尾矿、废石、粉煤灰和工业垃圾等。

（3）生物污染物。生物污染物包括带有各种病菌的城市垃圾和卫生设施（包括医院）排出的废水、废物及厩肥等。

（4）放射性污染物。放射性污染物主要存在于核原料开采和大气层核爆炸地区，以锶和铯等在土壤中半寿期长的放射性元素为主。

2. 污染土壤的途径

（1）污水排放。污水排放包括生活污水和工业污水。例如，冶炼、电镀、燃料、汞化物等工业废水能引起镉、汞、铬、铜等重金属污染；石油化工、肥料、农药等工业废水会引起酚、三氯乙醛、农药等有机物的污染。

（2）废气。大气中的有害气体通过沉降或降水进入土壤，造成污染。例如，有色金属冶炼厂排出的废气中含有铬、铅、铜、镉等重金属，会对附近的土壤造成污染；生产磷肥、氟化物的工厂会对附近的土壤造成粉尘污染和氟污染。

（3）化肥。长期大量使用氮肥会破坏土壤结构，造成土壤板结、生物学性质恶化，影响农作物的产量和质量。过量地使用硝态氮肥会使饲料作物含有过多的硝酸盐，妨碍牲畜体内氧的输送，使其患病，甚至死亡。

（4）农药。农作物从土壤中吸收农药，在根、茎、叶、果实和种子中积累，通过食物、饲料危害人体和牲畜的健康。

（5）固体污染。工业废物和城市垃圾是土壤的固体污染物。

3. 土壤污染的危害

（1）导致农作物减产和农产品品质降低。

（2）污染地下水和地表水。

（3）影响大气环境质量。

（4）危害人体健康。当土壤中有害物质过多，超过土壤的自净能力，就会引起土壤的组成、结构和功能发生变化，微生物活动受到抑制，有害物质或其分解产物在土壤中逐渐积累，通过"土壤→植物→人体"或通过"土壤→水→人体"间接被人体吸收。

4. 土壤污染的特点

土壤污染具有隐蔽性和滞后性，不像大气污染、水污染那么直观。土壤污染从产生污染到出现问题通常会滞后较长的时间。如日本的"痛痛病"历经10～20年才被人们认识。

（1）累积性。污染物质在土壤中不像在大气和水体中那样容易扩散和稀释，因此容易在土壤中不断积累而超标，同时也使土壤污染具有很强的地域性。

（2）不可逆转性。重金属对土壤的污染基本上是一个不可逆转的过程，许多有机化学物质的污染也需要较长的时间才能被降解。如被某些重金属污染的土壤可能要100～200年时间才能恢复。

（3）难治理。不像大气和水体污染，切断污染源之后，通过稀释作用和自净化作用可使污染状况逐渐逆转，但是，土壤污染一旦发生，很难靠稀释作用和自净化作用来消除。有时要靠换土、淋洗土壤等方法才能解决。因此，治理污染土壤通常成本较高、治理周期较长。

(4) 间接危害性。土壤中,污染物一方面通过食物链危害动物和人体健康,另一方面还危害自然环境。例如,一些能溶于水的污染物,可从土壤中淋洗到地下水里而污染地下水;另一些悬浮物及土壤所吸附的污染物,可随地表径流迁移,造成地表水污染;污染的土壤被风吹到远离污染源的地方,扩大污染面。所以,土壤污染又间接污染水和大气,成为水和大气的污染源。

三、职业及环境暴露性污染

劳动者在职业活动中因接触粉尘、放射性物质和其他有毒有害物质而引起的疾病称为职业病(occupational disease),包括肺尘埃沉着病(尘肺)、职业性放射病和职业中毒等。

(一) 我国职业病发病情况

目前,我国最常见的职业病仍是职业性尘肺。我国职业病发病情况见表5-1(资料来自《2019年我国卫生健康事业发展统计公报》)。

表5-1 2019年我国卫生健康事业发展统计

职业病分类	例数	占比/%	详情
尘肺病及其他呼吸系统疾病	15 947	82.08	约93.92%的病例为煤工尘肺和矽肺
职业性化学中毒	778	4	急性职业中毒以一氧化碳最多,慢性职业中毒致病化学物质以苯中毒最多,其次为砷及其化合物中毒,第三位是铅及其化合物中毒(不包括四乙基铅)
耳鼻喉口腔疾病	1623	8	其中,噪声聋占所有职业性耳鼻喉口腔疾病的95.90%,病例主要分布在制造业和采矿业
职业性传染病	538	2.76	布鲁氏菌病排第一位,其次为森林脑炎
职业性放射性疾病	53	0.03	包括放射性甲状腺疾病、放射性肿瘤、外照射慢性放射病和放射性皮肤病
职业性肿瘤	87	0.44	苯所致白血病最多,约占所有职业性肿瘤的57%
物理因素所致职业病	264	1.35	手臂振动症约占所有物理因素所致职业病的47%
职业性皮肤病	72	0.37	职业性皮炎约占43%
职业性眼病	53	0.03	包括白内障和化学性眼部灼伤
其他职业病	11	0.06	—
总计	19 428	100	—

(二) 职业暴露常见污染物

职业暴露及环境暴露污染(occupational and environmental exposing pollutions)因素包

括有机溶剂、高分子聚合物、金属和非金属离子等。

1. **有机溶剂**

常见的有机溶剂有氯仿、四氯化碳、苯、三氯乙烯和甲醇等。急性吸入高浓度有机溶剂可引起头痛、眩晕、中枢神经系统抑制、昏迷、肝肾损害、骨髓造血功能改变等；长期低剂量吸入有机溶剂可使发生肿瘤的危险性增加，对生殖能力有一定影响。职业暴露人群多发生在生产有机溶剂的企业、建筑装潢业、橡胶制造业和制鞋业等。

2. **塑料、橡胶及高分子聚合物**

合成塑料、橡胶和高分子聚合物广泛用于制造地板、家用品、乳胶制品、管道、电缆和容器等。在合成聚氯乙烯过程中使用的氯乙烯单体为无色易燃气体，可通过肺和皮肤进入体内，氯乙烯可致血管肉瘤；橡胶工人接触的1,3-丁二烯可导致白血病发病危险性增加；塑料制品中使用的增塑剂邻苯二甲酸酯可引起实验大鼠的睾丸损伤。

3. **金属元素**

（1）铅（lead）。铅在自然界分布很广，常以硫化铅的形式存在。从事铅矿开采、铅冶炼、铅加工、电池制造、含铅涂料的粉刷，服用含铅中药（如黑锡丹、幢丹、红丹等），使用含铅汽油，老式楼房中使用的铅水管和含铅油漆等均可造成铅中毒。铅中毒的作用机制较为复杂：①抑制多种酶活性，如红细胞内的δ氨基乙酰丙酸脱氢酶、亚铁整合酶、谷胱甘肽还原酶、碳酸酐酶、Na^+-K^+-ATP酶等，引起相应的代谢过程障碍；②抑制神经突触的传导，使大脑皮质兴奋和抑制功能紊乱；③铅作为二价离子，与钙离子竞争，影响骨的钙代谢，干扰神经传递和脑的发育。铅可抑制1,25-二羟维生素D_3的生成。铅中毒可出现以下病理改变及临床表现：①对神经系统的损害。铅中毒性脑病可出现脑水肿甚至脑疝。镜下可见脑组织充血、点片状出血、神经细胞灶性坏死，病灶附近伴有星形细胞弥漫性增生、血管扩张及毛细血管增生。成人铅中毒还表现为周围运动神经损害，由于累及桡神经和腓神经，而引起特征性的腕下垂（wrist drop）和足下垂（foot drop）。②对胃肠道的损害。铅中毒时可引起胃肠道周围神经病变而导致胃肠道疼痛。③肾脏。主要是近曲小管上皮细胞线粒体和细胞核的改变、肾纤维化和肾小管重吸收障碍，临床上可出现氨基酸尿、糖尿和高磷酸盐尿。④儿童慢性铅中毒。儿童慢性铅中毒时可表现有异食癖，重者情绪易怒和共济失调，甚至发生抽搐或意识改变、嗜睡或昏迷。铅中毒儿童长骨的干骺端铅和钙的沉积可造成骨密度增加，形成X射线片上的特殊改变——"铅线"（lead line）。过量的铅还可刺激牙龈，使近齿龈处色素沉着，形成另一种"铅线"。

铅中毒的实验室诊断依据为血铅浓度和游离的红细胞原卟啉浓度增高、红细胞的δ氨基乙酰丙酸脱氢酶活性减低、尿中δ氨基乙酰丙酸排出增多等。临床上使用螯合剂，如使用EDTA或者合用二巯丙醇（dimercaprol）来治疗铅中毒。

（2）汞（mercury）。汞是毒性较高的金属元素之一。在汞矿开采、汞合金冶炼、金和银提取、日光照明灯、温度计及补牙汞合金等的生产过程中易于接触，可通过汞蒸气吸入体内。一般情况下，汞有金属汞、有机汞（如甲基汞）和无机汞（如氯化汞、氧化汞等）三种存在形式。20世纪50年代，日本熊本县水俣湾地区化肥厂和塑料厂排放甲基汞进入海湾，当地居民食入被汞污染的鱼类后发生大批慢性汞中毒事件，引起社会对汞污染问题的关注。

金属汞不稳定，易挥发并可通过血脑屏障进入脑组织，在脑组织中氧化为汞离子，后者与脑内的蛋白质结合而造成脑的损害。临床上表现为视觉受限、瘫痪、共济失调、发音困难及听力障碍等，形态改变主要为小脑萎缩和视皮质海绵状软化。无机汞进入体内后以离子态与金属硫蛋白结合，容易在肾蓄积造成损害，表现为肾近曲小管上皮细胞坏死，临床表现为无尿性肾衰竭。慢性汞中毒者出现蛋白尿，甚至出现肾病综合征，可见膜性肾小球肾炎的病理学改变，电镜下可见上皮下电子致密物沉积，提示有免疫复合物沉积。

(3) 砷（arsenic）。砷是一种类金属元素，主要以硫化物的形式存在，如雄黄（As_2S）、雌黄（As_2S_3）等。砷在潮湿的空气中易被氧化生成三氧化二砷（As_2O_3），又名亚砷酐，俗称砒霜、砒石、白信石等。砷中毒（arsenic poisoning）常称砒霜中毒，多因服用含砷药物剂量过大、砷化合物生产加工过程中吸入其粉末，或误食含砷的毒鼠药和杀虫药等所致。最近几年陆续有报道服用牛黄解毒片（含有雄黄）而致慢性砷中毒的病例，已引起高度重视。

特定地理环境下的居民长期通过饮水、空气、食物等途径摄入过多的砷可发生地方性砷中毒（endemic arsenic poisoning）。通过敞炉燃煤取暖和食用燃煤烘烤过的粮食或蔬菜等，从呼吸道或消化道摄入大量的砷，长期蓄积在体内可造成慢性砷中毒。

急性砷中毒的症状有中枢神经麻痹，出现四肢疼痛性痉挛、意识模糊、谵妄、昏迷、血压下降及呼吸困难，数小时内因毒物抑制中枢神经而死亡。砷中毒患者可伴有肝脏及心肌损害。地方性砷中毒的临床表现主要有皮肤损害（皮肤角化、色素沉着或色素脱失）、消化系统、神经系统、心血管系统和呼吸系统改变，以及癌症，特别是皮肤癌和肝癌。

砷中毒的作用机制还未阐明清楚。进入人体内的砷过多可抑制机体抗氧化系统，导致自由基生成过多而损伤组织或细胞；砷损伤DNA和引起DNA甲基化异常，可能与砷中毒时的癌症发生有关。

(4) 镉（cadmium）。镉常常与铅、锌矿共生，用于制造合金、碱性电池和电镀等。镉可与巯基、氨基或羧基的蛋白质分子结合形成镉结合蛋白（Cd-binding protein），抑制多种酶的活性。

镉对呼吸系统、肾脏和骨骼具有毒性作用。镉可通过呼吸道和消化道吸收进入人体，一次大量吸入可引起急性肺炎和肺水肿；镉能损伤肾小管和肝细胞，诱发低色素贫血和肺气肿。慢性镉中毒主要引起肺纤维化、肺气肿、肾小管损害（可致蛋白尿）等。日本发生的镉污染所致"痛痛病"，就是因长期摄入被硫酸镉污染的水源而引起的一种慢性镉中毒。

4. 非金属元素

(1) 氟（fluoride）。氟是化学性质最活泼、氧化性最强的物质，摄入氟过多可引起氟中毒（fluorosis）。氟中毒分为工业性氟中毒和地方性氟中毒。前者是由于工业生产过程中产生过多的氟而造成污染，如铝厂在电解铝生产过程中产生大量的含氟废气造成机体中毒；后者则是在特定地区的外环境中氟元素含量过多，导致生活在该环境中的人群长期摄入过量氟而引起慢性全身中毒性改变。氟在预防和控制龋病的发生中有一定作用。但是，长期摄入氟过多会发生慢性氟中毒，典型表现是氟斑牙和氟骨症。过多的氟可抑制碱性磷酸酶的活力，造成牙釉质发育不良和矿化不全，易于吸附外来色素而产生氟斑牙；氟骨症表现为骨硬化、骨软化和骨质疏松等，其机制可能与钙代谢紊乱、骨转换障碍等因素有关。长期摄入的氟可大量沉积于骨性组织和多种非骨性器官。慢性氟中毒的同时还有其他非骨性器官和组织的病理损害，神经系统、肝脏和肾脏的病理改变尤为明显。

（2）碘（iodine）。碘是人体必需的元素，是合成甲状腺素的重要原料。长期碘摄入不足可引起以脑发育障碍及以弥散性非毒性甲状腺肿为主要特征的碘缺乏病。我国约有7亿多人居住在缺碘地区。随着我国实施全民食盐加碘政策，有效控制了碘缺乏病。但是，碘摄入过量也会引起甲状腺肿，水源性高碘是造成高碘性甲状腺肿流行的主要原因。我国高水碘地区主要集中在山东、河南、河北、江苏、安徽和山西等省。

5. 农药及灭鼠药污染

有机磷农药（如敌百虫和对硫磷）的急性中毒机制为抑制乙酰胆碱酯酶活性，使组织中神经递质如乙酰胆碱过量蓄积，神经系统处于兴奋状态，以致因呼吸衰竭而死亡。除草剂（如百草枯）可促进细胞的氧化还原反应，产生大量氧自由基，造成多个系统的损害。灭鼠药中较常使用的是溴敌隆通过抑制维生素K和环氧化物还原酶而阻止肝脏产生凝血酶原，破坏血液的凝固功能。

第二节　个人暴露——成瘾及其相关疾病

一、吸烟

无论是主动吸烟（smoking）还是被动吸入二手烟（passive smoking），烟草都被世界卫生组织列为一类致癌物。烟草使用是全世界癌症死亡的单一最大可避免风险因素，估计每年导致约22%的癌症死亡。2015年，癌症造成全球880万例死亡，其中，169万例因肺癌死亡。

烟草中所含的尼古丁（nicotine）是一种生物碱，与脑内相应的尼古丁受体结合后间接引起脑组织中多巴胺释放增加，由此产生幸福感和放松感，这就是接触烟草后容易成瘾的原因。存在于烟草燃烧产生的烟雾中的单胺氧化酶抑制剂（monoamine oxidase inhibitor），可抑制单胺氧化酶分解单胺类神经递质（多巴胺、去甲肾上腺素和5-羟色胺）的作用，这些物质体内浓度过高会引起血管收缩、心跳加快、血压上升、呼吸变快及精神状况改变（如变得情绪稳定或精神兴奋），是造成心血管疾病的主要帮凶。

（一）吸烟与心血管疾病

吸烟是心血管疾病的重要危险因素，吸烟引起心血管疾病的机制可能有：促进血小板聚集、促进血栓形成；使一氧化氮生物合成减少，引起血管内皮功能紊乱；增强氧化应激水平，促进体内脂质的过氧化反应；增强炎症反应；引起心肌能量代谢障碍；等等。

（二）吸烟与肺癌及其他肿瘤

香烟成分中多环碳氢化合物和亚硝胺是潜在的致癌剂，能直接引起肺癌发生。肺癌是全球发病率和死亡率最高的恶性肿瘤。在我国，肺癌已成为第一位的城市居民恶性肿瘤死因，肺癌死亡者中85%以上为吸烟者，吸烟量与肺癌发生具有量效关系。吸烟者患肺癌的危险性是不吸烟者的13倍。如果每日吸烟在35支以上，则其危险性比不吸烟者高45倍，吸烟者肺癌死亡率比不吸烟者高 10～13 倍。

与吸烟有关的肿瘤还包括唇癌、舌癌、口腔癌、喉癌、食管癌、膀胱癌等。

二手烟（也称为环境烟草烟雾）可使不吸烟者罹患肺癌。无烟烟草（也被称为口用烟草、嚼烟或鼻烟）可导致口腔癌、食道癌和胰腺癌。

（三）吸烟与其他疾病

吸烟可导致慢性气管炎和肺气肿；消化性溃疡的发生可能与吸烟有关；吸烟导致女性骨质疏松症加重和绝经期提前，可能与吸烟减少雌二醇的生成有关；怀孕期女性吸烟将会影响到胎儿的发育，吸烟母亲发生胎盘早剥、前置胎盘、子宫出血和胎膜早破的危险也会增加。

二、酒精中毒

酒精中毒（alcoholism）是对乙醇的嗜好所引起的急性或慢性机体中毒。饮入的酒精 80% 经十二指肠及空肠吸收，进入体内后 90% 由肝脏进行代谢（图 5-1），首先经乙醇脱氢酶（alcohol dehydrogenase）将乙醇转化为乙醛，然后经醛脱氢酶（aldehyde dehydrogenase）转化为乙酸，最后经枸橼酸循环氧化为水和 CO_2。少部分由微粒体中细胞色素 P450 系统和过氧化物酶体中过氧化氢酶代谢。进入脑内的乙醇与脑组织中卵磷脂结合而沉积在脑组织内，可对中枢神经系统产生较持久的毒性作用。

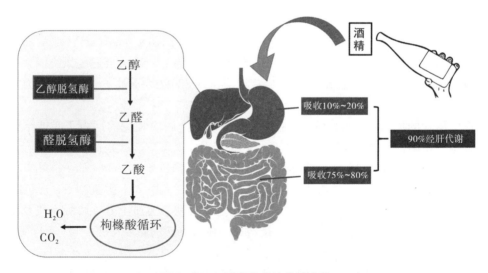

图 5-1 乙醇在体内的代谢途径

（一）酒精中毒的类型

1. 急性酒精中毒

急性酒精中毒（acute alcoholism）俗称"醉酒"，指饮入过量含乙醇的饮料后所引起的中枢神经系统兴奋及随后的抑制状态，重度中毒可造成呼吸、心跳抑制而死亡。

2. 慢性酒精中毒

慢性酒精中毒（chronic alcoholism）是指长期摄入一定量的乙醇引起的中枢神经系统

严重中毒。其特征是性格改变、智能衰退和心理障碍。慢性酒精中毒的乙醇摄入量一般以大于 45 g/d 为标准（10 g 乙醇约等于 25 mL 浓度为 52% 的高度酒）。慢性酒精中毒可造成肝脏损害、营养不良（如维生素 B1 缺乏症和叶酸缺乏症）及神经系统损害等。

（二）酒精对器官和组织的作用

1. 消化系统

酒精对肝脏的损害非常严重，慢性酒精中毒时主要表现为脂肪肝和肝硬化。长期大量饮酒可引起谷氨酰转肽酶、丙氨酸氨基转移酶和天冬氨酸氨基转移酶活性异常，加速肝纤维化，肝癌的发生危险亦增加。

酒精刺激引起的胃酸分泌过多可造成胃和食管黏膜损伤，引起消化性溃疡和反流性食管炎。剧烈的呕吐还可引起食管、胃结合部的撕裂（Mallory-Weiss syndrome），甚至造成大出血。小肠黏膜也可被酒精损伤，引起氨基酸、维生素 B1 和维生素 B12 等物质吸收不良。

酗酒可导致急性胰腺炎，其机制与酒精直接刺激胰液和胰酶分泌过量有关；慢性胰腺炎多为长期酒精刺激胃泌素分泌增多，引起胃酸分泌量增加，进而引起胰腺和胰酶分泌亢进。

2. 神经系统

慢性酒精中毒者可出现大脑皮质萎缩，重量减轻，脑室扩大。酒精引起的维生素 B1 缺乏可造成 Wernicke-Korsakoff 脑病，引起的烟酸缺乏造成糙皮性脑病。临床症状有精神错乱、运动性共济失调、眼球运动异常和多发性神经病等。

3. 心血管系统

酒精可抑制血管运动中枢，使外周毛细血管扩张，并产生一种特殊的温暖感觉。酒精中毒引起扩张型心肌病，又称为酒精性心肌病（alcoholic cardiomyopathy），病理形态改变有心肌变性、纤维化及心腔扩张。临床表现为心悸、气急、胸闷、胸痛、心律失常、心力衰竭等，可发生晕厥和猝死。

4. 其他系统

酒精中毒可引起叶酸和维生素 B12 吸收不良而导致巨幼细胞性贫血（megaloblastic anemia）。急性酒精中毒还可引起暂时性的血小板减少症，造成出血。酗酒可造成肌肉萎缩，发生酒精中毒性急性或慢性肌病（alcoholic myopathy），病理检查可见肌肉坏死、肌纤维萎缩，临床表现有肌无力和肌萎缩；男性慢性酒精中毒者常可发生不育、性欲下降、男性乳腺发育（gynecomastia），其机制与酒精性肝病引起的雌激素灭活减少有关；慢性酒精中毒妇女，常出现骨质疏松症。发现酒精在体外可抑制骨母细胞的功能。乙醇被世界卫生组织列为一类致癌物。酗酒者中，口腔癌、喉癌和食管癌的发病率高于非酗酒者。饮酒可加重慢性肝炎患者肝细胞的损害，促进肝癌的发生。

5. 胎儿酒精综合征

胎儿酒精综合征是母亲在妊娠期间酗酒对胎儿造成的永久出生缺陷，表现为独特的脸部小斑、体质、心智或行为异常，包括记忆力下降、注意力不足、冲动的行为及较弱的理解力等。其机制与酒精通过母体进入胎盘后，阻碍胎儿神经细胞及脑部结构的发育或造成畸形，破坏神经元及脑部结构有关。

6. 多器官功能衰竭

急性酒精中毒可引起多器官功能衰竭（multiple system organ failure），饮酒量与器官损害的多少成正比。机体各系统发生损伤的顺序为神经系统、消化系统、肺、心、肾，甚至引起代谢紊乱、休克和DIC。

三、咀嚼槟榔

槟榔被世界卫生组织列为一类致癌物。

经常嚼食槟榔会造成口腔溃疡、牙龈退变、黏膜下纤维化，进而导致口腔黏膜组织癌变。咀嚼槟榔可使患口腔癌的风险上升8.4～9.9倍。槟榔果中的槟榔素和槟榔碱具有潜在的致癌性；槟榔的花、藤都含有致癌物质；槟榔中的多种活性成分和代谢产物有细胞毒性、遗传毒性甚至直接致癌性，这些物质包括槟榔生物碱、槟榔鞣质、槟榔特异性亚硝胺和活性氧等。医学界已发现咀嚼槟榔与咽癌、喉癌、食道癌等有明显相关性。

四、治疗性药物损伤

治疗性药物损伤（injury by therapeutic drugs）又称药物不良反应（adverse drug reactions，ADR），按照WHO国际药物监测合作中心给出的定义，是指正常剂量的药物用于预防、诊断、治疗疾病或调节生理机能时出现的有害的和与用药目的无关的反应。不包括有意的或意外的过量用药及用药不当引起的反应。

（一）激素替代疗法

激素替代疗法（hormonal replacement therapy）被用于绝经期和绝经后妇女，旨在缓解更年期症状、减少骨质疏松和骨折、降低心肌梗死的可能性等。但是，近年来的研究发现，采用激素替代疗法5年以上的患者，其乳腺癌、子宫内膜癌发生的危险和血栓形成率增加。

（二）口服避孕药

口服避孕药通常含有合成的雌激素和具有孕酮样作用的类固醇。口服避孕药可降低子宫内膜癌和卵巢癌的发病率，降低盆腔炎和乳腺纤维性囊肿的危险，但会增加血栓形成的危险性，与肝细胞腺瘤发生有关。

五、药物滥用

药物滥用（drug abuse）或非治疗性因素损伤是指违背了公认的医疗用途和社会准则而使用的任何一种药物。这些药物可产生欣快感，但常常引起生理、情感、精神或感官上的损害。本节重点介绍几种常见的滥用药物。

（一）阿片类物质

阿片类物质包括海洛因（heroin）、吗啡、氢化吗啡、可待因及氧可酮等。海洛因可产生欣快感和睡意，使使用者沉浸在半麻醉状态。心醉神迷过后便是对毒品的容依赖和习惯。成瘾后的戒断症状十分剧烈，痛苦难忍。海洛因滥用者常常由于大剂量使用造成呼吸抑制、心律不齐、心跳停止及严重肺水肿等，可发生突然死亡。

（二）可卡因

可卡因（cocaine）别名古柯碱，可用鼻吸入或通过静脉注射。中脑边缘多巴胺系统与可卡因造成的精神运动效应及奖励机制的控制有关。可卡因通过阻断突触前膜的多巴胺转运子（DAT）摄取多巴胺，导致多巴胺在突触间隙累积，使神经纤维持续性兴奋，从而让使用者产生快感。可卡因小剂量时能兴奋大脑皮层，引起使用者高度的欣快感和对各种刺激的高度敏感，然后出现狂妄和明显的情感易变。可卡因最明显的影响是对心血管系统的作用，它阻止肾上腺神经末梢再摄取肾上腺素和去甲肾上腺素，局部血浆中两种物质浓度增高，引起心动过速、高血压、外周血管收缩、心肌缺血、致死性心律不齐。长期使用者可有致死性扩张型心肌病。大剂量使用可出现中枢性呼吸抑制、心力衰竭或猝死。

（三）苯丙胺类

1. 甲基苯丙胺

甲基苯丙胺（methamphetamine）又称安非他明或"冰毒"。甲基苯丙胺最早是作为血管收缩药被用于鼻腔充血的治疗，后来因其掩饰疲劳和减少食欲的作用而得到广泛使用。

甲基苯丙胺通过促使大脑多巴胺的释放而发挥作用，抑制大脑皮质纹状体突触前神经递质功能，减少谷氨酸的释放。因此，甲基苯丙胺可以让人产生一种欢快的感觉，随后出现严重抑郁、疲劳和易激怒。甲基苯丙胺最严重的并发症为惊厥、心律不齐和体温升高，其他副作用还有中枢神经系统的血管炎、蛛网膜下腔出血和颅内出血等。长期使用可引起激烈行动、精神异常，包括妄想和幻觉。

2. 摇头丸

摇头丸（ecstasy）化学名为 3,4-亚甲基二氧甲基苯丙胺（3,4-methylenedioxymethamphetamin, MDMA），有甲基苯丙胺样作用，并具有迷幻作用。口服摇头丸后其作用可长达 4～6 小时。摇头丸使用轻者出现头昏、头痛、心悸、易激动，重者出现呕吐、精神错乱、心律不齐、心绞痛、惊厥、脑出血、昏迷乃至死亡。有服用者出现精神异常，经常处于幻觉、妄想状态，类似偏执型精神分裂症。

（四）致幻剂

1. 大麻

大麻（marijuana）是荨麻目大麻科草本植物，其主要有效化学成分为四氢大麻酚（tetrahydrocannabinol），经常被用来辅助某些晚期绝症（癌症、艾滋病）的治疗，可减轻疼痛、增进食欲、缓解神经症状。人吸食后能产生致幻作用，过量使用会导致精神与行为障碍、心率增快、血压升高、心绞痛、咽喉炎、气管炎和哮喘等。

2. 苯环己哌啶

苯环己哌啶（phencyclidine）俗称"天使粉"（angel dust），为一种麻醉药和致幻剂，可口服、鼻腔内给药或制成纸烟吸入。苯环己哌啶具有麻醉、止痛和致幻等多种作用，可导致感觉障碍、幻觉、偏执狂、敌对心理和暴力行为等，可发生惊厥、昏迷甚至死亡等急性中毒症状。

疾病基本病理变化

第三节 营养性疾病

营养性疾病（nutritional diseases）是因营养素摄入过多、不足或比例失调而引起的一系列疾病的总称，可由不平衡膳食引起，或与遗传、体质及其他疾病引起的代谢功能异常有关。

一、肥胖症

肥胖症（obesity）是最常见的过营养性疾病，是指人体脂肪过度储存，与其他组织失去正常比例的一种状态。

衡量人体胖瘦程度的国际通用标准是体重指数（body mass index，BMI）。身高体重指数这个概念，由19世纪中期比利时人凯特勒最先提出，是用体重千克数除以身高米数的平方得出的数字。计算公式是：体重（kg）/身高的平方（m²）。一般来说，超过正常体重的20%即为肥胖。1998年，WHO基于欧洲人群数据制定了体重过低、正常、超重和肥胖的BMI判读标准；2002年又专门为亚太地区人群制定了BMI判读标准；中国以WHO给出的两个标准为参照，制定了针对中国人BMI的判读标准。三个标准的正常范围分别为：18.5~25，18.5~23，18.5~24（表5-2）。

表5-2 体重指数与肥胖程度和危险度的关系

BMI分类	WHO标准	亚洲标准	中国参考标准	相关疾病发病的危险性
体重过低	BMI<18.5	BMI<18.5	BMI<18.5	低（但其他疾病危险性增加）
正常范围	18.5≤BMI<25	18.5≤BMI<23	18.5≤BMI<24	平均水平
超重	BMI≥25	BMI≥23	BMI≥24	增加
肥胖前期	25≤BMI<30	23≤BMI<25	24≤BMI<28	增加
Ⅰ度肥胖	30≤BMI<35	25≤BMI<30	28≤BMI<30	中度增加
Ⅱ度肥胖	35≤BMI<40	30≤BMI<40	30≤BMI<40	严重增加
Ⅲ度肥胖	BMI≥40	BMI≥40	BMI≥40	非常严重增加

分析一个人的体重对于不同高度的人所带来的健康影响时，BMI值是一个中立而可靠的指标，但不是唯一指标。其他如腰围、腰围-臀围比、皮下脂肪厚度等，也是有用的评价指标。超重多数情况下是由于体内脂肪过多，但并非都是如此，如一个人通过健身，肌肉比例增加，其BMI可能会超过30。如果身体的脂肪比例很低，就不需要减重。皮下脂肪厚度的测量方法有皮脂计测量法和微电力测量法。

（一）肥胖的病因及发病机制

热量摄入多于热量消耗使脂肪合成增加是肥胖的物质基础，活动过少、体育锻炼不足、产后休养等导致热量消耗不足也是肥胖的原因。环境、遗传及精神因素等在肥胖的发病机制中起着重要作用。

肥胖可分为单纯性肥胖、继发性肥胖及遗传性肥胖三种。

(1) 单纯性肥胖。指无明显内分泌及代谢性病因的肥胖，属于非病理性肥胖。

(2) 继发性肥胖。是有明确病因的肥胖，如继发于肾上腺皮质功能亢进［库欣（Cushing）综合征］、甲状腺功能低下等。

(3) 遗传性肥胖。主要是指遗传物质发生改变而引起的肥胖，罕见，有家族性肥胖倾向。

脂肪/能量代谢受神经与体液因素调节（图5-2）。参与体内能量平衡调节的因素很多，有瘦素（leptin）、胰岛素、胃促生长激素（ghrelin）、脂联素（adiponectin）、神经肽Y（neuropeptide Y，NPY）、胰高血糖素样肽1（glucagon-like peptide 1，GLP1）等。这些激素入血，经血脑屏障进入能量平衡中枢。能量代谢的中央处理站在下丘脑的弓状核，它处理和整合周围信号并产生新的信号，新的信号由以下两类神经元传递。

(1) 阿黑皮素原（pro-opiomelanocortin，POMC）和可卡因苯丙胺调节转录物（cocaine-and amphetamine-regulated transcript，CART）神经元。POMC/CART神经元激活传出神经元，增加能量消耗，导致体重减轻。

(2) 神经肽Y（neuropeptide Y，NPY）和agouti相关肽（agouti-related peptide，AgRP）神经元。NPY/AgRP神经元激活传出神经元，促进食物摄入和体重增加。

传出神经元传递的信号也与控制自主神经系统的前脑和中脑中枢通讯。参与脂肪/能量代谢的各种激素的作用见表5-3。

表5-3 与脂肪/能量代谢有关的激素及其作用

中文名	英文名	来源	对肥胖的作用
瘦素	leptin	脂肪细胞	-
胰岛素	insulin	胰岛β细胞	抑制
胰高血糖素样肽1	glucagon-like peptide 1（GLP1）	回肠内分泌细胞	-
脂联素	adiponectin	脂肪细胞	-
YY肽	peptide YY	肠道	-
胃促生长激素	ghrelin	胃底X/A样内分泌细胞	+
神经肽Y	neuropeptide Y（NPY）	广泛分布于哺乳动物中枢神经和周围神经系统	促进

疾病基本病理变化

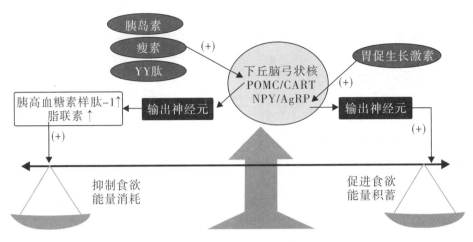

图 5-2 能量调节模式

(二) 肥胖的危害

肥胖者预期寿命远远短于正常体重者。相较于影响形体美观，更严重的是肥胖易引起多种其他疾病。

(1) 2 型糖尿病。肥胖与胰岛素抵抗和高胰岛素血症相关。这是 2 型糖尿病（非胰岛素依赖型糖尿病）的特征。过多胰岛素可能引起钠潴留、血容量增加，产生过量去甲肾上腺素和平滑肌增生，这些都是产生高血压的病变基础。无论是什么机制，血压正常人群发生高血压的风险随体重增加而增加。

(2) 高脂血症。肥胖者通常有高甘油三酯血症和低 HDL 胆固醇水平，这是增加冠状动脉疾病风险的因素。然而，肥胖与心脏病之间的联系并不直接，这种联系更多地与相关的糖尿病和高血压有关，而不是与体重本身有关。

(3) 肥胖人群某些癌症发病率升高。男性超重人群中，食道癌、甲状腺癌、结肠癌和肾脏癌发病率增加；女性超重人群食道癌、子宫内膜癌、胆囊癌和肾脏发病率增加。总的来说，肥胖与约 20% 的女性癌症死亡人数和 14% 的男性癌症死亡人数相关。基本机制尚不清楚，高胰岛素血症可能是其中一个因素。胰岛素能增加胰岛素样生长因子 - 1 (IGF-1) 的水平，通过激活其同源受体 IGF1R，从而刺激多种类型的癌细胞的生长和存活。肥胖与子宫内膜癌的关系可能是间接的：高雌激素水平与子宫内膜癌风险增加有关，肥胖已知会提高雌激素水平。肥胖与乳腺癌的关系，尚有争议。

(4) 非酒精性脂肪性肝炎。非酒精性脂肪性肝炎通常与肥胖和 2 型糖尿病有关。这种情况，也被称为非酒精性脂肪肝，可进展为肝纤维化和肝硬化。

(5) 胆石症。胆石症在肥胖人群中的发病率是普通人的 6 倍。其机制主要是体内总胆固醇增加、胆固醇周转增加，以及胆汁中胆固醇的胆汁排泄量增加，从而使受影响的人容易形成富含胆固醇的胆结石。

(6) 通气不足综合征。通气不足综合征是非常肥胖者的一系列呼吸异常。这被称为匹克威克综合征（在查尔斯·狄更斯的小说《匹克威克》中，那个胖小子经常睡着）。夜间和白天的嗜睡是其特征，常与睡眠时的呼吸暂停、红细胞增多症有关，最终导致右心衰竭。

(7) 退行性关节病。明显的肥胖是导致退行性关节病（骨关节炎）发生的因素之一。这本来是多见于老年人的疾病，体现关节磨损的累积效应。肥胖者身体越肥胖，随着时间的推移，关节的损伤就越严重。

(8) 慢性炎症。肥胖者血中炎症标志物和炎症介质如 C 反应蛋白（CRP）、TNF 常常升高。肥胖引起炎症的机制尚不清楚。推测与过量循环脂质的直接促炎作用和肥胖者脂肪细胞释放细胞因子增加有关。慢性炎症可能促进肥胖的许多并发症，如胰岛素抵抗、代谢异常、血栓形成、心血管疾病和癌症。

(9) 肥胖者手术后切口愈合慢，并发症较多。

（三）肥胖的治疗

肥胖的治疗困难在于不易坚持，尤其是肥胖儿童。限制热量摄入和适量增加运动仍然是当前有效的减肥方法。

(1) 限制热量摄入。采用低脂饮食，合理控制饮食量。

(2) 适量增加运动。增加运动项目和时间。

(3) 纠正不良生活习惯。不熬夜，保证足够睡眠时间，少进食糖类，不要大量饮酒。

(4) 必要时使用药物减肥。一定要非常慎重地选择减肥药，不要选择没有药品批准文号的药物，即使是经过国家药品监督管理部门批准的药物，也要考虑药物副作用，尤其是含有麻黄碱和咖啡因的草药性减肥药。利尿药物只能减少体内的水分而不会减少脂肪。

(5) 胃肠旁路手术。为防止危及生命的并发症发生，极度肥胖者可行胃肠旁路手术治疗，但不宜作为常规减肥方法。

二、营养不良

广义的营养不良（malnutrition）包括营养不足和营养过剩两方面。本节表达的营养不良是指由于摄入不足、吸收不良、过度损耗或膳食不平衡所造成的营养要素不足。

（一）蛋白质能量营养不良

蛋白质能量营养不良（protein energy malnutrition，PEM）是因食物供应不足或疾病因素引起的一种营养缺乏病，临床上有两种表现情况。

(1) 营养不良性消瘦（marasmus）。由于长期食用缺乏热量、蛋白质及其他营养素的膳食，或患者对食物的消化、吸收和利用有障碍所引起。

(2) 恶性营养不良（kwashiorkor）。膳食中蛋白质缺乏突出，而热能供应相当足够，如用米粉喂养的婴儿和儿童。由于食物中不缺乏碳水化合物，患儿的皮下脂肪厚度正常，但主要表现为营养不良性水肿、肝脾大、皮肤色素沉着、腹水、贫血、肝脂肪变性和肠上皮绒毛萎缩等。患儿除了身体发育停滞、易感染外，精神和智力发育也受影响。

（二）维生素缺乏症

维持人体健康所需的维生素有 13 种，其中，维生素 A、D、E、K 是脂溶性的，其余为水溶性的。脂溶性维生素易于在体内储存，但消化功能紊乱不利于脂质的吸收，会造成脂溶性维生素缺乏。某些维生素可由机体合成，如维生素 D、维生素 K、维生素 H 和烟酸，但多数需要从饮食中摄取。

维生素缺乏症可分为原发性、继发性和维生素缺乏症。原发性维生素缺乏症是由于摄

疾病基本病理变化

入不足引起的；继发性维生素缺乏症是由肠道吸收、血液转运、组织储存和代谢转换等环节的紊乱所致。临床上单一的维生素缺乏不常见，维生素缺乏常常是蛋白质能量营养不良的伴随结果。

各种维生素缺乏引起的临床表现见表5-4。

表5-4 各种维生素功能及其缺乏所致的临床表现

维生素	功能	缺乏所致临床症候群
脂溶性		
维生素A	视觉色素的成分之一	夜盲症、干眼症、失明
	维持特定上皮组织	鳞状上皮化生
	增强抗感染能力	容易感染，尤其是麻疹
维生素D	帮助肠道吸收磷酸钙，帮助骨骼矿化	儿童佝偻病、成人骨软化
维生素E	主要的抗氧化剂，清除自由基	脊髓小脑变性
维生素K	肝细胞内凝血因子羧基化的辅因子——凝血因子Ⅱ（凝血酶原）、Ⅶ、Ⅸ、Ⅹ，蛋白C和蛋白S	出血素质
水溶性		
维生素B1（硫铵素）	作为焦磷酸盐，是一种参与脱羧反应的辅酶	干性或湿性脚气病、韦尼克-科尔萨科夫综合征（Wernicke-Korsakoff Syndrome，W-KS）
维生素B2（核黄素）	转化为辅酶黄素单核苷酸和黄素腺嘌呤二核苷酸，两者是酶中间代谢中的辅酶	核黄素缺乏症、唇炎、口炎、舌炎、皮炎、角膜新生血管（pannus）
烟酸	烟酸在体内转变为烟酰胺发挥作用。烟酰胺腺嘌呤二核苷酸（NAD）是NAD磷酸的一部分，参与许多氧化还原反应，起脱氢和加氢作用	糙皮病（烟酸缺乏症），"三D综合征"：痴呆、皮炎、腹泻
维生素B6（吡哆醇）	衍生物作为一种辅酶参与中间的许多代谢反应	唇炎、舌炎、皮炎、周围神经病变
维生素B12	维持叶酸代谢和DNA合成正常、维持脊髓髓鞘完整	联合系统性病变（巨幼红细胞恶性贫血和后外侧脊髓变性）
维生素C	参与许多氧化还原反应和胶原羟基化	坏血病、伤口愈合延迟
叶酸	转移和使用一碳单位以及DNA合成的关键因子	巨幼红细胞性贫血、神经管缺损
泛酸	辅酶A（CoA）的一部分	没有经实验证实的综合征
生物素	辅酶脱羧反应	无特殊临床综合征

*W-KS是由维生素B1缺乏引起的脑病。

思考题

（1）环境污染、职业暴露和职业病的概念。

（2）环境污染的主要存在形式是什么？请查阅文献，各举一典型例子。

（3）颗粒大于 10 μm 的粉尘为什么不易对呼吸道造成严重影响？

（4）职业暴露所面临的主要有害物质有哪些？这些物质将引起怎样的后果？

（5）我国最常见的职业病是什么？致病原因是什么？目前防治情况如何？

（6）在发展中国家，环境污染和职业暴露是否是一个阻碍社会发展的严重问题？请举例说明。

（7）查阅资料，介绍 3 个发展中国家的环境保护现状。这些国家的环境保护政策是否有助于经济发展？

（8）我国目前环境污染和职业暴露现状如何？如何解决？

（9）环境污染问题在发达国家是否出现过？这些国家是如何解决的？

（10）请用所学医学知识详细解释吸烟引起心血管疾病的机制。

（11）请查阅资料，介绍世界和我国烟草消费情况、控制措施和控制效果。

（12）请根据 WHO 给出的药物不良反应的定义，列举至少 3 种临床常见药物不良反应，分析其为何多见，有无防范措施。

（13）请查阅资料，介绍世界和我国酗酒情况以及所致后果。

（14）请查阅资料，介绍目前毒品在世界和我国的泛滥情况及所致后果。

（15）请查阅文献，详细诠释可卡因对机体的影响。

（16）试述营养性疾病的概念、类别和原因。

（17）我国目前营养性疾病的现状如何？请用数据说明。

（18）试述营养过剩的概念，肥胖症的判断标准、病因和发病机制、危害和治疗。

（19）试用线条图等可视化手段诠释参与脂肪调节的激素及其调节路径。

（20）试述营养不良的概念、类别和后果。

（21）我国人群有无维生素缺乏现象？需要纠正吗？如何纠正？

（李群）

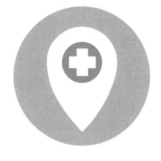

附 录

疾病基本病理变化

附录一　疾病的病理学诊断

在临床实际工作中，许多疾病的确诊都有赖于病理学诊断（pathologic diagnosis）。病理学诊断是指病理医生运用病理学的知识及相关技术，对临床送检的标本（如外科手术切除的组织标本、内镜等活检组织标本、穿刺及脱落细胞学标本和取自尸体检查的标本）进行病理学检查，结合有关临床资料，综合分析后做出的关于该标本病变性质的判断和具体疾病的诊断。病理学诊断为临床医生明确疾病诊断、选择相应的治疗方案、评估疾病的严重程度及预后、积累诊治疾病经验等方面都提供了重要的，甚至是决定性的依据。因此，它在临床医学、法医学、新药开发和各种生物科研中都有广泛的应用。

随着分子生物学的迅速发展，人们对疾病的认识已经进入到功能基因组和蛋白质组时代。这也推动疾病的病理学诊断突破单纯形态学的局限，将细胞水平的形态变化与其蛋白表型和基因型相结合，深化了对疾病的认识。现代病理学诊断建立在常规病理学、超微病理学、免疫组织化学和分子病理学的基础上，能更好地为临床诊断、预后判断和治疗服务。形态学诊断＋免疫学标记＋分子诊断是临床病理学的发展趋向。

临床医学生了解疾病病理学诊断的基本知识、病理学检查的基本方法、常用技术，以及了解病理学诊断的局限性，能在将来的临床工作中更好地理解并应用病理学诊断服务于患者。

第一节　活体组织病理检查

活检，亦称外科病理学检查，简称"外检"，是病理学诊断最主要的方法，包括常规活检和术中快速病理检查。

一、常规活检

常规活检的组织病理学诊断一般过程是：肉眼观察送检的标本→根据规范选取部分或全部标本（取材）→固定→脱水→浸蜡→石蜡包埋→制成薄切片（3～4 μm）→进行苏木素－伊红（HE）染色→在光学显微镜下观察。少数体积较大的标本，如胃肠切除标本、乳腺根治术标本，需要经10%中性福尔马林浸泡固定24小时后再取材。通过对镜下的病变组织结构及细胞形态的分析、识别，再结合肉眼形态特点及临床相关资料，做出对各种疾病的病理诊断。常规需3～7天才能发病理诊断报告。但对一些疑难、罕见病例，通常需要在上述的常规检查基础上，再运用组织化学、免疫组织化学、电子显微镜或分子生物学等技术从不同角度、不同层面观察；综合分析观察结果，做出病理诊断。病理诊断的意义不仅在于明确疾病，还可以帮助临床医生确定治疗方案、判断病人预后。

（一）常规活检的标本类型

常规活检的标本来源包括诊断性手术切除标本、治疗性手术切除标本、内镜活检标本、穿刺活检标本、自然脱落排出标本等。

1. 诊断性手术切除标本

诊断性手术切除标本主要是以明确疾病的诊断为目的，切除部分或全部病变组织做病理学检查。例如，患者有颈部淋巴结肿大，为明确其性质（转移癌、淋巴瘤、结核病、慢性淋巴结炎等），可切除完整的肿大淋巴结进行病理学检查。如果肿大的淋巴结相互粘连形成巨大包块，则只能部分切除，以明确其性质。如果一个区域有多个淋巴结肿大，应避免取最小的淋巴结。因为不同淋巴结病变程度及所处的病变阶段往往不一致，最小的淋巴结往往尚未发生典型病变或病变程度最轻。镜下观察肿大淋巴结的病理形态，基本能明确其病变性质，但有时往往需要进一步加做免疫组化甚至分子病理检测才能确定其具体分类和来源。

2. 治疗性手术切除标本

治疗性手术切除标本指以治疗为目的而手术切除的器官或肿块。临床医生通常在术前通过临床检查和/或穿刺活检等病理学检查对疾病有较明确的诊断，手术切除是进一步治疗疾病（如癌症病变的根治性切除，附图1-1）或缓解临床症状（如急性阑尾炎切除阑尾）的必要手段。无论术前有无送检标本做病理检查，术后切除标本均应全部送病理检查。

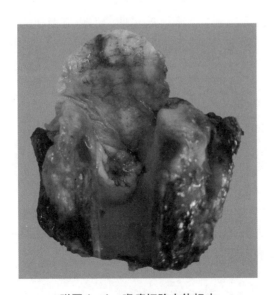

附图1-1 喉癌切除大体标本

左侧喉室处可见一2 cm×1.6 cm×0.7 cm溃疡型肿物，活检证实为喉鳞状细胞癌。

治疗性手术切除标本的病理学检查一方面可验证、补充或者修正患者的术前临床诊断，还可以进一步确定疾病的严重程度和范围，对当前及后续的治疗均有重要意义。精准

疾病基本病理变化

医疗要求的信息，往往只能从治疗性手术切除标本上获得。如切除的结直肠癌标本，可明确结直肠癌的肿瘤大小、组织学亚型、浸润深度、有无脉管内癌栓及神经侵犯、淋巴结受累情况、手术断端有无肿瘤残留、网膜有无肿瘤种植等，根据临床治疗需要还可以加做 BRAF、KRAS 基因突变检测、微卫星不稳定性检测。例如，急性阑尾炎标本可明确其是属于急性单纯性阑尾炎、急性蜂窝织炎性阑尾炎，还是急性坏疽性阑尾炎。部分治疗性手术切除标本的病理学检查还可以进一步明确疾病的病因。而阑尾近端的类癌可以造成阑尾腔的阻塞而进一步引起阑尾炎，因此，切除的阑尾标本取材要全面，近端、中段、远端、病变最严重处均要取材，再在镜下寻找有无类癌，如发现类癌，要明确其范围、浸润深度、手术切缘是否干净。

3. 内镜活检标本

随着内窥镜，特别是纤维光导式内窥镜的广泛应用，临床医生得以从越来越多的内部器官获取活检组织材料送病理学检查。现在可经内镜取得的活检标本种类如下：胃肠镜黏膜活检、食管黏膜活检、支气管黏膜活检、经支气管镜肺活检、泌尿道（膀胱、输尿管）黏膜活检、阴道镜宫颈黏膜活检、胸腔镜及腹腔镜活检、鼻咽内窥镜活检等。

经心导管的心内膜和心肌活检不属于内镜活检范畴，但与内镜活检标本有许多相似之处。内镜活检标本不但对明确这些内部器官的病变性质有重要意义，有些还可以追溯病因。如胃镜胃黏膜活检标本可检查出有无幽门螺旋杆菌 Hp 感染，阴道镜宫颈标本可判断有无人乳头状瘤病毒 HPV 感染。内镜活检对早期发现癌前病变，并及早进行干预治疗，预防肿瘤的发生、发展有重要意义。对全身性淀粉样变患者进行直肠黏膜活检，诊断率较高。内镜活检属于微创检查，可重复，患者依从性好，适于监控疾病的演进和转归。目前，内镜检查开始跨越到治疗领域。对一些早期的消化道癌和癌前病变可在内镜下做治疗性切除，即内镜下黏膜切除术（endoscopic submucosal dissection，ESD）或内镜下黏膜剥脱术（endoscopic mucosal dissection，EMD），切除深度可包含黏膜层全层、黏膜肌层及大部分黏膜下层。

内镜活检标本的局限性。

（1）其共同特点是标本体积小，所取标本可能不具有代表性，如溃疡处可能仅为坏死组织和炎性渗出物。

（2）部分标本可能有明显的人工挤压现象，因此要在病变处及周围多点取材。

（3）取材有限导致诊断依据不足。如根据 WHO 结直肠癌诊断标准（2010 版及 2019 版），对于管状腺癌，只有明确的黏膜肌层浸润，才能被诊断为癌。由于内窥镜大肠黏膜活检标本往往不能取到黏膜下层，所以对结直肠癌的准确定性诊断有一定的困难。结合内镜下肿物形态特点等临床表现综合判断则十分重要。

临床医生做内镜取材时应注意以下几点。

（1）及时将内镜活检标本完全浸泡于固定液内，防止组织干枯。

（2）多点取材，包括病变部位和邻近正常组织，在标本瓶上应注明取材部位，便于病理医生对比不同部位病理变化，得出准确诊断。

病理医生在处理内镜取材时应注意以下几点。

（1）取材时应小心谨慎，谨防标本丢失。

（2）肠镜活检标本组织包埋时应注意方向要正确，使黏膜腺体应垂直于黏膜肌层，保证大多数隐窝纵切。

（3）对于采用结肠镜圈套切除的息肉样隆起病变，应注意取材方向，标记蒂部，并全部包埋，避免漏诊早期结直肠癌。

4. 穿刺活检标本

细针穿刺活检（fine needle biopsy）和核芯针穿刺活检（core needle biopsy）发展很快，应用广泛。一般用于体表可触及的病变，如皮肤、黏膜、皮下软组织等处的肿块。现代影像技术如B超、CT或MRI的引导使穿刺活检不仅应用于淋巴结、涎腺、乳腺、甲状腺和前列腺等浅表器官组织病变的诊断，也成功应用于肺等深部组织病变的诊断。此方法简便、快速、可靠，对患者损伤较小。穿刺活检标本通常为细条索状组织且体积小，诊断有一定的局限性，特别是淋巴结穿刺活检对淋巴瘤的诊断有明显的局限性，因为其病变可能分布不均匀，从而较难判断淋巴结的正常结构是否存在，加之穿刺组织可能有明显的挤压现象而影响诊断。完整的诊断性淋巴结切除活检可能更有利于淋巴瘤的疾病诊断。

5. 手术刮出活检标本

手术刮出活检主要用于子宫内膜的诊断，通过宫腔镜刮出子宫内膜，对判断子宫出血的原因、诊断妊娠、子宫内膜肿瘤、不育原因判断等有重要意义。刮出的标本应全部送检，刮出物中有不少凝血块，取材尽量少取凝血块；但如果是妊娠病例，为寻找胎盘绒毛，应注意在凝血块中查找。

对临床考虑为良性的前列腺病变，可采用经尿道前列腺电切术获得前列腺组织，进而对前列腺病变进行诊断，这通常也是治疗良性前列腺增生的一种方法。

6. 自然脱落排出标本

自然脱落排出标本较为少见，多位废物抛弃。以女性阴道脱落物居多，如部分妊娠蜕膜组织、胚胎组织、坏死组织、肉芽组织等。其次为肠道脱落物，如肠道幼年性息肉因蒂扭转脱落、坏死组织，甚至部分癌组织等。鼻腔内的息肉、坏死性肉芽组织也可能发生脱落。对自然脱落组织及时进行病理学检查，可能会发现患者潜在的重要疾患。但这一类组织因缺血坏死，细胞形态受损严重，诊断信息量较小。

（二）活体组织病理学诊断报告的类型

由于送检标本的代表性、病理学检查手段的局限性和疾病发展的阶段性、临床资料的不完整性等因素，病理诊断会受到不同程度的影响，因而疾病的病理诊断报告在表述上常用下列几种形式，其含义也各不相同。

1. 疾病性质/疾病种类明确或基本明确的病理学诊断（Ⅰ类病理学检查报告）

明确的疾病病理诊断是指不加任何修饰词，直接写明某器官（组织）和某疾病/病变名称，如"急性坏疽性阑尾炎""鼻咽非角化性分化型癌""右颈部鳃裂囊肿"。

有些疾病的病变性质可以明确如炎症、良性病变、恶性病变等，但不能做出疾病的具体分类或疾病病因的准确判断，即基本明确的病理诊断，具体如下。

例1："右锁骨上窝淋巴结肉芽肿炎"。不能确定是结核病、真菌、不典型分枝杆菌引起，还是结节病所致。

例2："胃窦恶性肿瘤"。由于分化低不易判明或诊断手段受限，判断不清"恶性肿瘤"是癌还是肉瘤，或者"癌"是腺癌还是鳞癌；有时也能指出一定的倾向性，如恶性肿瘤、癌的可能性大等。

由于病变性质明确，故在大多数情况下能为临床诊断和治疗提供有用的线索，因而也属基本上确诊，临床医生可直接以此为依据设定针对性的治疗方案。

2. 不能完全肯定疾病名称/病变性质（Ⅱ类病理学检查报告）

是指由于各种因素影响，不易判定病变性质或是哪种疾病，特别对那些仅符合部分诊断标准、诊断依据不充分的病变，所提供的是病理诊断意向。常常以下列方式表述。

（1）在拟诊疾病/病变名称之前加上不同的修饰词，如"考虑为""倾向于""符合""提示""疑为""不能除外"等字样。

（2）在疾病名称之后加"可能性大"的表述形式。例如，淋巴结反应性增生十分活跃，与恶性淋巴瘤较难区别，但综合分析，认为前者可能性大，此时可诊断为"淋巴结淋巴组织增生活跃，考虑淋巴结反应性增生可能性大"。

（3）有的疾病在形态上缺乏或较少有特征性病变，必须结合临床表现及其他检查才能确诊，此时多用"符合"来修饰，如"（面部）皮肤病变可符合慢性红斑狼疮，请结合临床考虑"等。

这种表述的病理诊断，临床医生不能将其作为完全肯定的依据，只能作为重要的参考，应根据自己掌握的实际情况做判断，或者再进一步通过多种检查来探索疾病的本质。

3. 描述性诊断（Ⅲ类病理学检查报告）

送检组织不足以诊断为某种疾病，仅能对其按照观察到的形态进行病变的形态学描述，故称为描述性病理学检查报告。例如，"（左髂肌周围肿块）穿刺组织少许，镜下见纤维组织，有少量散在萎缩横纹肌组织和少量淋巴细胞浸润，未见特异性病变，请结合临床考虑"。

4. 不能诊断（Ⅳ类病理学检查报告）

多由于送检组织不符合送检要求，例如过于细小、破碎、组织固定不当、自溶、严重挤压变形、被烧灼或干涸等情况，组织形态无法辨认，无法做出病理诊断。简要说明原因后，写明"不能诊断"或"无法诊断"等字样。除查找原因、吸取教训外，临床医生可根据临床需要及条件是否允许，再次做活检确诊。

（三）组织化学、免疫组织化学、电子显微镜在病理学诊断中的应用

1. 组织化学在病理学诊断中的应用

细胞与组织化学是对细胞或组织中的某些特定化学成分进行定性、定位、定量分析的特殊染色技术。利用不同的特殊染色，可以显示不同的组织结构，形成显微镜下可见的不同着色，帮助病理医生判断细胞和组织结构成分改变情况，对疾病的诊断和病因探查有一定帮助。

例如，过碘酸-雪夫反应（PAS）可使胞浆内的糖原和其他多糖物质呈红色，细胞核呈蓝色。可用于鉴别细胞内空泡的性质（糖原贮积病、糖尿病、骨髓瘤浆细胞胞浆内的Russell小体与核内的Dutcher小体，某些透明细胞肿瘤）；也可显示基底膜的结构，用于判断肿瘤有无基底膜破坏，显示膜性肾病基底膜的病变；还可用于显示真菌细胞壁的多糖，鉴定组织内有无真菌感染。

马松（Masson）染色法可将胶原纤维染成蓝色，肌纤维染成红色，红细胞染成橘红色，常用于肾脏临床病理活检等。

弹力纤维染色用于证明肺气肿弹力纤维组织萎缩，动脉粥样硬化时的动脉壁的弹力纤维变薄和缺失，评估肺癌胸膜侵犯情况。

应用网状纤维染色能很好地反映出病变中网状纤维的分布，在临床病理诊断中，对垂体疾病（垂体腺瘤、垂体细胞增生等）的诊断及鉴别诊断有重要意义，也可用于一些癌与肉瘤的鉴别等。

抗酸染色是一种特殊的细菌染色方法，主要用于鉴定分枝杆菌（比如结核杆菌、麻风杆菌等），这类细菌细胞壁富含脂质，具有抗酸性，能与石炭酸复红染液牢固结合，抵抗酸性乙醇的脱色作用，保持红色，而其他细菌及背景呈蓝色，从而帮助病理医生对疾病的病因做出判断。

2. 免疫组织化学在病理学诊断中的应用

免疫组织化学是将免疫学原理应用于病理学技术，探索组织中目标蛋白的表达情况，协助疾病诊断、治疗及判断预后的方法。根据所有蛋白质都可能是抗原的原理，制备相应抗体，通过抗体与所识别的组织或细胞中的抗原成分特异性结合来确定这些目标蛋白表达情况。其在病理学诊断中的作用有以下几点。

（1）提高病理诊断准确性。通常用于肿瘤的诊断和鉴别诊断。当肿瘤分化程度很低时，辨认有困难。用免疫组化方法寻找相对特异存在于某类细胞/组织中的某种蛋白质，可协助确定低分化肿瘤及原发灶不明的转移性肿瘤的来源。比如，老年男性颈部淋巴结转移性腺癌，若前列腺特异性抗原 PSA 阳性、前列腺特异雄激素调节同源框蛋白 NKX3.1 阳性，提示原发部位为前列腺。免疫组化也被用于免疫性疾病的辅助诊断，如 IgG4 相关性疾病、肾小球肾炎、皮肤自身免疫疾病，可用免疫组化方法对组织细胞内或表面的免疫球蛋白、补体、免疫复合物等进行检测。

（2）激素受体类抗原的检测判断疾病的预后、指导临床治疗。比如，乳腺癌中雌激素受体 ER、孕激素受体 PR 的测定，ER 及 PR 阳性病例预后较好，无瘤生存期长，且使用内分泌治疗（如口服他莫昔芬）效果较好。

（3）癌基因蛋白的检测判断预后及指导临床用药。比如，乳腺癌、胃癌患者部分会出现 *Her2* 基因扩增引起 Her2 蛋白过度表达（附图 1-2），提示预后欠佳，可使用曲妥珠单抗（trastuzumab）进行靶向治疗。淋巴造血组织肿瘤分类 WHO 2017 版提出了双表达 BCL2 和 c-MYC 蛋白的弥漫大 B 细胞淋巴瘤，预后比没有双表达的要差。

（4）对肿瘤增生程度的评价。常用的标记为 Ki-67，通常阳性百分比越高，提示细胞增生越活跃，恶性度更高。

（5）协助发现微小病灶。比如淋巴结中的

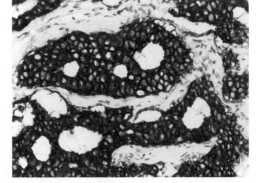

附图 1-2 乳腺癌 Her2 免疫组化

乳腺癌 Her2 3＋，细胞膜完整强勾勒，DAB 显色苏木素复染。

微小肿瘤转移灶，肺的羊水栓塞。

（6）帮助判断肿瘤分期。采用层粘连蛋白（laminin）和Ⅳ型胶原的单克隆抗体可以清楚显示基底膜的主要成分，判断基底膜破坏情况，有助于判断肿瘤是原位癌还是浸润。通过 CD31、CD34 等标记显示血管、淋巴管，帮助判断脉管浸润情况。

（7）指导肿瘤的治疗：①检测肿瘤耐药相关蛋白。瘤细胞内多药耐药相关蛋白 MRP、P-糖蛋白等增加导致肿瘤耐药。②通过免疫组织化学检测 B 细胞淋巴瘤 CD20 的表达水平可以指导用药。利妥昔单抗（rituximab）进入体内后与 CD20 特异性结合，能诱导 B 细胞凋亡，提高肿瘤对化疗的敏感性。主要用于 B 细胞淋巴瘤，包括弥漫性大 B 细胞淋巴瘤（总有效率可达 76%），以及复发、耐药的患者。③肿瘤细胞通过表达的 PD-L1 与 PD-1 结合，实现免疫逃逸。近年来，利用抗 PD-1/PD-L1 的单克隆抗体阻断 PD-1/PD-L1 信号通路，在多种实体瘤中出现卓越的抗肿瘤疗效。通过免疫组化的方式检测瘤组织内 PD-L1 的表达情况是运用这种免疫治疗方式的依据。

（8）病原微生物的检测。比如，可用免疫组化的方法检测胃黏膜活检标本中的幽门螺旋杆菌。

临床医生对免疫组化检测在病理学诊断中的价值应客观看待，以下五点需要注意。

（1）对免疫组化抗体的选择是基于对 HE 切片形态学观察的基础。

（2）免疫组化检测肿瘤内某种蛋白的表达情况，一般是提示肿瘤细胞的分化方向，对判断良性、恶性帮助有限。

（3）许多标志物不是绝对特异的，通常需要使用一组标志物进行综合判断，同时需要有良好的阳性和阴性对照。比如，肺腺癌和鳞状细胞癌鉴别，需要 TTF-1、Napsin-A、CK7、CK5/6、p40 等。淋巴瘤的精准诊断更是离不开免疫标记，如对于中等-大细胞淋巴瘤鉴别常需要用到 CD3、CD45RO、CD5、CD20、CD79α、CD43、CD30、Ki-67、CD10、Bcl2、BCL-6、MUM1、c-myc 等，甚至需要做免疫球蛋白重排等基因检测。

（4）标本前处理状况会明显影响免疫组化染色结果。因此一定要坚持标本离体后以最快速度进行固定，使用 10% 中性福尔马林固定液，固定时间不短于 24 小时，不长于 72 小时。

（5）各实验室条件和技术操作流程可能影响免疫组化染色结果，有时需要重复操作。

3. 电子显微镜在病理学诊断中的应用

由于免疫组织化学及分子病理的快速发展，电子显微镜在疾病病理学诊断中的应用逐渐减少，但在肾小球疾病，某些细菌、病毒等感染性疾病，部分肿瘤中仍起着重要作用。例如，朗格汉斯组织细胞增生症电镜下可见细胞内存在网球拍状或柄状结构的 Birbeck 颗粒，对确定诊断起到决定性作用。慢性迁延性乙型病毒性肝炎的肝细胞胞浆内可见滑面内质网增生，腔内含有多量乙肝表面抗原管状体，对确诊也有很大帮助。电镜检查对肾小球疾病诊断的敏感性较高，电镜能显示肾小球基底膜超微结构、电子致密物分布情况，从而能更好地进行肾小球病理诊断。例如，微小病变性肾小球肾炎，光镜下小球很少有形态学改变或者基本正常；电镜下可见足细胞肿胀，足突融合成片状，伴空泡变。需要注意的是，电镜标本不能用福尔马林固定，要用 2.5% 戊二醛固定。

（四）分子病理检测在病理学诊断中的作用及临床应用

近年来，迅速发展的分子生物学技术愈来愈多地影响病理学和临床医学诸多领域，分子诊断已越来越多地应用于临床，包括：①出生前的诊断；②感染性疾病的诊断；③肿瘤的风险评估、诊断分型、治疗方案（靶向治疗、免疫治疗，乃至化疗和放疗）选择依据、预后判断、复发监测等肿瘤诊治的多个环节。常用的分子病理学技术包括 FISH（荧光原位杂交）、qPCR（实时荧光定量 PCR）、dPCR（数字化 PCR）、一代测序（Sanger 测序）、二代测序（next generation sequencing，NGS）、流式细胞术等。FISH 根据碱基互补配对原则，应用荧光染料标记探针 DNA 与样本细胞核内的 DNA 靶序列杂交，从而获得细胞核内染色体或基因状态的信息，可以检测出是否存在某种特定基因的扩增、融合、缺失、断裂等。PCR 技术实质是将低浓度的核酸片段扩增放大检测，只能检测单基因。NGS 作为新兴的分子诊断技术，在检测未知序列、未知突变、高通量多位点检测方面是更好的选择，在肿瘤伴随诊断及鉴别诊断中具有较大优势。

1. 应用于感染性疾病的诊断

基于分子技术的 PCR 是很有用的辅助手段，尤其是对于结核、非典型分枝杆菌病更加有用。一些肿瘤与特定的肿瘤相关病毒感染关系密切，如 EB 病毒（epstein-barr virus，EBV）与鼻咽癌、NK/T 细胞淋巴瘤、霍奇金淋巴瘤、高危型人乳头状病毒（HPV）与宫颈癌等，这些病毒的相关分子成分可通过原位杂交或 PCR 方法检测出来。

2. 恶性肿瘤的诊断和鉴别诊断

分子诊断在部分恶性肿瘤的鉴别诊断上有重要意义。例如，根据肿瘤是恶性转化细胞克隆性增生的理论，对增生淋巴组织，应用 PCR 分析免疫球蛋白或 T 细胞受体（*TCR*）基因重排进行鉴别：如为单克隆增生，考虑为淋巴瘤；如为多克隆增生，考虑为非肿瘤性病变可能性大。许多造血淋巴系统肿瘤、软组织肉瘤（如滑膜肉瘤、尤文肉瘤）都存在特征性的染色体易位，并导致不同类型的融合基因产生，可通过 FISH、PCR、NGS 等方法检测出来，用于鉴别诊断，且具有诊断价值。*BRAF* 基因突变是甲状腺乳头状癌较特异的一个诊断标志物，亦可通过基因测序、PCR 等方法检测出来。流式细胞术采用单克隆荧光抗体标记不同的细胞膜和胞内蛋白，可以对肿瘤内细胞进行免疫分型和细胞定量分析，可以为非霍奇金淋巴瘤的诊断提供重要的帮助。

3. 肿瘤预后的判断

某些肿瘤具有的遗传学改变与预后密切相关。如 *Her2* 基因扩增与乳腺癌发生发展及临床预后密切相关，*Her2* 的阳性表达提示预后不良，对 *Her2* 免疫组化结果为 2＋的病人可通过 FISH 技术进行检测，进一步确定 *Her2* 基因扩增情况，指导临床用药。通过反转录 PCR（RT-PCR）检测 *SYT-SSX* 融合基因，不仅可确诊滑膜肉瘤，而且可将滑膜肉瘤分成 *SYT-SSX1* 和 *SYT-SSX2* 融合基因两种类型，其中，*SYT-SSX1* 融合基因者预后较差。再如，神经母细胞瘤患者的 *N-MYC* 基因的扩增和染色体 1p 的缺失提示预后不良。具有 1p/19q 杂合性缺失的少突胶质细胞瘤具有更好的预后，并对化疗敏感。

4. 指导肿瘤的分子靶向治疗

21 世纪初，一批肿瘤靶向药物逐渐被应用于临床，伴随诊断应运而生。用于检测靶向治疗药物靶点的分子病理检测技术得到广泛应用，并被广泛认为是精准医学最终得以落地的基础和前提。肿瘤分子靶向治疗（molecular targeted therapy）是指利用特异性分子（单克隆抗体、小分子物质）封闭或抑制与肿瘤发生发展相关的一些特异性蛋白质，即分子靶点，如生长因子受体、信号转导分子、细胞周期蛋白、细胞凋亡调节因子、血管内皮生长因子等，从而抑制肿瘤细胞的生长、转移或诱导其凋亡。针对特定分子靶点研制的、具有靶点特异性的抗肿瘤药物就是分子靶向药物。基于分子分型的靶向治疗、免疫治疗等精准治疗手段使肿瘤患者生存期及生活质量得到显著提高。应用分子病理学对肿瘤进行分子分型是实施靶向治疗的基础，下面列举几个比较常用的肿瘤治疗靶点说明。

（1）通过 PCR 检测胃肠道间质瘤（GIST）中 *C-KIT* 或 *PDGFRa* 是否存在突变以及明确突变的位点和类型，对筛选患者及预测疗效有重要的意义。伊马替尼（imatinib）能够选择性地抑制 *C-KIT* 和 *PDGFRa* 突变导致的酪氨酸激酶的异常活化，有效地抑制肿瘤细胞生长，达到治疗 GIST 的目的。

（2）通过免疫组织化学和 FISH 等技术筛选乳腺癌中 *Her2* 过表达的病例是应用曲妥珠单抗（trastuzumab）的基础。

（3）检测非小细胞肺癌中 *EGFR* 的突变情况已经成为诊疗常规，其能帮助判断患者的疗效和预后。吉非替尼（gefitinib）为口服的小分子 *EGFR* 酪氨酸激酶抑制剂，在 *EGFR* 基因酪氨酸激酶区域存在突变的非小细胞肺癌病例对此药反应好。

值得注意的是，肿瘤的基因改变非常复杂，以肺腺癌为例，近 10 年来已发现肺腺癌的基因改变有 *EGFR* 突变、*K-RAS* 突变、*B-RAF* 突变、*EML4-ALK* 易位、*MEK* 突变、*FGFR4* 突变、*PI3KCA* 突变及 *HER2* 突变等，另有约 45% 的基因改变尚在探索中。目前，克唑替尼（crizotinib，一种新的酪氨酸激酶受体抑制剂）已经用于 ALK 阳性的晚期肺腺癌患者，并取得了较好的疗效。个体化诊疗时代对分子病理学提出了更多的挑战，同时也带来发展的契机。分子病理学也成了病理学中最具活力的发展领域之一。

二、手术中快速活体组织病理学检查

手术中快速活体组织病理学检查是指临床医生在治疗性手术或探查性手术进行当中所做的活检，一般要求病理科在收到标本后 30 分钟内完成定性诊断，以便临床医生确定手术方案，是临床医生请求病理医生快速进行的急会诊。应用最多的是快速冷冻制片技术，用不经固定的新鲜标本，快速冷冻至零下 18 ℃ 以下，进行切片、HE 染色，并进行观察诊断，所以也称"术中冷冻"或"冰冻切片"。

（一）手术中快速活体组织病理学检查的意义和适用范围
1. 手术中快速活体组织病理学检查的目的

（1）确定病变性质，以便决定手术方案。如对某一送检标本是肿瘤性病变还是非肿瘤性病变；如果是肿瘤性病变，是属于良性肿瘤、交界性肿瘤还是恶性肿瘤。

（2）确定恶性肿瘤的生长、扩散情况。如肿瘤的前哨淋巴结或周围淋巴结有无肿瘤转移，肿瘤组织浸润的范围、深度。

（3）确定手术边缘组织有无肿瘤组织残留，以确定手术范围是否恰当。

（4）确定所取标本是否含有预定的组织器官或病变。如要切除甲状旁腺，但在术野中分辨不清，即可通过冷冻活检帮助确认。少数情况下可用于判断绝育手术中切除的组织是否为输卵管或输精管。

2. 手术中快速活体组织病理学检查的慎用范围和不宜应用范围

目前,临床医疗实践中存在术中快速活检的应用过于泛滥的现象,有必要重视术中快速活检的慎用范围和不宜应用范围。

(1) 涉及截肢和其他会严重致残的根治性手术的术中快速活体组织病理学检查应慎用。需要进行此类手术治疗的患者,其病变性质宜于手术前通过常规活检的石蜡切片确定诊断。

(2) 疑为恶性淋巴瘤,不宜通过术中快速活体组织病理学检查来确定诊断。其一,新鲜组织冰冻切片的质量较差,细胞的细微结构不易辨认,给诊断带来困难。其二,冰冻后组织的石蜡包埋切片组织细胞形态表现也不良,同时也会导致免疫表型检测结果判读困难,影响淋巴瘤的进一步组织学分型。

(3) 过小的标本(检材长径≤0.2 cm),不宜做术中快速活检。由于电刀热效应严重烧灼的小组织也不宜做术中快速活检。

(4) 术前易于进行常规活检者,不宜做术中快速活检。

(5) 脂肪组织、骨组织和钙化组织,不宜做术中快速活检。

(6) 需要依据核分裂象计数判断良、恶性的软组织肿瘤,很难在冰冻切片上做出确切的诊断,需要常规石蜡切片仔细观察、详细计数核分裂象才能确定。

(7) 主要根据肿瘤生物学行为特征而不能依据组织形态来判断良、恶性肿瘤,不宜做术中快速活检。如肾上腺皮质的肿瘤等某些内分泌肿瘤。

(8) 已知具有传染性的标本(如结核病、病毒性肝炎、艾滋病等),不宜做术中快速活检。

(二) 手术中快速活体组织病理学检查的局限性

手术中快速活体组织病理学检查的最大优点就是在手术进行当中即能对性质不明的病变、病变的范围等予以明确,使临床能立即确定手术治疗方案,避免再次进行治疗性手术。但也有很大的局限性:①不是所有的活检材料都适于做快速冷冻检查。具体如上所述,术中快速活检有其适用范围和不适用范围。②受取材等限制,常出现假阴性(漏诊)。③由于制片、染色时间短,切片较厚,组织细胞结构不如普通石蜡切片清晰,又要病理医生在几分钟之内完成观察、分析并做出诊断,没有更多时间思考,更没有查找文献的时间,故诊断难度大,常需要有丰富经验的病理医生做出诊断,容易出现误诊。各医院术中快速活检准确率平均在95%左右。误诊率和假阴性率高,假阳性率偶尔也可发生。所以,快速活检仅是一种应急的初步的定性诊断手段,且有的病例难以快速诊断,经过临床医生和病理医生的共同努力,仍有少数标本无法通过术中快速活体组织检查得出诊断结果。临床医生应充分理解这一点,并应在术前谈话中与患者及患者家属充分沟通,达成共识。

所有已做术中快速活体组织病理学检查标本,都要留取并再做普通石蜡切片,以确认术中快速诊断的准确性。

(三) 手术中快速活体组织病理学检查的注意事项

(1) 手术中快速活体组织病理学检查需要病理医生和临床医生间的密切合作。负责快速活检的主检病理医生应详细了解患者的临床情况、手术所见、既往有关的病理学检查情况。临床医生也应主动向病理医生提供相关的临床资料。

(2) 从事手术中快速活体组织病理学检查的病理医生应该向临床医生说明术中快速活检的局限性、适用范围、慎用范围和不宜应用范围。

(3) 手术中快速活体组织病理学检查应由经过训练的病理主治医生以上的医生担任，尚不具备相应条件的病理科不应勉强开展术中快速活检。

(4) 手术前临床医生应向患者和/或患者授权人说明快速活检的意义和局限性等相关内容，取得患方的知情同意和理解。患者和/或患者授权人应在由医院制定的《手术中快速活检患方知情同意书》签署意见和签名。

(5) 主持手术的临床医生应在手术前一天向病理科递交快速活检申请单，填写患者的病史，重要的影像学、实验室检查结果，提醒病理医生特别关注的问题等，尽可能不在手术进行过程中临时申请快速活检。

第二节 细胞病理学检查

细胞病理学检查（cytology）是指通过对患者病变部位脱落、刮取和穿刺抽取的细胞进行涂片检查、病理形态学的观察，并做出定性诊断，可为临床医生诊断疾病，尤其是肿瘤性疾病提供参考。细胞病理学检查，目前主要应用于肿瘤的诊断，也可用于某些疾病的检查和诊断，如内部器官炎症性疾病的诊断和激素水平的判定等。细胞病理学检查对患者损伤小或无损伤，经济、快捷、安全，常有较高的阳性率，更适合于大规模的防癌筛查。

一、细胞病理学检查的类型

（一）脱落细胞学检查

采集病变部位自然脱落的细胞进行涂片检查，包括痰液、乳头溢液、尿液等，通过涂片检查在光镜下确定涂片中是否有肿瘤细胞、炎症细胞的类型和其他类型细胞等。

（二）穿刺细胞学检查

送检物可以是经穿刺抽取的体腔（如胸腔、腹腔、心包腔、关节腔）积液、脑脊液、囊肿的囊液等，将这些细胞经离心沉降等方法处理后，涂片、固定、染色，在光镜下观察、诊断（附图1-3）。或对乳腺、甲状腺、腮腺、表浅淋巴结、皮下软组织等表浅肿物，经细针吸取（fine-needle aspiration，FNA）技术（负压吸引穿刺针外径0.6~0.9 mm）直接或在B超、X射线片引导下穿刺吸取出病变处的细胞进行涂片检查。

（三）组织印片

手术切除的新鲜组织直接印迹于载玻片上，染色后进行细胞学检查。该检查可更好地观察星形角质细胞瘤的突起、淋巴瘤等肿瘤细胞的形态特点，可以和术中快速病理活检结合。

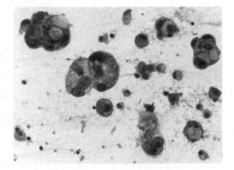

附图1-3 胸腔积液涂片

胸腔积液涂片中查见癌细胞团

(四) 刮取和刷取细胞学检查

支气管镜下可进行黏膜刷检、刷取细胞学检查,协助肺癌的诊断。宫颈细胞刮片不仅对子宫颈癌、癌前病变的诊断有重要意义,还可以进行激素水平判定,以及检出某些微生物感染,如霉菌、滴虫、放线菌、HPV 病毒、疱疹病毒等。目前多采用液基薄层细胞检测(thinprep cytologic test)系统检测宫颈细胞并进行细胞学分类诊断,简称宫颈 TCT 检查(附图 1-4),与传统的宫颈刮片巴氏涂片检查相比,明显提高了标本的满意度及宫颈异常细胞检出率,是目前国内外应用最广泛的一种宫颈癌细胞学检查技术。

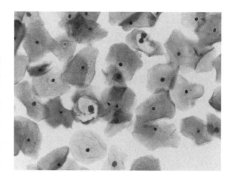

附图 1-4 宫颈 TCT 细胞学检查

宫颈 TCT 细胞学检查,可见两个 HPV 感染导致的挖空细胞。

二、细胞病理学诊断表述的基本类型

(一) 直接表述性诊断

根据形态学观察结果,对某种疾病或病变做出肯定性细胞学诊断、不同程度意向性细胞学诊断、形态学描述性细胞学诊断,或告知无法做出细胞学诊断。以乳腺针吸细胞学涂片报告为例,说明如下。

(1) 肯定性细胞学诊断:(左乳腺针吸细胞学涂片)见"鹿角状"结构的上皮细胞团,上皮细胞呈单层、蜂巢状排列,细胞大小一致,周围散在大量双极裸核细胞和间质碎片,符合乳腺纤维腺瘤。

(2) 意向性细胞学诊断:(左乳腺针吸细胞学涂片)见一些淋巴细胞及中性粒细胞,少量多核巨细胞,考虑为(左)乳腺炎症性病变。

(3) 形态学描述性诊断:(左乳腺针吸细胞学涂片)见少量导管上皮细胞团,可见大汗腺化生,形态未见异型,请结合临床。

(4) 无法诊断:(左乳腺针吸细胞学涂片)仅见大量红细胞,个别退变的上皮细胞,无法诊断。

(二) 间接分级性诊断

用于查找恶性肿瘤细胞的诊断。可分为:①Ⅰ级,未见恶性肿瘤细胞;②Ⅱ级,可见核异质细胞,可细分为轻度核异质细胞(Ⅱa)和重度核异质细胞(Ⅱb);③Ⅲ级,查见可疑恶性肿瘤细胞;④Ⅳ级,可见高度可疑恶性肿瘤细胞;⑤Ⅴ级,查见恶性肿瘤细胞。

某些特定部位的穿刺细胞学检查有特定的报告系统。如甲状腺细针穿刺活检细胞学 Bethesda 报告系统(The Bethesda system for reporting thyroid cytopathology,TBSRTC),甲状腺细胞病理学结果分为六类,并分别有相应的恶性风险度和临床处理规范。

子宫颈液基细胞学也有其 Bethesda 报告系统,包括标本质量评估、上皮病变评估(如低度鳞状上皮内病变、高度鳞状上皮内病变)、非肿瘤性病变评估、生物病原体等多个方面,有相应的诊断标准和临床处理规范。

三、细胞病理学诊断的局限性

细胞病理学诊断存在一定的假阴性和假阳性。

(1) 假阴性。假阴性指恶性肿瘤患者的相关标本中未能查见恶性肿瘤细胞。假阴性率一般在10%左右。因此,对细胞病理学诊断阴性者,临床若高度疑为恶性肿瘤,应多次送检细胞学检查或做活检等其他检查,以防漏诊。

(2) 假阳性。假阳性指非恶性肿瘤患者的有关标本中查见了"恶性肿瘤细胞"。假阳性率一般≤1%。因此,细胞病理学医生应密切结合患者的临床资料,对临床未考虑为恶性肿瘤患者的阳性细胞学诊断应持谨慎态度。临床医生也不能将细胞病理学诊断报告与常规活体组织病理学检查报告等同看待,在进行损害较大的治疗措施前应尽可能取得活体组织病理学检查的结果,来印证细胞学诊断,并进行分类和分型等。

四、细胞病理学结果的临床应用

(1) 筛查。如宫颈细胞学被广泛用于筛查宫颈癌。

(2) 预测。对于位于取材困难部位的肿物,可先用细胞学观察,发现肿瘤线索。

(3) 细胞蜡块。如在胸腔积液、腹水等细胞涂片标本上发现恶性肿瘤细胞,在样本足够的前提下,可以通过离心沉淀制作细胞蜡块,进行进一步免疫组化及分子病理检测,部分病例可帮助确定肿瘤分化方向。

由于细胞学检查是基于对单个细胞的观察,缺乏组织学背景,其诊断信息少,出现误差可能性较大。对于细胞学阳性结果,临床医生应慎重对待,可重复细胞学取样检查,也可考虑用其他检查方法佐证细胞学结果。如有可能,应取活体组织做检查。尽量避免仅仅根据一次细胞学阳性结果做出诊疗方案。

第三节 临床医生与病理医生密切合作的重要性

病理学检查是临床医生与病理医生为确定疾病诊断而进行的合作行为。临床取得的标本送到病理科进行病理学检查是临床科室与病理科之间的一种特殊形式的会诊。临床医生和病理医生双方均应认真履行各自的义务和承担相应的责任,保持沟通。临床医生能否按规范进行病理送检,在某种程度上关系到能否减少病理诊断的局限性和病理诊断报告及时、准确地发出。

一、标本取材规范

(一) 对可疑病灶的活检取材

(1) 临床医生应保证所送检的病变组织具有代表性和可检查性。

(2) 如有多处病灶,应尽量每处取材并分别标明位置。

(3) 如为多处肿大的淋巴结,又怀疑为淋巴瘤,不能每处取材,应首先取颈深淋巴结。因为对于淋巴瘤的诊断,最有代表性的是颈部淋巴结,其次为腋下者,腹股沟者诊断最困难。

(4) 较小病灶应在病灶与正常组织交界处垂直切取,不要仅在病灶表面水平取材;如表面有感染、坏死,则应深取。内窥镜取材组织块要尽量大些（3 mm³左右）,并要达到一定深度（如胃、肠黏膜取材应超过黏膜肌层）。

(5) 任何取材均应尽量避免钳夹、过度牵拉使组织细胞变形,避免电刀高温破坏送检组织。

(6) 临床医生应把所取的送检材料全部送检,不能分送至几个病理科。临床医生也不能擅自留取部分病变组织做科学研究,以免影响疾病诊断信息的完整性,如确有科研需要,应与病理医生合作,在满足病理检查与诊断的前提下,由病理医生协助留取部分送检材料供科学研究使用。

(二) 细胞学取材

(1) 主要是对查瘤细胞的痰液采集,让患者清晨起床后,先咳去口内食物残渣和唾液,弃去喉头的头两口痰,然后努力把呼吸道深处的痰咳出送检。

(2) 细胞学涂片标本（如乳头溢液涂片、纤维支气管镜刷检及灌洗液涂片、甲状腺针吸细胞学涂片等）取样后应立即固定。每位患者的标本至少涂两张玻片,以避免漏诊。涂片后立即在玻片一端标上编号。

(3) 胸腹水标本取样后立即送检,最好是 100 ~ 250 mL 的量。必须放入有盖的玻璃容器内,密闭送检,避免污染；送检流程必须符合生物安全。送检胸腔积液、腹水等体液内不加任何试剂（酒精、甲醛等）。如遇下班没有及时送检可放冰箱冷藏室内于第二日送检。

二、标本固定及送达的规范

(1) 常规送检的标本一般用10%的中性福尔马林（即将市售的40%甲醛原液稀释10倍用,中性甲醛终浓度为4%）及时固定。固定液要充分,一般为标本体积的5 ~ 10 倍。空腔器官要剪开,固定；大的实性肿物、器官标本要切开固定,以免中间部分自溶腐败。

(2) 要送快速病理检查的标本不能加任何固定液。如需显示脂肪、糖原等特殊染色标本需做冷冻切片。需采用免疫荧光技术进行染色体分析的标本亦不能进行固定,应在4℃的密封消毒容器中快速送达。

(3) 电镜小标本（1 mm³大小）一般用2.5%戊二醛固定。

(4) 细针穿刺细胞学涂片应迅速将涂片置于95%酒精内固定。固定时间15 ~ 30 分钟,含黏液较多标本,如痰液、阴道分泌物、食管拉网等,固定时间应适当延长,避免涂片中细胞自溶、退变。

(5) 体腔积液送达病理科后应及时离心、沉淀、制片,剩余积液应放冰箱保存,以便需要时可以制作细胞蜡块。

(6) 所有送检标本的容器或细胞涂片均应标明患者的姓名,同病理申请单一起送达。同一病例不同部位取材的小标本应用小瓶分装并标识。

(7) 送检大标本的容器应为广口,体积应能同时容纳标本及5倍以上的固定液,以便标本充分固定及标本固定后能够顺利取出。

三、病理学检查申请单填写规范

病理检查申请单是临床医生向病理医生发出的会诊邀请单。临床医生均应亲自、认真、如实地逐项填写并签名，因为它既是病理诊断的依据和参考资料，又是疾病诊治过程中的有效医学文书，是对患方负责的法律性文件。一份完整的病理检查申请单应包括以下内容。

（1）患者基本信息。各项均应逐项填写、不应漏项，如为传染性标本也应标明。因为年龄、性别、部位等常常是病理诊断必须参考的资料。如小 B 细胞淋巴瘤/白血病通常发生于 20 岁以前的患者，骨巨细胞瘤通常发生于 20~40 岁患者，黏液纤维肉瘤常发生于老年人；脂肪瘤好发于皮下组织，脂肪肉瘤好发于深部组织。

（2）与本次送检目的有关的各项临床相关信息（症状、体征、实验室辅助检查结果、影像学改变、手术所见等），应尽量填全，可能对诊断和鉴别诊断有重要参考价值，因为病理诊断必须密切结合临床信息才能做出正确的诊断，特别是间质性肺疾病、骨肿瘤、神经内分泌肿瘤的诊断更是如此。

（3）在临床诊断一栏列出临床诊断意向，写明对病理学检查的特殊要求（如是否要进行分子病理检测）。

（4）以前做过病理检查者应当注明，以便病理医生结合原病理切片对照分析。

四、加强临床医生与病理科的联系、沟通

前文已经述及，诊断病理学与临床有关科室，尤其与外科的关系非常密切，经常互相沟通，才能减少病理诊断的局限性，尽量减少漏诊和误诊。尤其是对明显与临床不符的病理诊断，要及时主动与临床医生联系。按照病理诊断结果所做的针对性治疗，如在治疗中未见应有的效果，可与病理医生及时沟通、切磋，或再请有关专家会诊。其共同目的就是尽量为患者提供最好的医疗照顾。

病理科技术人员要严格执行病理技术操作规范，提供合格的病理切片和相关检测结果。病理医生要恪尽职守，不断丰富自己的临床知识，熟悉临床病理联系；多与临床沟通，询问临床相关信息，尽可能及时、准确地发出病理学报告。必要时可召开多学科联合会诊（multi-disciplinary team，MDT），由临床医生与病理医生对疑难、复杂的活检病例共同讨论分析，可使一些疑难病例得以明确诊断，为进一步治疗提供更准确的依据。同时，多学科联合会诊也是临床医生与病理医生共同学习、交流、进步的机会。

案例：女，50 岁，发现右乳肿块 10 天。体检示右乳乳头内陷，右乳外上象限可扪及一 3.0 cm ×3.0 cm 大小肿块，质硬，界不清，活动差，皮肤粘连（+）。遂行右侧乳腺癌改良根治术。镜检：肿瘤细胞呈实性片状及大量微乳头状结构排列，与周围间质有明显的无细胞腔隙，形态学改变符合乳腺浸润性微乳头状癌。但追问病史，发现 4 年前患者被诊断为"双侧卵巢浆液性乳头状囊腺癌"，进行全子宫、双侧附件及大网膜、阑尾切除术。由于乳腺和卵巢肿瘤的镜下形态有一定相似性，无法判断肿瘤的来源。加做免疫组化标记之后，肿瘤细胞表达卵巢源性标记 WT1、PAX8，不表达乳腺源性标记 GCDFP15、Mammaglobin，支持其为卵巢癌转移到了乳腺。这一案例充分说明，病理诊断需要与临床病史、

临床相关检查结果密切结合,密切的临床病理联系是做出精准病理学诊断的前提。

第四节 尸体解剖检查

一、尸检的概念、分类、意义

尸体解剖检查(autopsy),简称"尸检",是对死亡人体进行全面系统性的检查并做出疾病诊断的方法。目的是查清有无疾病、病变或伤害以及死亡原因等。尸检是医院病理科、医学院校病理学教研室和法医部门的常规工作之一,要由注册的执业病理医生或法医来完成。一般分为法医尸检和疾病患者的临床尸检。

法医尸检是应法律机构请求,由法医病理医生进行尸检,以提供死亡是否与医疗纠纷、事故或谋杀等相关的证据。临床尸检是应临床科室请求,并征得死者亲属同意,或应死者亲属要求而进行的尸检,目的在于查明死者的主要疾病、伴随疾病和死亡原因,并验证生前临床诊断的正确性,总结临床诊治的经验、教训,提高临床诊断和治疗水平。本节着重于临床尸检。

尸检工作的进行不仅需要足够的个人防护,还需要一定安全等级的尸检室,才能确保尸检过程能有序进行,特别是对于因传染性疾病死亡的尸体标本,需要有负压系统进行空气净化,并且具有一定的病理检测设备。死亡后微创穿刺病理检查(post-mortem biopsy)通过微创穿刺方法收集特定组织,不打开尸体,可以避免直接接触病原体,从而降低传染风险,对硬件要求可以不那么严格;但也有明显不足,如无法提取所有重要器官的检材,也不能全面细致地观察器官大体病变,更有可能在提取样本时漏掉有价值的病变部位样本。

全面系统的尸检是迄今为止最全面、最可靠的诊断。即使是在各种临床检验设备和影像诊断都日益先进的今天,临床误诊率仍然难以避免。尸检不仅能比活检做出更全面、更准确地诊断,还能对疾病的病因、发病机制、演变过程、其他器官组织的情况、临床病理联系及治疗作用等提供详尽的信息。因而,通过临床尸检总结诊断、治疗中的经验教训是提高医疗水平的最重要的一个手段,特别是针对尸检病例进行的临床病理讨论会(clinical pathological conference,CPC)能使临床医生、病理专业人员、医学生获益不少,还能为临床医学教育、医学研究和认识新病种等提供宝贵的标本和资料。尸检也能为维护医生和患者的正当权益、解决医疗纠纷和判断医疗事故责任提供重要依据。

案例:男,61岁,因咳嗽伴气急、胸闷5小时急诊求治,无发热、胸痛等表现,查体,双肺呼吸音粗,双下肺可闻及少许湿啰音,无哮鸣音。心律齐,无腹痛。有高血压、冠心病史。根据临床表现、实验室检查诊断为肺部感染、心功能衰竭、高血压。呋塞米静脉注射,症状缓解。后予以布地奈德1 mg雾化吸入,症状加重,于次日凌晨死亡。尸检发现主动脉及左、右冠状动脉粥样硬化,左心室壁见多灶性星形瘢痕;膈下间隙、胰腺周围网膜及侧腹膜明显出血;胰腺:18 cm×7.5 cm×3 cm,重150 g,胰腺体部见8.5 cm×4.5 cm暗红色出血区,切面小叶结构模糊、暗红色、质极软,镜下见大量出血和坏死。证实直接死因为急性出血坏死性胰腺炎,而非临床诊断的肺部感染。急性胰腺炎发病原因众多，高脂血症等代谢疾病是常见的一种。此例患者无任何腹部症状，仅有呼吸道表现，隐蔽性强。提示我们对老年人原有冠心病病史、出现呼吸道症状、抗炎治疗无效时，即使没有腹痛，也应警惕急性胰腺炎的可能，避免误诊、误治。

目前，我国国内的尸体解剖率很低，严重影响医学的进步。例如，在多方努力下，新冠肺炎患者首例完整、系统的尸体解剖病理检查在疫情出现两个多月之后（2020年2月16日）才能够得以开展。国家和医院均应提高对病理解剖工作的重视程度，并应在全社会提倡移风易俗、尊重科学的良好风尚，向大众宣传和普及病理解剖，同时，也应提高临床医生和病理医生开展尸检工作的积极性和主动性。

二、尸检的内容

尸检分为局部尸检和全身系统尸检。更应提倡的是全身系统尸检。尸检的操作原则是既要保存尸体的完整性，又要便于操作和暴露清楚。

临床尸检通常是对尸体进行全面系统的肉眼检查，首先检查身长、体重及体表有无异常，对需要之处进行取材；然后依次开胸、开腹、开颅，进行各器官系统的全面肉眼检查，并将各器官、组织取出固定。尸检后通常首先要做出一个口头或书面的初步肉眼诊断或估计。然后，再对固定的器官组织进行常规检查和取材，经过石蜡包埋、制片、HE染色，进行光镜组织病理学检查，以及必要的辅助检验（分子生物学、病毒或细菌培养等），并做出病理学诊断和分析死因，发出正式尸检病理诊断报告（一般要在尸检后3～4周发出）。

尸检的根本目的是明确死者的主要疾病、伴随疾病和死亡原因。主要疾病是引起患者死亡的基础疾病，是直接死亡原因的根本所在。伴随疾病是与主要疾病无关的疾病，并常与直接死亡原因无关，在一些情况下也可能对死亡起到一定的促进作用。死亡原因可以分为直接死因、根本死因、中介死因、辅助死因。

（1）直接死因（direct cause of death）。直接死因是指直接引起死亡的疾病或损伤尸检，可以是一个或几个，是疾病、损伤、中毒、窒息所引起的致命性的并发症或继发症。如心脏破裂和心包填塞可以是冠状动脉粥样硬化患者的直接死亡原因，内毒素中毒性休克可以是某些细菌感染患者的直接死亡原因。

（2）根本死因（underline death cause）。根本死因是指导致上述直接死因的主要的原发性疾病（绝大多数可在国际疾病分类中找到相应的名称及疾病编码）或损伤，即直接死因的启动原因。它不是并发症或继发症。它与直接死因间的关系是一种因果关系。如腹部刺创后继发化脓性腹膜炎死亡，腹部刺创是根本死因，继发的化脓性腹膜炎是直接死因。

（3）中介死因（intermediate cause of death）。有时在根本死因与直接死因之间还可能有中间介入性死因。如高血压患者激发颅内出血，引起颅内高压、脑疝形成，导致中枢性呼吸循环衰竭而死亡。这种情况下，中枢循环衰竭为直接死因，高血压为根本死因，两者之间的颅内出血、颅内高压、脑疝形成均为中介死因。它们之间形成了一个因果链的关系。少数情况下根本死因本身也可导致死亡而没有直接死因和中介死因，这最常见于重要生命器官的严重损伤或疾病，如重度脑挫裂伤、原发性脑干损伤、重度中毒、心或脑的电击等。

(4) 辅助死因（contributory cause of death）。辅助死因也叫促进死亡的因素。此时导致死亡的原因多是那些条件性死因。这些辅助死因如年龄幼小或过老、营养不良、患慢性疾病（如结核病、糖尿病）、免疫机能异常等。它们与根本死因和直接死因没有直接的关系，只是在死亡上间接起了促进作用。

三、尸检的注意事项

尸检的受理必须遵照国家有关规定进行。医疗尸检可以由病人家属提出，也可以由医疗机构提出。由医疗机构提出尸体检验要求的，必须取得病人家属的同意并签署《尸检知情同意书》，同意有关受理尸检机构对于死者进行尸检。医患双方共同选择由卫生行政部门指定具有尸检资格的鉴定机构。尸检受理部门应是具备独立尸检能力的医院病理科，或经医政部门注册的病理诊断中心，医学院校的病理学教研室；尸检的主检人员应是接受过尸检训练、具有中级以上专业职称的病理学医生，必要时邀请法医病理人员参与尸检。患者死亡，医患双方当事人不能确定死因或者对死因有异议的，应当在患者死亡后 48 小时内进行尸检；具备尸体冻存条件的，可以延长至 7 日。尸检应当经死者近亲属同意并签字。主持尸检人员有权根据实际需要确定尸检的术式、范围、脏器或组织的留取及其处理方式。拒绝或者拖延尸检，超过规定时间，影响对死因判定的，由拒绝或者拖延的一方承担责任。病理尸检也有其局限性，如所检查到的病变多属于疾病末期的形态变化，不一定能完全反映生前的机能（代偿）状态，一些形态学特征不明显的疾病，不易明确诊断。

（解娜）

附录二　病理学常用技术简介

病理学技术是指在病理学的临床及科学研究工作中使用的各种技术方法，是病理学诊断和研究的基础。病理学技术包括传统病理学技术与现代病理学技术。石蜡包埋组织切片、组织化学染色技术是目前病理学技术工作中最基本的制片方法，大量应用于日常病理工作中，一般称为传统病理学技术。病理学经历了从组织病理、超微病理、免疫病理和分子病理的发展阶段，无一不是新技术的发明和应用的结果。21世纪以来，随着科学技术的发展，分子生物学、体视学、数字切片、人工智能等现代病理学技术正在广泛普及和推广。

第一节　组织切片技术

大部分组织必须依靠切片机将组织切成薄片，并进行染色，才能在显微镜下观察。在将组织切成薄片前，必须保持组织的形态结构和理化性质，并使组织内部渗入足够的支持物，保持其硬度。组织切片技术的应用从1665年由Hooke发现细胞开始，已有300多年，应用于临床也有100多年。最早应用于临床的只是冰冻切片，随后又利用石蜡包埋组织，制作成石蜡切片。石蜡切片经过苏木素-伊红染色（HE染色）后再借助普通光学显微镜观察。这是目前最基础、应用最广泛的病理学制片技术，也称为常规制片技术。后来又出现明胶切片、火棉胶切片、树脂包埋切片等方法。本节仅介绍组织石蜡包埋切片技术和冰冻切片技术。

一、石蜡包埋组织切片技术

石蜡包埋组织切片主要过程为组织预处理及固定、取材、脱水、透明、浸蜡与包埋、切片、贴片与烤片等。组织经石蜡包埋后理论上可长期保存，实际上随着时间的延长，组织内蛋白质、核酸等物质会不同程度地缓慢降解。

（一）组织预处理及固定

组织离体后应根据实验目的选用合适的固定液迅速浸泡，凝固或沉淀细胞和组织中的某些物质、终止细胞的一切代谢过程、防止细胞自溶或组织变化、使组织硬化，尽可能保持其活体时的形态结构及理化性质。小组织立即固定，大组织通常沿长轴剖开成1～2 cm薄片固定，必要时采取灌注固定。4%中性甲醛（又称10%中性福尔马林，+pH 7.2磷酸盐缓冲液，体积比1∶9）致组织收缩程度小，能够兼顾蛋白质和核酸的保存，是日常工作中使用最广泛的固定液。通常使用为组织体积5～10倍量，常温固定6～48小时。

（二）取材

根据要求选取病变区、病变与正常交界区或正常区，应尽量避免坏死区。组织块大小应小于 2 cm×2 cm×0.3 cm，过厚影响试剂的穿透。取材完毕后可进行补充固定。

（三）脱水

用某些溶剂逐渐将组织内水分置换出来，以利于透明剂和包埋剂的渗入，这个过程称为脱水。脱水剂要求能与水在任何比例下混合，且与后续透明剂互溶。乙醇是常用的脱水剂，采用由低浓度向高浓度的梯度进行，起始浓度可根据组织含水量不同采用不同浓度，一般不大于 80%。乙醇脱水能力强，能使组织硬化变脆，组织不能在高浓度乙醇中停留过久或温度过高。

（四）透明

组织脱水后，必须经过一种既能与乙醇互溶，又能溶解石蜡的溶剂，通过这种溶剂的媒介作用使石蜡浸入组织，因这种溶剂使组织呈现不同的透明状态，这个过程称为透明。二甲苯能与乙醇和石蜡互溶，是最常用的透明剂，一般作用时间控制在 90 分钟以内，小组织更应缩短透明时间，过长会引起组织收缩变脆。

（五）浸蜡

将透明后的组织块移至液状石蜡中，经数次石蜡浸泡置换出组织内的透明剂，使纯净的石蜡浸入组织内。浸蜡用的石蜡熔点一般为 56～60 ℃，设置温度高于熔点而小于 65 ℃，分 3～4 次浸泡。

（六）石蜡包埋

石蜡包埋是将浸蜡后的组织用特制的模具和液状石蜡包埋起来，经凝固后组织被埋藏在石蜡内成为一个组织蜡块。石蜡包埋应注意切面方向、平整，以利于后续切片。

（七）切片

组织石蜡包埋完成后，组织蜡块具有一定的硬度，可经石蜡切片机切成薄的石蜡切片，一般厚度为 3～4 μm，淋巴结、鼻咽和扁桃体切片厚度应为 2～3 μm，脂肪组织厚度为 5～6 μm。理想的切片应做到完整、厚薄合适和均匀、无皱褶、无刀痕。

（八）贴片与烤片

切片后选取无划痕、厚薄均匀的切片放入温水中。温水以低于石蜡熔点 10～12 ℃为宜，利用液体表面张力充分展平，选择较好的切片裱于合适的载玻片上，然后在玻片架上稍晾干，放入 60～70 ℃恒温箱中烤片，使组织黏附于载玻片上。制作好的石蜡切片最好在 1 个月内使用。

二、冰冻切片技术

（一）原理与应用

冰冻切片的原理是组织经过冷冻后，其内的水分结冰，使组织变硬，有利于制成薄片。冷冻过程中会形成冰晶挤压破坏组织，而冰晶的数量与组织冷冻的速度成反比，因此，组织冷冻速度是冰冻切片质量的关键。因冰冻制片方法不需经过乙醇脱水、二甲苯透明、浸蜡、石蜡包埋等过程，缩短了制片时间，对临床手术病人的术中快速病理诊断具有重要意义；且对组织中脂肪、类脂质和酶、抗原等化学物质影响较小，常用于脂肪染色、神经髓鞘的染色及免疫组织化学染色。

(二) 主要制作过程

冰冻切片的制作过程一般经过取材、组织速冻、冰冻切片、贴片、固定等过程。

取材：组织应尽可能新鲜和避免过度潮湿，不能含太多水分，不宜过大、过厚，过大难以切完整，过厚冷冻速度慢，厚度一般不超过 3 mm。

切片：一般采用恒冷箱切片机切片。提前开机至箱体温度 -20 ℃，在样本托上加少量冰冻包埋剂，将组织放在样本托上速冻，根据组织选择不同样本头切片温度，切片厚度为 6～8 μm，黏附于载玻片上，立即固定。

固定：根据实验目的选择合适固定液。组织化学染色如偏重保存形态结构选用 AAF（乙醇、乙酸、甲醛混合固定液），保存脂肪选用甲醛，酶类选用冷丙酮，免疫组织化学多选择甲醛。

第二节 细胞学制片技术

细胞病理学是病理学的重要组成部分，与病理组织学改变的关系密切，临床标本通常为脱落细胞和针吸细胞两类。脱落细胞可来自与外界相通的脏器，如胃肠道、呼吸道、泌尿道、女性生殖道等；也可来自与外界不相通的腔隙、脏器表面，如胸腹腔、颅脑腔、关节腔等积液。针吸细胞是用细针穿刺病变部位，取得少量细胞，如淋巴结、甲状腺、乳腺和经皮肺穿刺细胞。细胞学检查对患者损伤小或无损伤、价格便宜、结果快速可靠，更适合大规模防癌普查。

一、细胞学的采集

细胞学标本采集是细胞学检查工作中的重要环节，标本采集的效果明显影响诊断的准确性。取材细胞数量太少或红细胞过多等因素均可造成假阴性结果，因此标本采集必须取到足够量的细胞数，且各类标本中应出现有效细胞成分。

脱落细胞的采集：为促使肿瘤细胞脱落，痰液须采集用力深咳肺部的痰；膀胱脱落细胞检查须留晨起后段排空尿；特殊部位的脱落细胞需要机械力获取，如宫颈刷刮、食管拉网、鼻咽部搔刮、肺泡灌洗、空针抽取胸腹水等。细针穿刺细胞的采集：用 0.6～0.9 mm 的针头，10 mL 左右的一次性空针，做体表包块穿刺或在 B 超、X 射线、CT 的引导下行内脏包块穿刺，吸取少量细胞制成涂片。

二、细胞学的制片

(一) 手工细胞学制片

1. 制片方法

不同种类的标本应按不同的方法制片。液体标本须先富集细胞，即选取不少于 50 mL 液体（脑脊液和穿刺液除外），以 1 000～3 000 r/min 离心 5～10 分钟，去上清液，取沉淀物中最上层细胞涂片；痰液等黏稠液体及穿刺组织可直接涂片；实体组织可采取印片法。常用细胞学涂片方法有：

(1) 推片法：检查标本置于载玻片的右侧端，推片与载玻片成30°，自右向左匀速推动。适用于稀薄标本。

(2) 涂抹法：常用棉签棍、吸管或针头将标本均匀涂抹于载玻片上。适用于稍黏稠的标本。

(3) 拉片法：将少许标本夹在两张载玻片之间，稍加压力反向拉开，一次可得两张涂片。适用于黏稠的液体或小块状组织标本。

(4) 甩片法：用专用细胞离心机将液体标本中的细胞成分直接离心，甩到载玻片上。

(5) 印片法：选取典型病变部位，将清洁玻片与标本剖面平行，轻压，不要平行拖拉。适用于较大的实体组织。

2. 细胞学涂片的固定

涂片后如载玻片上液体残留较多应待周边稍干而中央尚未干时浸入固定液中，以免细胞飘落过多；如载玻片较干燥应立即固定。如等全片干后再固定，染色后细胞肿胀、染色质结构模糊不清，造成人为退变。细胞学固定液以90%~95%的乙醇最常用，也可根据后期用途，选取合适固定液。

(二) 液基薄层细胞学制片技术

液基薄层细胞学制片技术是将脱落细胞保存在保存液中（主要含酒精和酶），通过特殊方法将红细胞、白细胞、坏死组织及黏液等祛除，将需要检测的细胞均匀分散贴附在载玻片上制成涂片的技术。其商品化名称有 LCT（liquid-based cytology test）、TCT（thinprep cytology test）、LBP（liquid-based preparation）、CytoFast 等。根据原理主要分为膜式液基薄层制片技术和沉降式液基薄层制片技术。

(1) 膜式液基薄层制片技术：将脱落细胞放入保存液中，通过过滤膜将标本中的杂质分离，再将过滤后留在膜上的上皮细胞转移到载玻片上。

(2) 沉降式液基薄层制片技术：基本方法是将收集的细胞置于保存液中，通过比重离心分离收集上皮细胞，经自然沉降或经细胞密度仪测定调整后离心转移到载玻片上。

(三) 细胞蜡块制片技术

(1) 细胞蜡块制片的原理和方法：离心收集后的细胞团块，经95%乙醇凝固，或经一类物质（如琼脂糖、鸡蛋清、海藻酸钠-氯化钙等）包裹支撑，在脱水机或直接在离心管内，按照石蜡包埋组织制片过程（固定、脱水、透明、浸蜡、石蜡包埋等步骤），制作成细胞蜡块。

(2) 细胞蜡块制片的意义：细胞蜡块利于细胞学标本的长期保存，使用细胞蜡块制作的切片具有连续可重复切片和细胞形态学好的特点，可获得更多可观察细胞量，提高阳性检测率，且有利于进一步对异型细胞进行蛋白和核酸检测。

第三节 组织化学染色

组织化学（histochemistry）是运用物理学、化学、免疫学和分子生物学等原理与技术

(生物学技术），结合组织学显微制片技术在显微镜下观察细胞和组织中各种化学成分的分布及其变化的科学。经石蜡包埋切片、冰冻切片等技术制作的组织切片，如未染色，在光学显微镜下只能看到透明的细胞及组织轮廓。只有进行合适的染色，通过不同颜色显示组织切片的形态结构及化学成分，才能满足显微镜下观察及病理诊断的需要。广义的组织化学染色基本覆盖了病理技术的方方面面，随着学科发展及日常工作便利的要求，在病理学日常工作中，将常用的苏木素－伊红染色（HE）、巴氏染色称为常规染色，组织化学染色称为特殊染色。

一、常规染色

（一）苏木素－伊红染色

脱氧核糖核酸（DNA）两条链上的磷酸基向外，带负电荷，呈酸性，与带正电荷的碱性染料苏木精（hematoxylin）以离子键结合而被染色。苏木精在中性或碱性溶液中呈蓝色，所以细胞核被染成蓝色。伊红 Y（eosin Y）是一种化学合成的酸性染料，在水中解离成带负电荷的阴离子，与蛋白质带正电荷的氨基阳离子结合使细胞质染色，细胞质、红细胞、肌肉、结缔组织、嗜伊红颗粒等被染成不同程度的红色或粉红色，与蓝色的细胞核形成鲜明的对比。常规苏木素－伊红（HE）染色常用程序见附表 2－1。

附表 2－1　常规 HE 染色常用程序

步骤	试剂	时间
1	二甲苯（1）	5 分钟
2	二甲苯（2）	5 分钟
3	无水乙醇（1）	1 分钟
4	无水乙醇（2）	1 分钟
5	95% 乙醇	1 分钟
6	75% 乙醇	1 分钟
7	自来水	1 分钟
8	Harris 苏木素	5 分钟
9	自来水	1 分钟
10	1% 盐酸乙醇	5 秒
11	自来水	1 分钟
12	饱和碳酸锂	20 秒
13	自来水	10 分钟
14	95% 乙醇	1 分钟
15	0.3% 醇溶性伊红	10 秒
16	95% 乙醇（1）	10 秒
17	95% 乙醇（2）	30 秒

续附表 2-1

步骤	试剂	时间
18	无水乙醇（1）	1 分钟
19	无水乙醇（2）	1 分钟
20	无水乙醇（3）	1 分钟
21	二甲苯（1）	1 分钟
22	二甲苯（2）	1 分钟

（二）巴氏染色

巴氏染色（papanicolaou）是宫颈脱落细胞学常用染色方法，可反映雌激素水平，宫颈鳞状上皮底层、中层及表层角化前细胞胞质染绿色，表层不全角化细胞胞质染粉红色，完全角化细胞胞质呈橘黄色。染料为苏木素、伊红、亮绿、橘黄。

二、特殊染色

无明确定义，属于组织化学染色，在病理学日常工作中主要是为了区别于常规染色，它主要运用化学和物理的方法来显示常规染色无法区分的一类物质（结缔组织、脂类、糖类、病理性色素纤维素、淀粉样物质、病原微生物等），如 Masson 染色显示组织中肌纤维和胶原纤维，过碘酸雪夫染色（PAS）显示糖原和黏液，六胺银染色显示真菌，普鲁士蓝染色显示含铁血黄素等。其染色过程是染色剂和组织相结合的过程，部分染色机制尚未完全清楚。特殊染色操作简便、对设备要求不高、所需时间短、试剂价格低廉，是常规染色的必要补充。选用合适的特殊染色方法，能够进一步显示和确定病变性质、异常物质以及病原体，对于疾病的诊断和鉴别诊断具有重要的意义。

第四节 免疫组织化学与原位核酸分子杂交

一、免疫组织化学

免疫组织化学（immunohistochemistry，IHC）是利用抗原与抗体特异性结合的原理，通过化学反应使标记的显色剂（荧光素、酶、金属离子、同位素）显色来确定组织细胞内的抗原（多肽和蛋白质），对其进行定位、定性及定量的研究，由免疫学和组织化学相结合而形成。IHC 不仅敏感性和特异性较高，同时可将形态学改变与功能及代谢变化相结合，直接在组织切片、细胞涂片或培养细胞爬片上原位显示某些蛋白质或多肽类物质，并可精确到亚细胞结构水平，结合电子计算机图像分析技术或激光扫描共聚焦显微技术等，可对被检测物质进行定量分析。

（一）IHC 染色的方法

IHC 染色一方面要求要有能与组织内多肽和蛋白质（抗原）结合的特异性抗体，另一方面要有能检测抗体的检测系统，从而显示组织内多肽和蛋白质。

1. 抗体

抗体（antibody，Ab）是 B 细胞识别抗原后增殖分化为浆细胞所产生的一类能与相应抗原特异性结合的球蛋白。IHC 使用的抗体有两大类：一类是单克隆抗体（monoclonal antibody），由单一 B 细胞克隆产生的抗体；另一类是多克隆抗体（polyclonal antibody），是由多个 B 淋巴细胞克隆所产生的抗体混合物。传统的单克隆抗体来自小鼠杂交瘤，具有较高的特异性，但敏感性较多克隆抗体差。近年来，利用基因工程生产出兔源性单克隆抗体，因其均一性强、产量高，已被广泛使用。

2. IHC 检测系统

IHC 检测系统按标记物的性质可分为荧光法（荧光素标记）、酶法（辣根过氧化物酶、碱性磷酸酶等）、免疫金银法等。按染色步骤可分为直接法（又称一步法），如 EPOS 法，间接法（又称二步、三步或多步法），如 PAP 法和标记的葡聚糖聚合物（labeled dextran polymer，LDP）法，以及亲和连接，如亲和素 – 生物素 – 过氧化物酶复合物法（avidin-biotin-peroxidase complex method，ABC 法）、标记的链霉亲和素 – 生物素（labeled streptavidin-biotin，LSAB）法等。两步 LDP 法即 Envision 法，具有省时、操作简便、受内源性生物素干扰少等优点，是最常用的 IHC 染色方法。

（二）IHC 染色的结果判读与质量控制

IHC 染色结果一般为定位和定性判读，定位于细胞核、细胞质或细胞膜，信号出现在预期部位，强度可以被观察为（+），反之为（-）。在某些特殊情况下，如检测肿瘤组织中激素受体的含量、分子靶向药物、细胞增殖指数等，染色结果可用半定量判读，阳性强度可分为阴性（-）、弱阳性（+）、中等阳性（++）、强阳性（+++）四个等级，阳性细胞数量计数可计数 500～1 000 个细胞，计算阳性细胞占待评估细胞的百分比。

影响 IHC 质量的因素有很多，只有在实验过程中注意组织的取材和固定，选择高质量的试剂，恰当地使用抗原修复手段，严格操作和使用对照，才能做出可信的结果。假阴性、假阳性可出现在以下情况。

（1）组织内抗原因不适当的样本处理而被分解破坏或含量过低。

（2）使用不适当的固定液而使抗原被遮盖。

（3）抗体质量不佳（敏感性或特异性不佳）和稀释度不当。

（4）组织对抗体的非特异性吸附，特别是有大片组织坏死或组织中有较多蛋白的液体时容易发生。

（5）内源性过氧化物酶的作用，在脾脏、骨髓及一些炎性病变组织染色易出现假阳性结果；内源性碱性磷酸酶的作用，特别是肠黏膜上皮和肾近曲小管的刷状缘有高浓度的碱性磷酸酶，在使用碱性磷酸酶标记的检测系统时，若处理不彻底，易出现假阳性结果。

（6）技术操作失误等。

（三）IHC 染色应用

随着 IHC 染色技术地不断发展和完善，IHC 已广泛应用于各种蛋白质或肽类物质表达水平的检测、细胞属性的判定、淋巴细胞免疫表型分析、激素受体和耐药基因蛋白表达的检测、细胞增殖和凋亡、细胞周期及信号传导的研究等。此外，IHC 还可用于疑难肿瘤的诊断与鉴别诊断，有些组织特异性抗原的检测可以辅助肿瘤组织来源的判断，内分泌系统肿瘤的功能分类，肿瘤预后的评估，以及指导临床对靶向治疗药物适用病例的筛选等。近年来，IHC 技术在组织芯片上的应用使染色效率明显提高，与激光扫描共聚焦显微术的结合使阳性信号的定位识别更加精确，并可实现定性与定量的结合。

二、原位核酸分子杂交

原位核酸分子杂交（in situ hybridization，ISH）简称原位杂交，就是利用碱基配对的原则，使用标记的核酸分子为探针，在组织细胞原位检测特异的核酸分子的方法。ISH 是在组织细胞原位对某种特定基因或 mRNA 的表达进行定性、定位及定量检测的一项技术，为医学研究从器官、组织和细胞水平走向分子、基因水平提供了有效的工具。

（一）原位杂交的技术方法

1. 探针的选择和标记

用于原位杂交的探针有双链 cDNA 探针、单链 cDNA 探针、单链 cRNA 探针和合成的寡核苷酸探针等。探针的长度以 50～300 个碱基为宜，用于染色体杂交的探针长度可为 1.2～1.5 kb。探针的标记物可分为放射性和非放射性两种，放射性标记探针的敏感性高，但有半衰期和放射性污染，成本高且耗时，故其使用受到限制；非放射性探针标记物有荧光素、地高辛和生物素等，其敏感性不如放射性标记探针，但因其性能稳定、操作简便、成本低和耗时短等优点，应用广泛。

2. ISH 的检测系统

利用组织化学和免疫组织化学技术，标记物可被显示或放大后显示。在使用非放射性标记探针的 ISH 中，商品化试剂常用的方法有显色原位杂交（chromogenic in situ hybridization，CISH）和荧光原位杂交（fluorescence in situ hybridization，FISH）。

3. ISH 的主要程序

ISH 的实验材料可以是石蜡包埋组织切片、冷冻组织切片、细胞涂片和培养细胞爬片等。主要程序包括杂交前准备、预处理、杂交、杂交后处理、清洗和杂交体的检测等。操作中应注意的问题有：①对 DNA-RNA 杂交和 RNA-RNA 杂交，需进行灭活 RNA 酶处理，当使用双链 cDNA 探针和（或）待测靶序列是 DNA 时，需进行变性处理使 DNA 解链；②杂交温度应低于杂交体的解链温度（T_m）25 ℃左右，如使用寡核苷酸探针，杂交温度应低于解链温度（T_m）5 ℃；③ISH 远较 IHC 染色复杂，影响因素颇多，故对照实验必不可少，有组织对照、探针对照、杂交反应体系对照等。

（二）原位杂交技术的应用

（1）细胞特异性 mRNA 转录的定位，可用于基因图谱、基因表达的研究。

（2）受感染组织中病毒 DNA/RNA 的检测和定位，如 EB 病毒 mRNA、人乳头瘤病毒 DNA 和巨细胞病毒 DNA 的检测。

（3）癌基因、抑癌基因等在转录水平的表达及其变化的检测。

（4）基因在染色体上的定位。

（5）染色体数量异常和染色体易位等的检测。

（6）分裂间期细胞遗传学的研究，如遗传病的产前诊断和某些遗传病基因携带者的确定等。

第五节 电子显微镜技术

电子显微镜（electron microscope，EM）简称电镜，是以电子束为照明源，通过电子流对生物样品的透射以及电磁透镜的多级放大后成像的大型精密仪器。光学显微镜的分辨率因可见光波长的限制，放大倍数一般不超过 2 000 倍，而电子显微镜使用电子束代替可见光，其有效放大倍数可达 100 万倍。透射电子显微镜（transmission electron microscope，TEM）是最早、最广泛应用于医学领域的一种电镜，之后又相继诞生了扫描电镜（scanning electron microscope，SEM）、超高压电镜等。

一、电镜样本的制备

电镜样本的处理和超薄切片的制作技术比光镜制片更为精细和复杂，但基本过程相似，包括组织取材、固定、脱水、浸透、包埋、切片和染色等。以透射电镜样本的制备为例，电镜样本制备的主要特点有：①要求组织新鲜，取材准确，需进行多点取材；②双重组织固定，常用的化学固定剂有锇酸、戊二醛等；③通常用环氧树脂包埋；④半薄切片需先经染色进行组织定位后再行超薄切片；⑤切制超薄切片；⑥用重金属盐如醋酸铀或枸橼酸铅等染色。

二、电镜技术的应用

电镜技术使病理学对疾病的认识从组织、细胞水平深入到超微结构水平，观察到了细胞膜、细胞器和细胞核的细微结构及其病理变化，由此产生了超微结构病理学（ultrastructural pathology）。在临床上可用于多种疾病亚细胞结构病变的观察和诊断，特别是肾小球疾病及肌病的诊断，但电镜技术也有其局限性，如样本制作较复杂、样本取材少、观察范围有限等，因此需要结合组织学观察结果综合分析判断。

第六节 荧光定量 PCR

荧光定量 PCR 最早称 TaqMan PCR，又称 real-time PCR、quantitative real-time PCR、qPCR，就是利用荧光信号的变化实时监测 PCR 扩增反应中每一个循环产物量的变化，从而实现对起始模板定量及定性的分析。

一、荧光定量 PCR 的原理及方法

（一）荧光探针

荧光探针法包括分子信标、TaqMan 探针、荧光能量共振转移（FRET）技术等。以 TaqMan 探针为例：TaqMan 探针是一种寡核苷酸探针，与上、下游引物之间的目标序列配对，两端分别连接一个报告荧光基团和一个淬灭荧光基团，探针完整时报告基团发射的荧

光信号被淬灭基团吸收，PCR 仪检测不到荧光信号；当 PCR 扩增时（在延伸阶段），与目标基因配对的完整探针被 Taq 酶酶切降解，使报告荧光基团与淬灭荧光基团分离，从而荧光检测系统可收到荧光信号，即每扩增一条 DNA 链，就有一个荧光分子形成。常用的荧光基团有：FAM、TET、VIC、HEX 等。

（二）荧光染料

荧光染料典型的代表就是最常用的非饱和荧光染料 SYBR Green Ⅰ，其在游离状态仅发出微弱荧光，一旦与双链 DNA 结合，荧光亮度会提高 1 000 倍。所以，可通过荧光亮度推算扩增产物含量或通过产物溶解曲线确定 PCR 反应是否特异。

二、荧光定量 PCR 的临床应用

荧光定量 PCR 较传统 PCR，极大提高了检测的特异性、敏感性、可重复性和自动化程度，现已广泛用于临床检测。其在临床主要用途有：对病原微生物或病毒进行定性、定量检测，单核苷酸多态性（SNP）检测，甲基化检测，肿瘤靶向药物靶点检测，血液中循环肿瘤细胞（CTC_s）与循环肿瘤 DNA（ctDNA）检测等。

第七节　流式细胞术

流式细胞术（flow cytometry，FCM）是一种可对细胞或亚细胞结构进行快速测量的新型细胞分析技术和精确的分选技术。它高度综合了激光技术、细胞化学与免疫细胞化学技术、计算机技术、流体力学、图像分析技术等多领域成果。FCM 的测量速度快，每秒钟可计测数万个细胞，可进行细胞理化特性的多参数测量。

一、FCM 的工作原理

流式细胞仪的工作原理是使悬浮在液体中分散的经荧光标记的细胞或微粒在稳定的液流推动装置作用下，依次通过样品池，同时由荧光探测器捕获荧光信号并转换为电脉冲信号，经计算机处理形成相应的点图、直方图和假三维结构图像进行分析。

二、FCM 的应用

FCM 具有准确、快速和高分辨力等特性，在医学基础研究和临床检测中有广泛的应用，具体表现在：①分析细胞周期，研究细胞增殖动力学。②分析细胞的增殖与凋亡。定量分析细胞周期并加以分选，测定凋亡细胞比例和数量，分析核酸、蛋白质与细胞周期和凋亡的关系。③分析细胞分化、辅助鉴别良恶性肿瘤。利用分化标志物可分析待测细胞的分化状态，通过 DNA 含量测定和倍体分析可辅助判断肿瘤的良恶性。④快速进行细胞分选和细胞收集。根据细胞的理化特性、表面标记特性，可分选出目标细胞，研究其生物学特性。⑤细胞多药耐药基因的检测，分析药物在细胞中的含量、分布及作用机制等。

第八节　图像分析和体视学技术

病理图像分析包括定性和定量两个方面，以往受技术所限，常规病理形态学观察基本是定性的，缺乏更为客观精确的定量标准和方法。图像分析技术（image analysis，IA）弥补了这个不足。在肿瘤病理学方面，图像分析技术主要用于细胞核形态参数（如核直径、周长、面积及体积等）的测定、肿瘤组织病理学分级和预后判断等，也可用于DNA倍体测定和IHC显色反应的半定量等。目前，随着计算机技术的发展和形态结构测试手段的进步，一种基于二维切片观察而准确获得组织细胞和亚细胞三维形态定量特征的方法——体视学（stereology）已被广泛应用于图像分析技术中。其优势在于以三维定量数据来表达特征结构信息，在生物学、基础医学和临床医学中得到广泛应用。

第九节　生物芯片技术

生物芯片技术（biochip technique）是近年来发展起来的生物医学高新技术，包括基因芯片、蛋白质芯片和组织芯片等。

一、基因芯片

基因芯片（gene chip）又称DNA芯片（DNA chip），是指将大量靶基因或寡核苷酸片段有序、高密度地排列在硅片、玻璃片、尼龙膜等载体上，形成DNA微点阵，即基因芯片。按功能用途可将基因芯片分为表达谱基因芯片、诊断芯片和检测芯片三类。表达谱基因芯片主要用于基因功能的研究，后两者可用于遗传病、代谢性疾病、某些肿瘤的诊断和病原微生物的检测等。

二、蛋白质芯片

蛋白质芯片（protein chip）又称蛋白质微阵列（protein microarray），是在一个载体上高密度地点分布不同种类的蛋白质，用荧光标记的已知抗体或配体和待测样本中的抗体或配体一起同芯片上的蛋白质竞争结合，利用荧光扫描仪测定芯片上各点阵的荧光强度，经计算机分析出待测样本的结果。蛋白质芯片具有高效率、低成本、全自动化检测等特点，尤其适用于蛋白表达的大规模、多种类筛查，还可用于多种感染因素的筛查和肿瘤的诊断。

三、组织芯片

组织芯片（tissue chip）又称组织微阵列（tissue microarray），是将数十个至数百个小的组织片整齐地排列在某一载体上（通常是载玻片）而形成的微缩组织切片。组织芯片的制作流程主要包括组织筛选和定位、阵列蜡块的制作和切片等步骤。组织芯片的特点是体积小、信息含量大，并可根据不同的需求进行组合，可高效、快速地进行各种组织的原位观察和研究（如形态学、免疫组织化学、原位杂交等），并有较好的内对照及实验条件可比性。

第十节　第二代测序及生物信息学技术

第二代 DNA 测序技术（next-generation sequencing，NGS）具有大规模、高通量、短时间、低成本等特点，一次能对高达几百万条的 DNA 分子进行测序，使对全基因组或全转录组测序变得方便易行。NGS 技术可应用于疾病的诊断，发病机制的研究，为临床提供突变特征、药物靶点的选择等综合信息，辅助肿瘤个体化治疗的实施。

生物信息学（bioinformatics）是一门新兴的交叉学科，涉及生物学、数学、物理学、计算机科学和信息科学等多个领域。生物信息学以计算机、网络为工具，以数据库为载体，建立各种计算模型，对大量的生物学数据进行收集、存储、集成、查询、处理及分析，揭示蕴含在数据中的丰富内涵，从而掌握细胞、器官和个体的发生、发育、病变等复杂生命现象的规律。

随着精准医疗（precision medicine）的兴起，各种实验技术、方法的应用，特别是 NGS、生物信息与大数据科学的快速交叉，将显著改善患者的诊疗体验和诊疗效果。

第十一节　数字化病理与人工智能技术

数字化病理（digital pathology）主要是将计算机、显微镜和网络技术应用于病理学领域的一种现代数字系统与传统光学放大装置有机结合的技术，用于图像采集、储存、传输、阅读、诊断（会诊）等临床和科研目的。它是实现远程病理不可缺少的平台。

随着数字病理切片在病理诊断中的应用，大量定量分析算法应运而生，包括传统机器学习算法和深度学习算法。近年来，高质量数字病理切片的大量积累为病理切片的分析提供了大数据背景，深度学习等人工智能算法对大数据样本的分析能力强，在病理切片分析中表现出巨大潜力，大大推进了病理图像自动诊断的发展。病理医生根据计算机辅助算法的分析结果可以对疾病作出进一步诊断。如宫颈细胞学的计算机辅助诊断，皮肤癌、前列腺癌的诊断，其效果已近乎病理医生水平，具有广阔的应用前景。

（罗志飞　王晓晖）

附录三 疾病基本病理变化常用术语中英文对照

5-羟色胺 5-hydroxy tryptamine，5-HT
CDK 抑制物 CDK inhibitor，CDKI
TNM 分期 TNM classification

A

癌 carcinoma
癌蛋白 oncoprotein
癌基因 oncogene
癌前病变 precancerous lesion
癌肉瘤 carcinosarcoma
癌症 cancer
癌症干细胞 cancer stem cell
癌症性恶病质 cancer cachexia
凹陷性水肿 pitting edema

B

白色血栓 pale thrombus
白细胞边集 leukocytic margination
白细胞滚动 leukocytic rolling
白细胞黏附缺陷 leukocyte adhesion deficiency，LAD
白细胞三烯 leukotriene，LT
白细胞游出 transmigration
败血性梗死 septic infarct
败血症 septicemia
瘢痕 scar
包裹 encapsulation
倍增时间 doubling time
苯环己哌啶 phencyclidine
变性 degeneration
变质 alteration

标准体重指数 body mass index，BMI
表观遗传学 epigenetics
槟榔肝 nutmeg liver
病毒癌基因 viral oncogene
病理性钙化 pathological calcification
病理性色素沉着 pathological pigmentation
病理性萎缩 pathological atrophy
病理学 pathology
不可逆性损伤 irreversible injury
不稳定细胞 labile cells
不稳定性心绞痛 unstable angina pectoris

C

成体干细胞 adult stem cell
程序性细胞死亡 programmed cell death
程序性细胞坏死 necroptosis
臭氧 ozone
充血 hyperemia
出血 hemorrhage
出血性梗死 hemorrhagic infarct
出血性炎 hemorrhagic inflammation
穿胞作用 transcytosis
创伤愈合 wound healing

D

代偿性肥大 compensatory hypertrophy
代偿性增生（或功能性增生）compensatory hyperplasia
蛋白质-能量营养不良 protein energy malnutrition，PEM
低甲基化 hypomethylation

碘 iodine
淀粉样性变 amyloid degeneration
凋亡 apoptosis
凋亡小体 apoptosis body
氡 radon
动脉石 arteriolith
动物实验 animal experiment
毒血症 toxemia
端粒 telomere
端粒酶 telomerase
多器官功能衰竭 multiple system organ failure

E

恶性黑色素瘤 malignant melanoma
恶性营养不良 kwashiorkor
恶性肿瘤 malignant tumor
恶性转化 malignant transformation
二期愈合 healing by second intention

F

防御素 defensins
非编码 RNA non-coding RNA
非典型增生 atypical hyperplasia
非细菌性疣赘性心内膜炎 nonbacterial verrucous endocarditis
非肿瘤性增生 non-neoplastic proliferation
肥大 hypertrophy
肥胖症 obesity
氟 fluoride
氟中毒 fluorosis
附壁血栓 mural thrombus
副肿瘤综合征 paraneoplastic syndrome

G

钙化 calcification
干酪样坏死 caseous necrosis
干性坏疽 dry gangrene
感染 infection

镉 cadmium
镉结合蛋白 cadmium-binding protein
梗死 infarction
骨肉瘤 osteosarcoma
管状腺瘤 tubular adenoma
高甲基化 hypermethylation

H

含铁血黄素 hemosiderin
耗竭性凝血障碍病 consumption coagulopathy
核固缩 pyknosis
核溶解 karyolysis
核碎裂 karyorrhexis
褐色硬化 brown duration
黑色素 melanin
横纹肌肉瘤 rhabdomyosarcoma
红色血栓 red neuron
花生四烯酸 arachidonic acid，AA
化脓性炎 purulent inflammation
化生 metaplasia
坏疽 gangrene
坏死 necrosis
坏死性凋亡 necroptosis
缓激肽 bradykinin
混合性血栓 mixed thrombus
活体组织检查 biopsy
活性氧类物质 activated oxygen species，AOS
获得性免疫缺陷综合征 acquired immunodeficiency syndrome，AIDS

J

机化 organization
机会性感染 opportunistic infection
积脓 empyema
基底细胞癌 basal cell carcinoma
基因表达谱 expression profile
基因扩增 gene amplification
畸胎瘤 teratoma

疾病基本病理变化

激素替代疗法 hormonal replacement therapy
急性酒精中毒 acute alcoholism
继发肿瘤 secondary tumor
甲基苯丙胺 methamphetamine
甲醛 formaldehyde
间变 anaplasia
间变性肿瘤 anaplastic tumor
减压病 decompression sickness
浆液性炎 serous inflammation
交界性肿瘤 borderline tumor
角化珠 keratin pearl
结构异型性 architectural atypia
解剖病理学 anatomical pathology
浸润 invasion
静脉石 phlebolith
酒精中毒 alcoholism
酒精性心肌病 alcoholic cardiomyopathy
巨幼细胞性贫血 megaloblastic anemia

L

淋巴道转移 lymphatic metastasis
淋巴管瘤 lymphangioma
鳞状细胞癌 squamous cell carcinoma
瘤样病变 tumor-like lesions
瘘管 fistula
漏出液 transudate

M

慢性肌病 alcoholic myopathy
慢性酒精中毒 chronic alcoholism
慢性淤血 chronic congestion
毛细血管扩张 telangiectasia
弥散性血管内凝血 disseminated intravascular coagulation，DIC
糜烂 erosion
免疫标记 immunomarker
免疫耐受 immune tolerance
免疫缺陷病 immune deficiency disease

N

男性乳腺发育才 gynecomastia
囊腺瘤 cystadenoma
内分泌性肥大 endocrine system
内分泌性萎缩 atrophy due to loss of endocrine stimulation
内分泌性增生（或称激素性增生）endocrine hyperplasia
黏液水肿 myxedema
黏液样变性 mucoid degeneration
尿路上皮癌 urothelial carcinoma
凝固性坏死 coagulative necrosis
脓毒败血症 pyemia
脓液 pus
脓肿 abscess

P

贫血性梗死 anemic infarct
平滑肌瘤 leiomyoma
平滑肌肉瘤 leiomyosarcoma

Q

骑跨性栓塞 saddle embolism
气性栓塞 gas embolism
气性坏疽 gas gangrene
前列腺素 prostaglandin，PG
切片数字化图像 whole slide image，WSI
趋化因子 chemotactic agents
趋化作用 chemotaxis
去神经性萎缩 atrophy due to loss of innervation
缺血 ischemia
缺氧 hypoxia

R

染色体重排 chromosomal rearrangement
人类免疫缺陷病毒 human immunodeficiency virus，HIV

人体病理学 human pathology
绒毛状腺瘤 villous adenoma
溶解性坏死 lytic necrosis
肉瘤 sarcoma
肉芽肿性炎 granulomatous inflammation
肉芽组织 granulation tissue
乳头状瘤 papilloma
软骨瘤 chondroma
软骨肉瘤 chondrosarcoma
软骨组织肿瘤 soft tissue tumor

S

上皮-间质转化 epithelial-mesenchymal transition, EMT
上皮内瘤变 intraepithelial neoplasia
砷 arsenic
砷中毒 arsenic poisoning
渗出 exudation
渗出液 exudate
生长分数 growth fraction
生理性萎缩 physiological atrophy
尸体剖检 autopsy
失用性萎缩 atrophy due to decreased workload
湿性坏疽 moist gangrene
实验病理学 experimental pathology
视网膜母细胞瘤 retinoblastoma
适应 adaptation
室内空气污染 indoor air pollution
数字病理学 digital pathology
数字切片 digital slide
栓塞 embolism
栓塞性脓肿 embolic abscess
栓子 embolus
水变性 hydropic degeneration
水肿 edema
损伤 injury

T

调理素 opsonin
调理素化 opsonization
透明变性 hyaline degeneration
透明血栓 hyaline thrombus
吞噬溶酶体 phagolysosome
吞噬体 phagosome
吞噬作用 phagocytosis

W

外科病理学 surgical pathology
伪膜性炎 pseudomembranous inflammation
萎缩 atrophy
稳定细胞 stable cell

X

细胞癌基因 cellular oncogene
细胞病理学 cytopathology
细胞老化 cellular aging
细胞焦亡 pyroptosis
细胞水肿 cellular swelling
细胞学 cytology
细胞异型性 cellular atypia
细胞因子 cytokine
细胞永生化 immortality
细胞周期蛋白 cyclin
细菌通透性增加蛋白 bacterial permeability-increasing protein, BPI
细针穿刺 fine needle aspiration, FNA
纤维蛋白溶酶 plasmin
纤维素性血栓 fibrinous thrombus
纤维素性炎 fibrinous inflammation
纤维素样坏死 fibrinoid necrosis
腺癌 adenocarcinoma
腺瘤 adenoma
心衰细胞 heart failure cell
信号通路 signaling pathway

疾病基本病理变化

修复 repair
虚拟切片 virtual slides
选择素 selectin
血行转移 hematogenous metastasis
血管瘤 hemangioma
血管肉瘤 angiosarcoma
血管生成 angiogenesis
血栓 thrombus
血栓栓塞 thromboembolism
血栓形成 thrombosis
血小板激活因子 platelet activating factor, PAF
血小板内皮细胞黏附分子 platelet endothelial cell adhesion molecule, PECAM-1, 又称 CD31
血肿 hematoma

Y

压迫性萎缩 atrophy due to pressure
炎性肌病 inflammatory myopathies
炎症 inflammation
炎症介质 inflammation mediator
演进 progression
羊水栓塞 amniotic fluid embolism
摇头丸 ecstasy
药物不良性反映 adverse drug reaction
药物滥用 drug abuse
液化性坏死 liquefactive necrosis
一期愈合 healing by first intention
一氧化碳 carbon monoxide
遗传变异 genetic variation
遗传性或家族性肿瘤综合征 inherited/familial cancer syndrome
异位内分泌综合征 ectopic endocrine syndrome
异型性 atypia
异型增生 dysplasia
异质性 heterogeneity
隐蔽抗原 sequestered antigen

营养不良 malnutrition
营养不良性钙化 dystrophic calcification
营养性疾病 nutritional disease
永久性细胞 permanent cell
淤血 congestion
淤血性出血 congestive hemorrhage
淤血性肝硬化 congestive liver cirrhosis
淤血性水肿 congestive sclerosis
瘀斑 ecchymosis
瘀点 petechiae
原癌基因 proto-oncogene
原发肿瘤 primary tumor
原位癌 carcinoma in situ, CIS

Z

周期蛋白依赖性激酶 cyclin-dependent kinase, CDK
再生 regeneration
再通 recanalization
增生 proliferation
增殖 hyperplasia
脂肪变性 fatty degeneration/steatosis
脂肪坏死 fat necrosis
脂肪浸润 fatty infiltration
脂肪瘤 lipoma
脂肪肉瘤 liposarcoma
脂肪栓塞 fat embolism
脂褐素 lipofuscin
脂质素 lipoxin, LX
职业暴露 occupational exposure
职业病 occupational disease
治疗性药物损伤 injury by therapeutic drugs
致癌物 carcinogen
中枢耐受 central tolerance
肿瘤 tumor
肿瘤干细胞 tumor stem cell
肿瘤特异性抗原 tumor-specific antigen
肿瘤相关抗原 tumor associated antigen

肿瘤形成 neoplasia
肿瘤性增生 neoplastic proliferation
肿瘤抑制基因 tumor suppressor gene
种植性转移 transcoelomic metastasis
转分化 transdifferentiation
转移 metastasis
转移性钙化 metastatic calcification
转移性脓肿 metastatic abscess
转移性肿瘤 metastatic tumor, metastasis

紫癜 purpura
自身免疫病 autoimmune disease
自噬 autophagy
自由基 free radicals
组胺 histamine
组织病理学 histopathology
组织和细胞培养 tissue and cell culture
组织金属蛋白酶抑制物 tissue inhibitors of metalloproteinases, TIMPs

（江朝娜）

参考文献

[1] 步宏,李一雷,来茂德,等. 病理学 [M]. 9版. 北京:人民卫生出版社,2018:65-81.

[2] 陈杰,周桥,来茂德,等. 病理学 [M]. 2版. 北京:人民卫生出版社,2010:79-98.

[3] 孟中勤,杨文涛,徐晓丽. 乳腺转移性浆液性腺癌 [J]. 临床与实验病理学杂志,2014,30(10):1161-1163.

[4] 孙保存. 病理学 [M]. 3版. 北京:北京大学医学出版社,2019.

[5] 邢栋,王焕焕,吕勃. 细胞程序性坏死与细胞凋亡 [J]. 生理科学进展,2020,51(2),113-116.

[6] 张瑞祥,齐洁敏,张洁茹,等. 235例疑难病理标本的电镜诊断价值 [J]. 临床与实验病理学杂志,2002,15(5):560-562.

[7] 张鹏,苗玉荣,易少波,等. 老年急性胰腺炎误诊为肺部感染一例 [J]. 宜春学院学报,2019,41(6):66-68.

[8] BRAY F, FERLAY J, SOERJOMATARAM I, et al. Global cancer statistics 2018:GLOBOCAN estimates of incidence and mortality worldwide for 36 cancers in 185 countries [J]. CA:a cancer journal for clinicians,2018,68(6):394-424.

[9] CHEN W, ZHENG R, BAADE P D, et al. Cancer statistics in China, 2015 [J]. CA:a cancer journal for clinicians,2016,66(2):115-132.

[10] HANAHAN D, WEIBERG R A. The hallmarks of cancer:the next generation [J]. Cell,2011,144(5):646-674.

[11] VINAY KUMAR, ABUL K, JON C, et al. Robbins basic pathology [M]. 10th ed. Canada:Elsevier Inc,2018:57-96,189-242.

[12] SCHMIDT S, MOSER M, SPERANDIO M, et al. The molecular basis of leukocyte recruitment and its deficiencies [J]. Molecular immunology,2013,55(1):49-58.

[13] SICA A, MANTOVANI A. Macrophage plasticity and polarization:in vivo veritas [J]. Journal of clinical investigation,2012,122(3):787-795.

彩 图

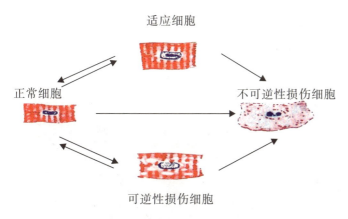

图1-1 细胞和组织的适应

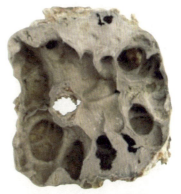

图1-2 肾压迫性萎缩
肾盂积水、扩张,肾实质受压萎缩。

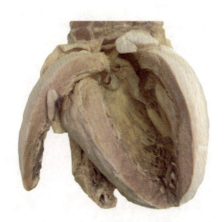

图1-3 心脏向心性肥大
心脏横断面,表示左心室壁及室间隔增厚,乳头肌显著增粗,左心室腔相对较小。

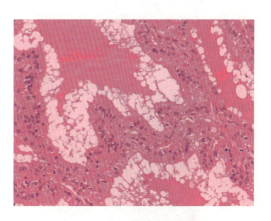

图1-4 甲状腺滤泡上皮肥大
甲状腺滤泡上皮细胞呈柱状,体积增大,并可见滤泡上皮细胞的增生(形成小乳头结构向滤泡腔)。

疾病基本病理变化

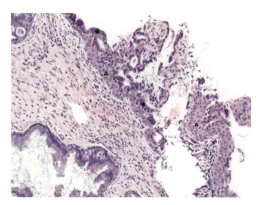

图1-5 柱状上皮的鳞状上皮化生

柱状上皮细胞中的干细胞分裂增殖，分化形成复层鳞状上皮（△），替代原有的柱状上皮（☆）。

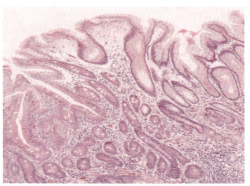

图1-6 胃黏膜上皮的肠上皮化生

胃黏膜上皮内见杯状细胞。

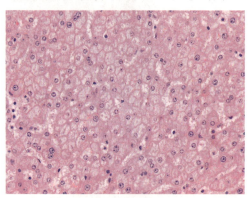

图1-7 肝细胞水肿

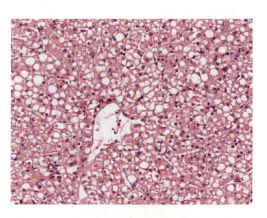

图1-8 肝细胞脂肪变性

肝细胞质中见大小不等的空泡，为脂滴；部分细胞核偏向细胞的一侧。

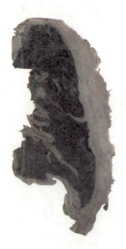

图1-9 纤维结缔组织的玻璃样变性

胸膜明显增厚，达1～2cm，灰白色，切面均质，半透明。

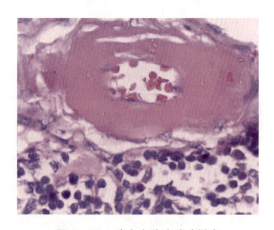

图1-10 脾中央动脉玻璃样变

脾中央动脉管壁增厚，管腔相对狭小，动脉壁红染、均质。

彩 图

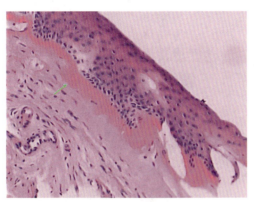

图 1-11 淀粉样变性

声带息肉时,黏膜下淀粉样物质沉积,片状分布、均质红染。

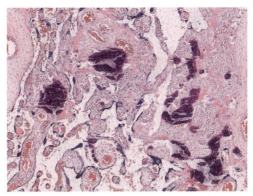

图 1-12 胎盘组织营养不良性钙化

孕晚期,胎盘组织蜕变老化,继发营养不良性钙化,呈蓝紫色颗粒状。

图 1-13 坏死时细胞核的变化

A. 正常细胞核,B. 核固缩,C. 核碎裂,D. 核溶解

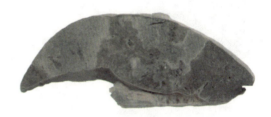

图 1-14 脾的凝固性坏死

脾切面可见灰白色的坏死灶,切面坏死灶略呈扇形、干燥,边界清楚。

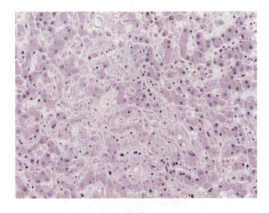

图 1-15 肝的凝固性坏死

坏死区肝细胞轮廓尚可辨认,但细胞微细结构消失。

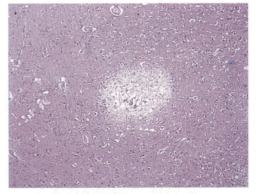

图 1-16 脑的液化性坏死

液化性坏死灶(软化灶)染色较周围组织淡。

疾病基本病理变化

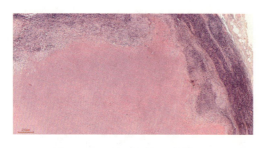

图 1-17　淋巴结的干酪样坏死

病灶中心是干酪样坏死区，为一片模糊、细颗粒状、无结构的红染物。

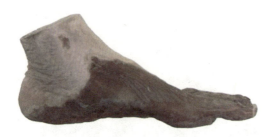

图 1-18　足干性坏疽

干性坏疽累及脚趾，呈黑色，干枯，与周围组织边界清楚，为血栓闭塞性脉管炎引起的缺血性坏死，小趾已脱落缺失。

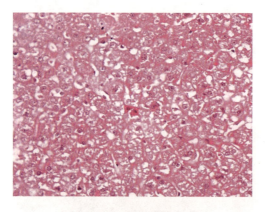

图 1-19　肝细胞的凋亡

高倍镜下视野中央见单个肝细胞凋亡，与邻近细胞分离，胞质嗜酸性明显增强，细胞固缩。

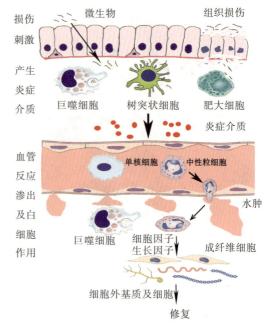

图 2-1　炎症反应多步骤过程示意

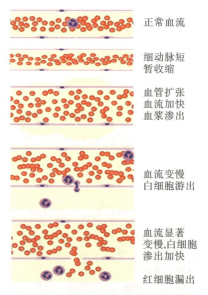

图 2-2　血流动力学变化过程示意

彩 图

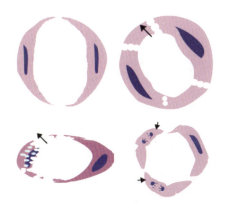

图2-3 血管通透性增加因素示意

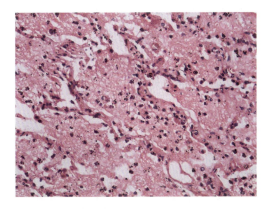

图2-7 大叶性肺炎

肺泡腔内充满了红染的纤维素样物质及少量的中性粒细胞。

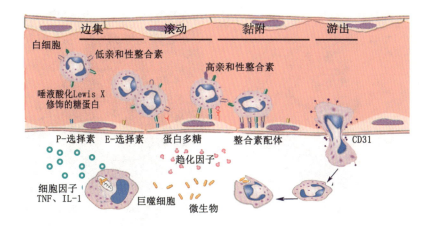

图2-4 白细胞渗出过程示意

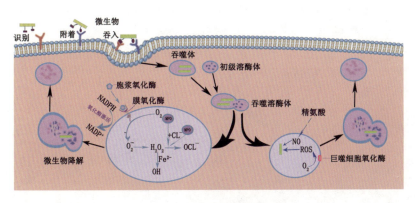

图2-5 白细胞吞噬过程示意

疾病基本病理变化

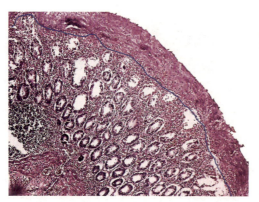

图2-8 细菌性痢疾
线条上方为主要由渗出的纤维素及一些坏死物、炎细胞、细菌等组成的假膜。

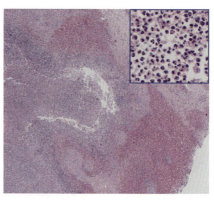

图2-9 肝脓肿
肝组织内可见一脓腔，高倍镜下可见脓腔内细胞成分主要为中性粒细胞。

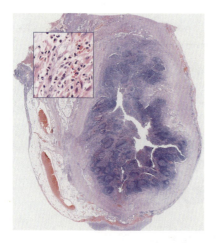

图2-10 急性蜂窝织炎性阑尾炎
炎症细胞弥漫浸润阑尾壁全层，高倍镜下可见炎细胞主要为中性粒细胞。

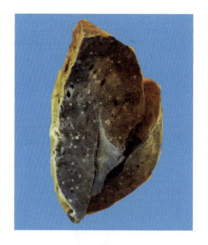

图2-11 肺转移性脓肿
肺组织切面可见粟粒状大小灰白、灰黄色病灶，弥漫均匀分布。

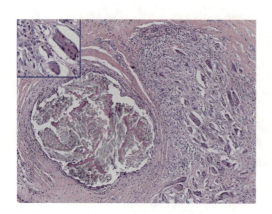

图2-12 异物性肉芽肿

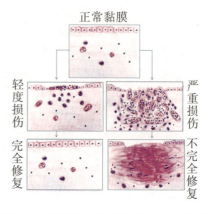

图3-1 被覆上皮的修复（袁振亚 绘图）

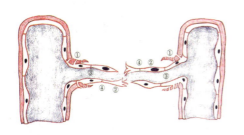

图3-2 毛细血管再生模式（袁振亚 绘图）

①基底膜溶解；②内皮细胞增生、移动和趋化；③内皮细胞团内管腔形成；④内皮细胞间通透性增加。

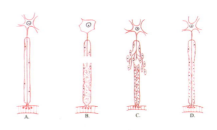

图3-3 周围神经的溃变与再生模式（袁振亚 绘图）

A. 正常神经纤维；B. 神经纤维断离，轴突和髓鞘崩解；C. 轴突再生，施万细胞增殖，肌萎缩；D. 轴突到达远端、神经纤维再生成功，恢复正常。

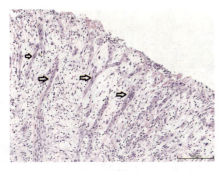

图3-4 肉芽组织

A. 低倍镜下可以观察到浅层的毛细血管（箭头）垂直于创口表面生长；B. 高倍镜下疏松水肿的间质中可见较多炎细胞和一些散在的成纤维细胞（箭头）。

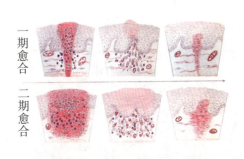

图3-5 创伤愈合的类型模式（袁振亚 绘图）

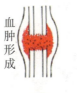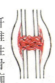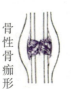
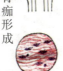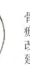

图3-6 骨折愈合过程模式（袁振亚 绘图）

血肿形成　纤维性骨痂形成　骨性骨痂形成　骨痂改建

疾病基本病理变化

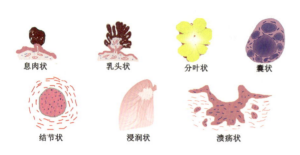

图4-1 肿瘤的形状和生长方式示意

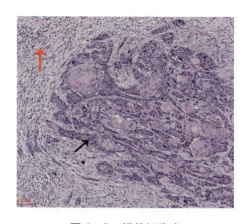

图4-2 鳞状细胞癌

黑箭头示肿瘤的实质（鳞状细胞癌巢）；红箭头示肿瘤的间质（纤维、血管及淋巴组织）。

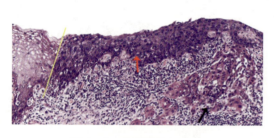

图4-3 宫颈鳞状细胞癌

黄线左侧为正常宫颈鳞状上皮，黄线右侧为肿瘤组织；黑色箭头示浸润癌成分，红色箭头示高级别鳞状上皮内病变成分。

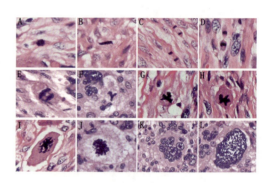

图4-4 肿瘤细胞核的异型性

A～D：正常核分裂象；E～J：病理性核分裂象；K～L：瘤巨细胞及多核瘤巨细胞。

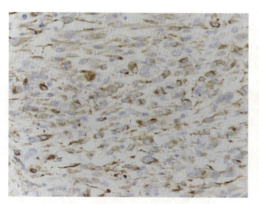

图4-5 横纹肌肉瘤desmin染色

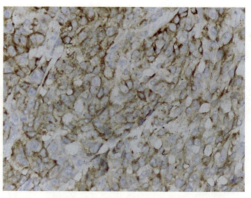

图4-6 恶性黑色素瘤细胞HMB45染色

彩 图

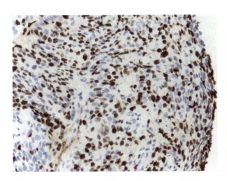

图 4-7 鳞状细胞癌 ki-67 表达

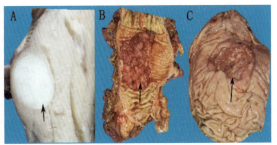

图 4-9 肿瘤的生长方式
A. 平滑肌瘤（膨胀性生长），B. 隆起型肠癌（外生性生长），C. 溃疡型胃癌（浸润性生长）；箭头所示部位为肿瘤。

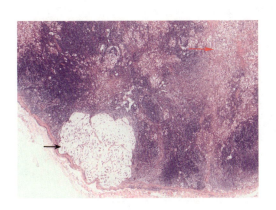

图 4-10 淋巴结转移癌

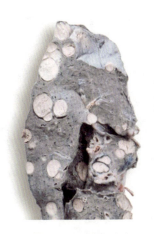

图 4-12 肺转移癌
转移癌在近肺膜处形成多个大小不一的近球形癌结节（→），边界清楚。

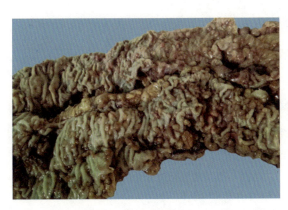

图 4-14 家族性腺瘤性息肉病

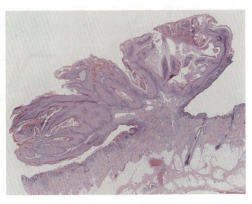

图 4-15 皮肤乳头状瘤

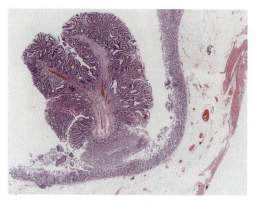

图4-16 结肠管状-绒毛状腺瘤

镜下见增生的腺体排列紊乱，呈管状、绒毛状结构，息肉状向肠腔内突出。

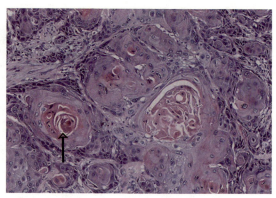

图4-17 高分化鳞状细胞癌

癌细胞呈巢状浸润性生长，癌巢内可见同心圆状的角化珠（箭头所示）。

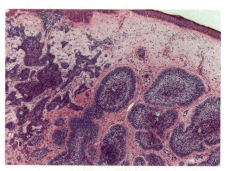

图4-18 基底细胞癌

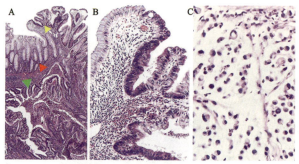

图4-19 结肠腺癌

A. 癌细胞形成腺管状结构，与正常组织相比（红色三角形），癌细胞异型性明显，并侵犯黏膜下组织（绿色三角形），局部可见高级别上皮内瘤变区域（黄色三角形）；B. 为图A黄色三角形高倍视野，正常与瘤变组织异型性对比；C. 印戒细胞癌成分。

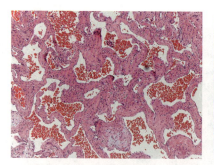

图4-20 血管瘤

管壁厚薄不一，管腔扩张淤血。

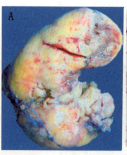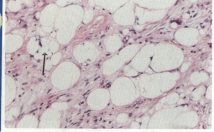

图4-21 腹膜后高分化脂肪肉瘤

A. 高分化脂肪肉瘤大体标本，肿瘤外有部分假包膜；B. 肿瘤主要由高分化的脂肪细胞构成，可见脂肪母细胞（箭头所示）。

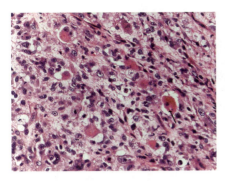

图 4-22 横纹肌肉瘤

异型细胞弥漫分布，其间可见有横纹、胞浆红染的瘤细胞。

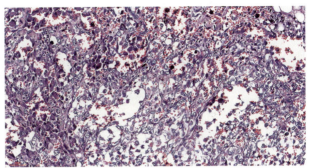

图 4-23 血管肉瘤

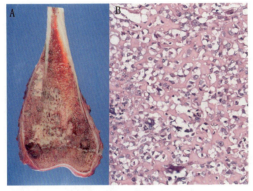

图 4-24 骨肉瘤

A. 肿瘤破坏骨皮质，出血、浸润周围组织；B. 镜下见异型性明显的瘤细胞和肿瘤性骨样组织。

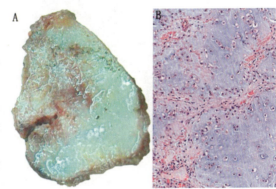

图 4-25 软骨肉瘤（1级）

A. 肋骨软骨肉瘤大体切面；B. 软骨肉瘤镜下表现，由轻度异型的软骨细胞及软骨基质构成，呈分叶状。

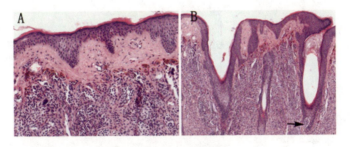

图 4-26 皮肤色素痣

A. 皮内痣，痣细胞位于真皮内；B. 混合痣，痣细胞位于交界处和真皮内（箭头所示为交界痣成分）。

疾病基本病理变化

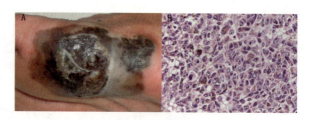

图 4-27 皮肤恶性黑色素瘤

A. 皮肤恶性黑色素瘤大体表现；B. 皮肤恶性黑色素瘤镜下 HE 图。

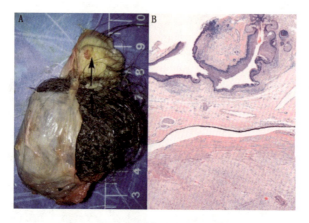

图 4-28 卵巢成熟性囊性畸胎瘤

A. 卵巢畸胎瘤大体标本，包膜完整，囊内可见毛发、皮脂及头节（箭头）；B. 镜下可见组织被覆鳞状上皮，上皮下见皮脂腺、毛囊及脑组织等。

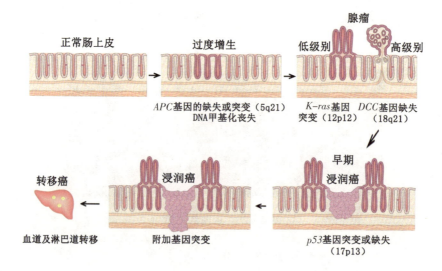

图 4-35 结肠癌发生多基因多步骤过程示意

彩 图

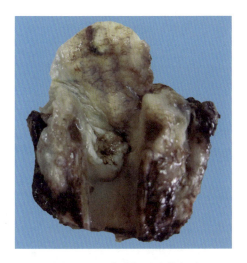

附图 1-1 喉癌切除大体标本

左侧喉室处可见一 2 cm×1.6 cm×0.7 cm 溃疡型肿物，活检证实为喉鳞状细胞癌。

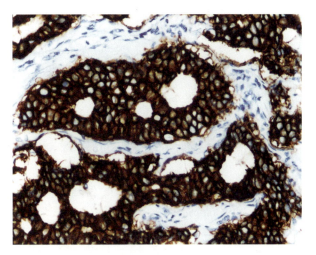

附图 1-2 乳腺癌 Her2 免疫组化

乳腺癌 Her2 3+，细胞膜完整强勾勒，DAB 显色苏木素复染。

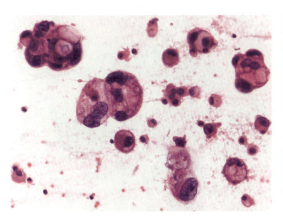

附图 1-3 胸腔积液涂片

胸腔积液涂片中查见癌细胞团。

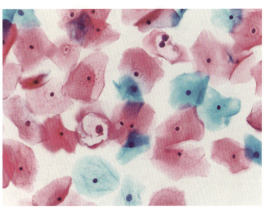

附图 1-4 宫颈 TCT 细胞学检查

宫颈 TCT 细胞学检查，可见两个 HPV 感染导致的挖空细胞。